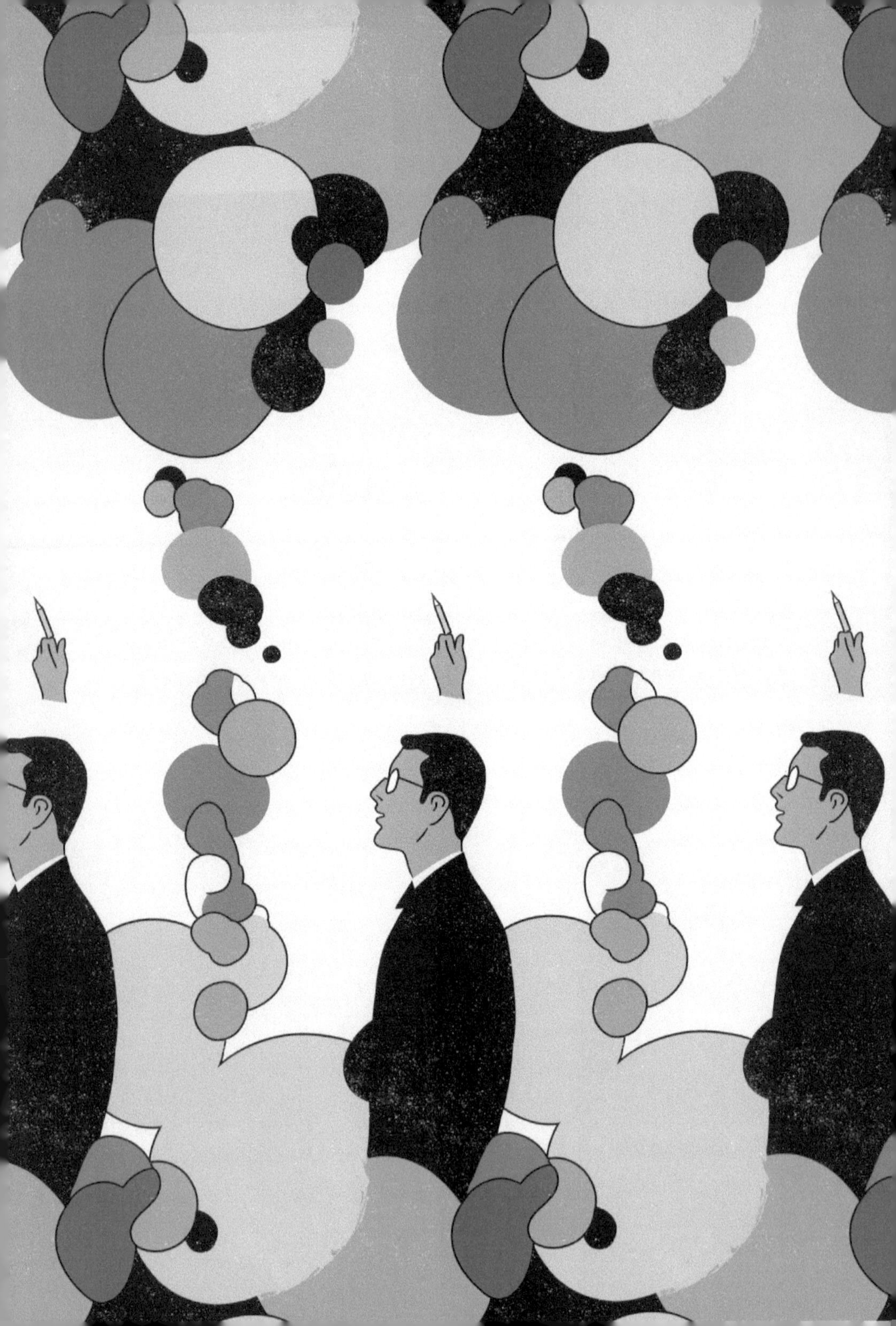

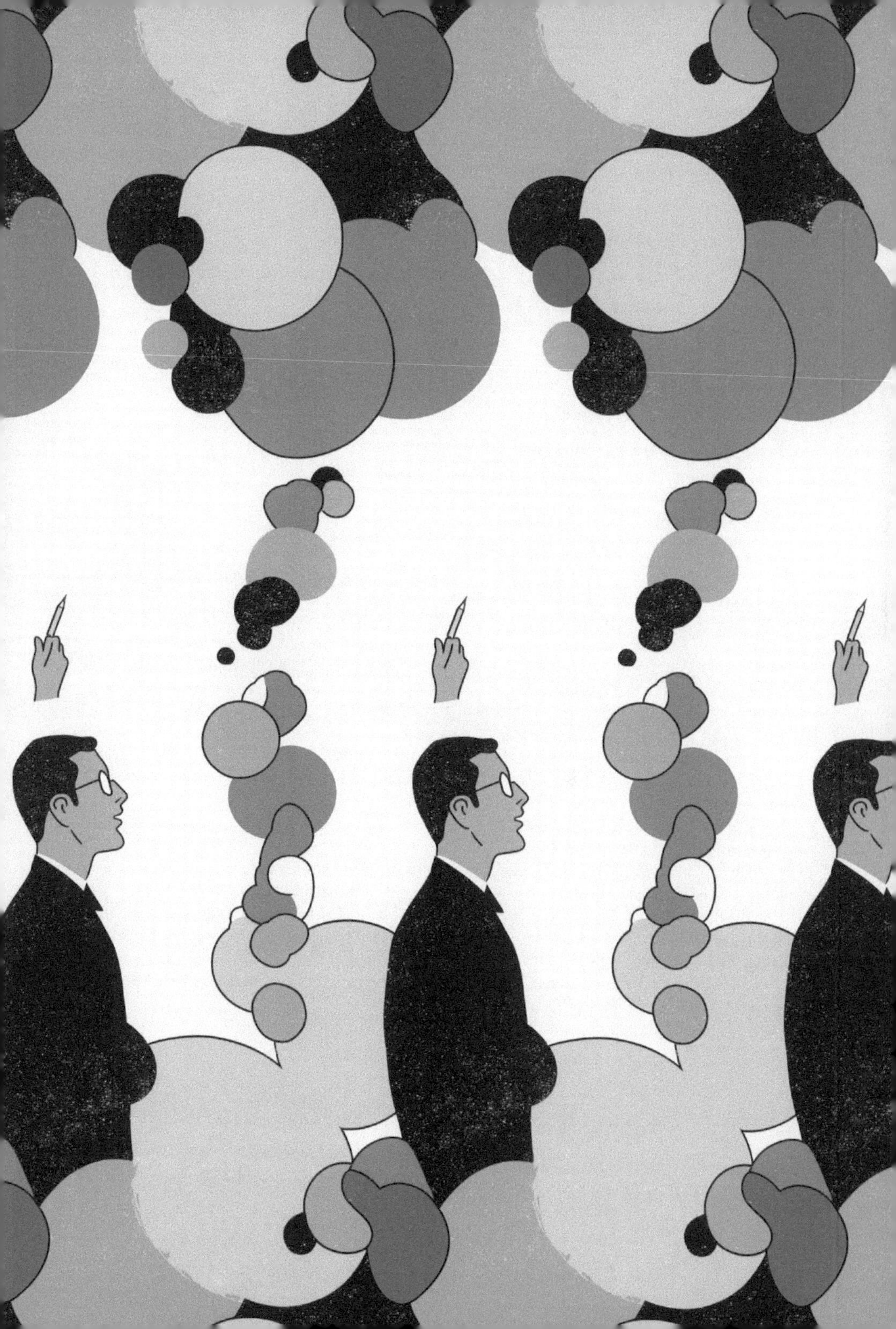

Impressum

Saage Media GmbH
c/o SpinLab – The HHL Accelerator
Spinnereistraße 7
04179 Leipzig, Germany
E-Mail: contact@SaageMedia.com
Web: www.SaageMedia.com
Commercial Register: Local Court Leipzig, HRB 42755 (Handelsregister: Amtsgericht Leipzig, HRB 42755)
Managing Director: Rico Saage (Geschäftsführer)
VAT ID Number: DE369527893 (USt-IdNr.)

Publisher: Saage Media GmbH
Veröffentlichung: 02.2025
Umschlagsgestaltung: Saage Media GmbH
ISBN-Softcover (de): 978-3-384-53036-3
ISBN-Ebook (de): 978-3-384-53037-0

Rechtliches / Hinweise

Die in diesem Buch aufgeführten externen Links und Quellenverweise wurden zum Zeitpunkt der Buchveröffentlichung geprüft. Auf die aktuellen und zukünftigen Gestaltungen und Inhalte der verlinkten Seiten hat der Autor keinen Einfluss. Für illegale, fehlerhafte oder unvollständige Inhalte sowie für Schäden, die durch die Nutzung oder Nichtnutzung der Informationen entstehen, haftet allein der Anbieter der verlinkten Website, nicht derjenige, der über Links auf die jeweilige Veröffentlichung verweist. Alle verwendeten externen Quellen sind im Literaturverzeichnis aufgeführt. Trotz sorgfältiger inhaltlicher Kontrolle übernehmen wir keine Haftung für die Inhalte externer Quellen. Für den Inhalt der zitierten Quellen sind ausschließlich deren Betreiber verantwortlich. Bilder und Quellen Dritter sind als solche gekennzeichnet. Die Vervielfältigung, Bearbeitung, Verbreitung und jede Art der Verwertung außerhalb der Grenzen des Urheberrechtes bedürfen der schriftlichen Zustimmung des jeweiligen Autors bzw. Erstellers.
Die Daten in den Diagrammen, die nicht explizit mit einer Quelle gekennzeichnet sind, basieren nicht auf Studien, sondern sind unverbindliche Annahmen zur besseren Visualisierung.
Dieses Buch wurde unter Verwendung von Künstlicher Intelligenz (KI) und anderen Tools erstellt. Unter anderem wurden Tools für die Recherche, das Schreiben/Lektorieren und die Generierung der dekorativen Illustrationen eingesetzt. Trotz Kontrolle können Fehler nicht vollständig ausgeschlossen werden. Wir möchten betonen, dass der Einsatz von KI als unterstützendes Werkzeug dient, um unseren Lesern ein qualitativ hochwertiges und inspirierendes Leseerlebnis zu bieten.

Die in diesem Buch enthaltenen Quellenverweise und Zitate wurden sorgfältig recherchiert und sinngemäß wiedergegeben. Die Interpretation und Darstellung der zitierten Inhalte spiegelt die Auffassung des Autors wider und muss nicht zwangsläufig mit der Intention oder Meinung der ursprünglichen Autoren übereinstimmen. Bei sinngemäßen Zitaten wurden die Kernaussagen der Originalquellen nach bestem Wissen und Gewissen in den Kontext dieses Werkes eingebettet, können jedoch durch die Übertragung und Vereinfachung von den ursprünglichen Formulierungen und Bedeutungsnuancen abweichen. Alle verwendeten Quellen sind im Literaturverzeichnis vollständig aufgeführt und können dort im Original nachgelesen werden. Die Verantwortung für die Interpretation und kontextuelle Einbettung der zitierten Inhalte liegt beim Autor dieses Buches. Bei wissenschaftlichen Fragestellungen und Detailinformationen wird empfohlen, die Originalquellen zu konsultieren. Der Autor hat sich bemüht, komplexe wissenschaftliche Sachverhalte allgemeinverständlich darzustellen. Dabei können Vereinfachungen und Verallgemeinerungen nicht ausgeschlossen werden. Für die fachliche Richtigkeit und Vollständigkeit der vereinfachten Darstellungen kann keine Gewähr übernommen werden. Die sinngemäße Wiedergabe von Zitaten und wissenschaftlichen Erkenntnissen erfolgt gewissenhaft unter Beachtung des Zitatrechts gemäß § 51 UrhG sowie aller relevanten urheberrechtlichen Bestimmungen anderer Länder. Bei der Vereinfachung, Übertragung und gegebenenfalls Übersetzung wissenschaftlicher Inhalte in eine allgemeinverständliche Sprache können Bedeutungsnuancen und fachliche Details verloren gehen. Der Autor erhebt keinen Anspruch auf die Rechte der zitierten Werke und respektiert sämtliche Urheberrechte der Originalautoren. Sollte eine unerlaubte Nutzung festgestellt werden, bittet der Autor um Mitteilung, um entsprechende Maßnahmen zu ergreifen. Für akademische Zwecke und bei der Verwendung als wissenschaftliche Referenz wird ausdrücklich empfohlen, auf die Originalquellen zurückzugreifen. Die vereinfachte Darstellung dient ausschließlich der populärwissenschaftlichen Information.

Die in diesem Buch enthaltenen Informationen zum Thema ADHS bei Erwachsenen, einschließlich des Selbsttests, der Management-Strategien und Therapievorschläge, wurden sorgfältig recherchiert und geprüft. Dennoch können Fehler nicht vollständig ausgeschlossen werden. Die vorgestellten Selbsttests und Therapie-Tools ersetzen keine professionelle medizinische Diagnose oder Behandlung. Bei Verdacht auf ADHS sollte unbedingt ein Facharzt oder Psychotherapeut aufgesucht werden. Die beschriebenen Selbstmanagement-Strategien sind als ergänzende Unterstützung zu verstehen. Die Umsetzung der vorgestellten Methoden und Strategien erfolgt auf eigene Verantwortung. Für eventuelle Nachteile oder Schäden, die aus den gegebenen Hinweisen resultieren, wird keine Haftung übernommen. Aufgrund der kontinuierlichen Weiterentwicklung in der ADHS-Forschung können sich wissenschaftliche Erkenntnisse und Behandlungsempfehlungen nach Drucklegung geändert haben. Alle verwendeten Markennamen, Produktbezeichnungen und Therapiemethoden sind Eigentum ihrer jeweiligen Rechteinhaber. Quellenangaben zu wissenschaftlichen Studien und Fachliteratur finden Sie im Anhang des Buches. Die vorgestellten Strategien für den Berufsalltag sind als allgemeine Empfehlungen zu verstehen. Ihre Anwendbarkeit muss im individuellen Arbeitskontext geprüft werden. Bei arbeitsrechtlichen Fragen im Zusammenhang mit ADHS sollte juristischer Rat eingeholt werden.

Bendis Saage

ADHS bei Erwachsenen: Diagnose, Therapie und Alltagsbewältigung

Der praktische Ratgeber für ADHS im Erwachsenenalter - Von Selbstmanagement über berufliche Integration bis zur erfolgreichen Behandlung

81 Quellen
44 Diagramme
71 Bilder
7 Illustrationen

Liebe Leserinnen, liebe Leser,

von Herzen danken wir Ihnen, dass Sie sich für dieses Buch entschieden haben. Mit Ihrer Wahl haben Sie uns nicht nur Ihr Vertrauen geschenkt, sondern auch einen Teil Ihrer wertvollen Zeit. Das wissen wir sehr zu schätzen.

ADHS im Erwachsenenalter betrifft etwa 2-4% aller Berufstätigen - oft ohne dass sie es wissen. Dieses praxisorientierte Fachbuch bietet einen strukturierten Weg durch die Herausforderungen von ADHS im Berufs- und Privatleben. Von der ersten Verdachtsabklärung über bewährte Therapieansätze bis hin zu konkreten Strategien für den Arbeitsalltag werden alle relevanten Aspekte beleuchtet. Mit dem integrierten Selbsttest, praktischen Organisationstools und erprobten Methoden zum Selbstmanagement können Betroffene ihre persönlichen Stärken gezielt einsetzen und typische Stolperfallen elegant umgehen. Besonderes Augenmerk liegt auf der erfolgreichen Integration am Arbeitsplatz durch angepasste Kommunikations- und Arbeitsstrategien. Dieses Buch vereint aktuelles Fachwissen mit alltagstauglichen Lösungen für ein erfolgreiches Leben mit ADHS. Entdecken Sie jetzt, wie Sie Ihre ADHS-bedingten Herausforderungen in Chancen verwandeln können.

Dieser Ratgeber bietet Ihnen verständlich aufbereitete und praxisnahe Informationen zu einem komplexen Thema. Dank selbst entwickelter digitaler Tools, die auch neuronale Netze nutzen, konnten wir umfangreiche Recherchen durchführen. Die Inhalte wurden optimal strukturiert und bis zur finalen Fassung ausgestaltet, um Ihnen einen fundierten und leicht zugänglichen Überblick zu ermöglichen. Das Ergebnis: Sie erhalten einen umfassenden Einblick und profitieren von klaren Erklärungen und anschaulichen Beispielen. Auch die visuelle Gestaltung wurde durch diese fortschrittliche Methode optimiert, damit Sie die Informationen schnell erfassen und nutzen können.

Wir bemühen uns um höchste Genauigkeit, sind aber für jeden Hinweis auf mögliche Fehler dankbar. Besuchen Sie unsere Website, um die aktuellsten Korrekturen und Ergänzungen zu diesem Buch zu finden. Diese werden auch in zukünftigen Auflagen berücksichtigt.

Wir hoffen, Sie haben viel Freude beim Lesen und entdecken Neues! Sollten Sie Anregungen, Kritik oder Fragen haben, freuen wir uns über Ihre Rückmeldung. Nur durch den aktiven Austausch mit Ihnen, den Lesern, können zukünftige Auflagen und Werke noch besser werden. Bleiben Sie neugierig!

Bendis Saage

Saage Media GmbH - Team

- www.SaageBooks.com/de
- support@saagemedia.com
- Spinnereistraße 7 - c/o SpinLab – The HHL Accelerator, 04179 Leipzig, Germany

Schnell zum Wissen

Für ein optimales Leseerlebnis möchten wir Sie mit den wichtigsten Merkmalen dieses Buches vertraut machen:

- **Modularer Aufbau:** Jedes Kapitel ist in sich abgeschlossen und kann unabhängig von den anderen gelesen werden.
- **Fundierte Recherche:** Alle Kapitel basieren auf gründlicher Recherche und sind mit wissenschaftlichen Quellenangaben belegt. Die in den Diagrammen dargestellten Daten dienen der besseren Visualisierung und beruhen auf Annahmen, nicht auf den in den Quellen angegebenen Daten. Eine umfassende Liste der Quellen und Bildnachweise befindet sich im Anhang.
- **Verständliche Terminologie:** Unterstrichene Fachbegriffe werden im Glossar erläutert.
- **Kapitelzusammenfassungen:** Am Ende jedes Kapitels finden Sie prägnante Zusammenfassungen, die Ihnen einen Überblick über die wichtigsten Punkte geben.
- **Konkrete Handlungsempfehlungen:** Jedes Subkapitel schließt mit einer Liste konkreter Ratschläge ab, die Ihnen helfen sollen, das Gelernte in die Praxis umzusetzen.

Zusätzliche Bonus-Materialien auf unserer Website

Auf unserer Website planen wir Ihnen folgende exklusive Materialien zur Verfügung zu stellen:

- Bonusinhalte und zusätzliche Kapitel
- Eine kompakte Gesamtzusammenfassung
- Eine Hörspiel Version. (In Planung)

Die Website befindet sich derzeit noch im Aufbau.

www.SaageBooks.com/de/adhs_bei_erwachsenen-bonus-UFV4RT

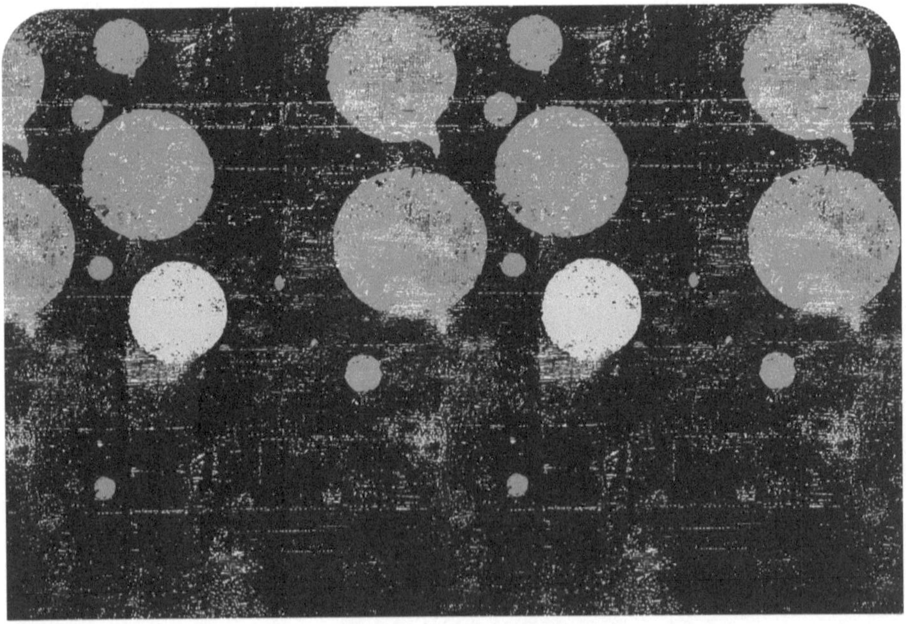

Inhaltsverzeichnis

- 2. Berufliche Integration
  - 2. 1 Arbeitsplatzgestaltung
    - Räumliche Organisation
    - Zeitliche Strukturierung
    - Ablenkungsminimierung
  - 2. 2 Kommunikation im Arbeitsumfeld
    - Gespräche mit Vorgesetzten
    - Zusammenarbeit im Team
    - Konfliktbewältigung
  - 2. 3 Leistungsoptimierung
    - Stärkenorientierte Aufgabenverteilung
    - Konzentrationsfördernde Maßnahmen
    - Erfolgreiches Projektmanagement

- 3. Therapeutische Möglichkeiten
  - 3. 1 Medikamentöse Behandlung
    - Wirkstoffgruppen
    - Einnahmepläne
    - Nebenwirkungsmanagement
  - 3. 2 Verhaltenstherapeutische Ansätze
    - Strukturaufbau
    - Verhaltensmodifikation
    - Stressbewältigung
  - 3. 3 Ergänzende Therapieformen
    - Bewegungstherapie
    - Entspannungstechniken
    - Ernährungsberatung

- 4. Alltagsbewältigung
  - 4. 1 Haushaltsorganisation
    - Aufgabenplanung
    - Ordnungssysteme
    - Routineentwicklung
  - 4. 2 Beziehungsgestaltung
    - Partnerschaftliche Kommunikation
    - Familiäre Interaktion
    - Soziale Kontakte
  - 4. 3 Freizeitgestaltung
    - Aktivitätenplanung
    - Interessenförderung
    - Erholungsphasen

1. Diagnostik und Selbsterkenntnis

Wie erkennt man, ob die eigenen Konzentrationsschwierigkeiten und Organisationsprobleme tatsächlich auf ADHS zurückzuführen sind? Der Weg zur Klarheit führt über eine systematische Bestandsaufnahme des eigenen Verhaltens und eine fundierte medizinische Abklärung. Während manche Menschen jahrelang mit der Vermutung leben, ADHS zu haben, scheuen sie oft den entscheidenden Schritt zur professionellen Diagnose. Die gründliche Auseinandersetzung mit den eigenen Verhaltensmustern bildet dabei die Basis für jeden weiteren Entwicklungsschritt. In diesem Kapitel beleuchten wir den Prozess, der von ersten Ahnungen zu gesichertem Wissen führt.

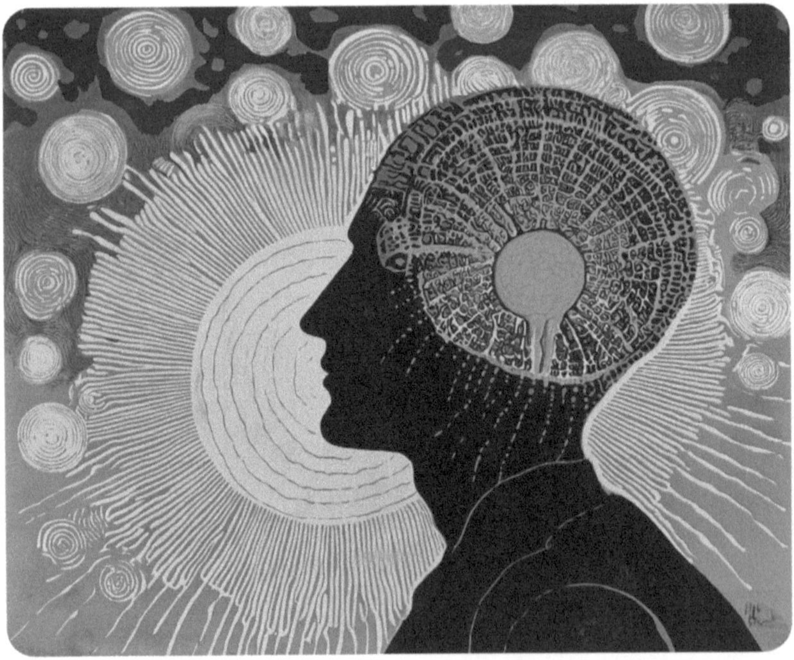

1. 1 Professionelle Diagnosestellung

Eine professionelle ADHS-Diagnose im Erwachsenenalter ist komplex und erfordert mehr als nur die Erfassung aktueller Symptome. Ausschluss anderer medizinischer oder psychischer Ursachen, Analyse kindlicher Verhaltensauffälligkeiten und objektive Testverfahren spielen eine entscheidende Rolle. Diese vielschichtige Herangehensweise ist notwendig, um die oftmals subtilen und individuellen ADHS-Ausprägungen zu erkennen und Fehldiagnosen zu vermeiden. Lesen Sie weiter, um die einzelnen Schritte der professionellen Diagnosestellung im Detail zu verstehen.

Eine umfassende ADHS-Diagnostik erfordert die Kombination von objektiven Daten aus medizinischen und neuropsychologischen Tests mit subjektiven Schilderungen der Symptome aus Selbst- und Fremdperspektive, um sowohl andere Erkrankungen auszuschließen als auch ein vollständiges Bild der individuellen Beeinträchtigungen zu erhalten.

Medizinische Untersuchungen

Medizinische Untersuchungen spielen bei der ADHS-Diagnose eine wichtige Rolle, wobei der Fokus auf dem Ausschluss anderer medizinischer Ursachen für die beobachteten Symptome liegt [s1]. So können Schilddrüsenprobleme, Schlafstörungen oder neurologische Erkrankungen ähnliche Symptome wie ADHS hervorrufen. Eine gründliche körperliche Untersuchung, gegebenenfalls ergänzt durch Blutuntersuchungen oder ein EEG (Elektroenzephalogramm), hilft, solche Erkrankungen auszuschließen [s2]. Die medizinische Untersuchung dient also der Differentialdiagnostik. Sie liefert wichtige Informationen, um sicherzustellen, dass die Symptome tatsächlich auf ADHS und nicht auf eine andere medizinische Ursache zurückzuführen sind. Neben der körperlichen Untersuchung können auch neuropsychologische Tests in Betracht gezogen werden [s3]. Diese Tests liefern zwar keine definitive ADHS-Diagnose, können aber zusätzliche Informationen über kognitive Funktionen wie Aufmerksamkeit, Gedächtnis und exekutive Funktionen liefern [s1]. So könnten bei einem Patienten mit Konzentrationsschwierigkeiten neuropsychologische Tests helfen, das Ausmaß und die Art der Beeinträchtigung genauer zu bestimmen. Die Ergebnisse dieser Tests sollten jedoch im Kontext der gesamten

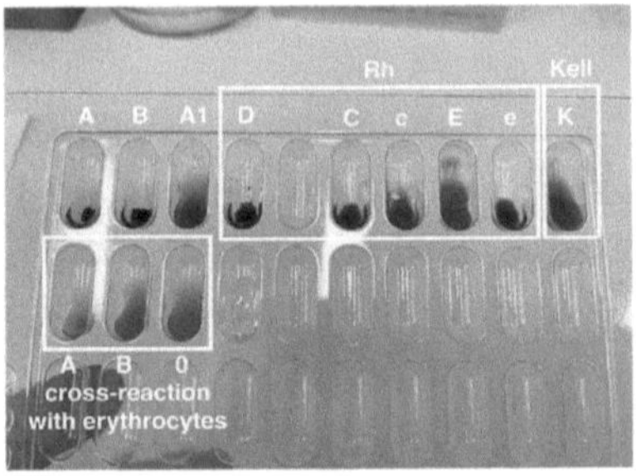

Blutuntersuchung [i1]

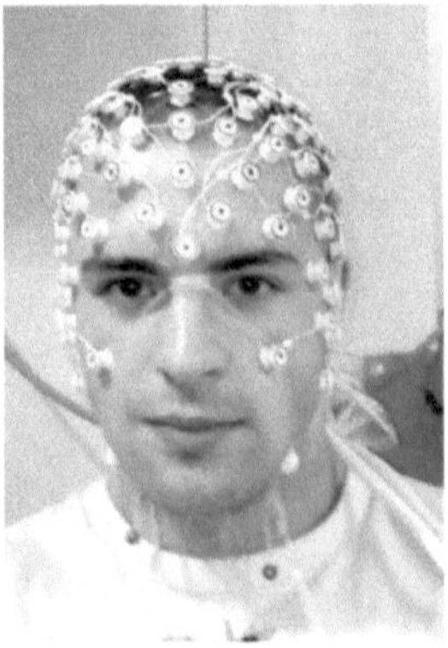

Elektroenzephalogramm [i2]

klinischen Bewertung interpretiert werden und nicht als alleiniges Diagnosekriterium verwendet werden. Die Kombination aus subjektiven und objektiven Maßen erhöht die diagnostische Genauigkeit [s4]. Subjektive Maße, wie beispielsweise klinische Interviews und Fragebögen, ' erfassen die persönlichen Erfahrungen und Wahrnehmungen des Patienten und seiner Umgebung [s3]. Objektive Maße, wie neuropsychologische Tests, liefern datenbasierte Informationen über kognitive Leistungen. Durch die Kombination beider Ansätze entsteht ein umfassenderes Bild, das die Diagnose von ADHS unterstützt.

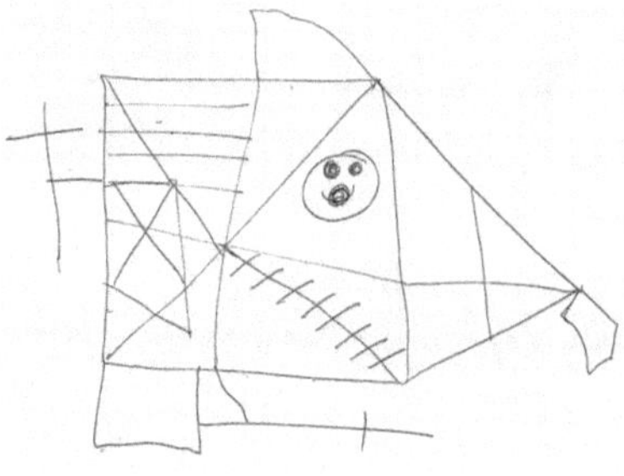

Neuropsychologische Tests [i3]

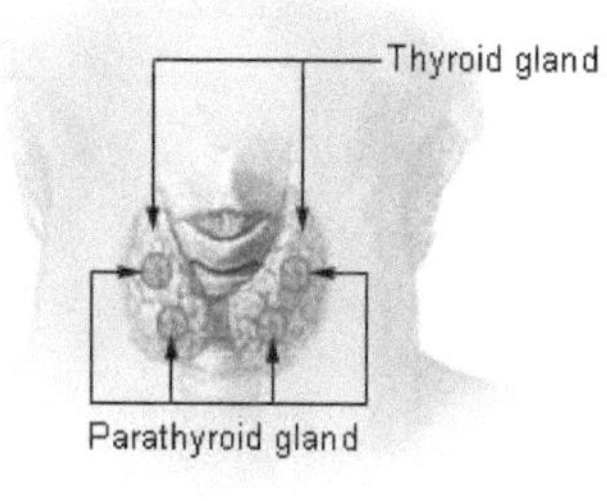

Schilddrüse [i4]

Gut zu wissen

EEG (Elektroenzephalogramm)

Ein EEG ist eine Methode zur Messung der elektrischen Aktivität des Gehirns. Im Kontext der ADHS-Diagnostik kann ein EEG dazu beitragen, andere neurologische Erkrankungen auszuschließen, die ähnliche Symptome wie ADHS hervorrufen können. Es dient jedoch nicht zur direkten Diagnose von ADHS.

Neuropsychologische Tests

Neuropsychologische Tests erfassen kognitive Funktionen wie Aufmerksamkeit, Gedächtnis und exekutive Funktionen. Sie können im Rahmen der ADHS-Diagnostik wertvolle Hinweise liefern, indem sie spezifische Stärken und Schwächen im kognitiven Profil aufzeigen. Diese Informationen helfen, die Diagnose zu präzisieren und die Therapie individuell anzupassen.

ADHS-Symptomschwere im Zeitverlauf

Veranschaulicht den potenziellen Einfluss der Therapie auf ADHS-Symptome.

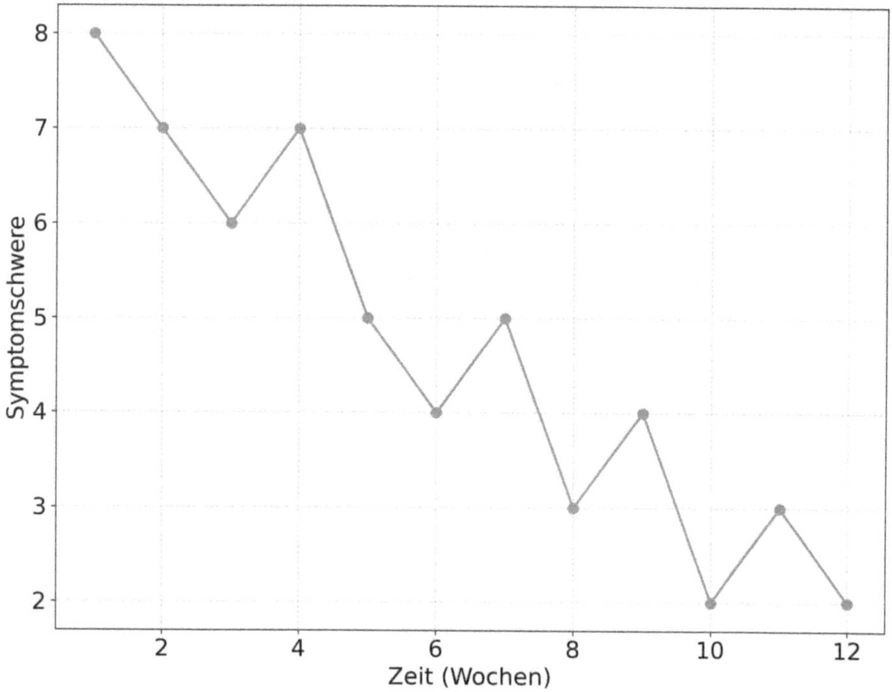

Das Diagramm zeigt einen allgemeinen Abwärtstrend der Symptomschwere, was auf ein positives Ansprechen auf die Behandlung hindeutet. Die Schwankungen verdeutlichen jedoch die komplexe Natur von ADHS und die Möglichkeit, dass im Laufe der Zeit Anpassungen im therapeutischen Ansatz erforderlich sind.

Psychologische Testverfahren

Psychologische Testverfahren bilden einen wichtigen Baustein in der ADHS-Diagnostik bei Erwachsenen. Sie ergänzen die medizinische Untersuchung und liefern wertvolle Einblicke in die kognitiven Funktionen und das Verhalten. Es kommen verschiedene Testverfahren zum Einsatz, die sich in ihren Schwerpunkten unterscheiden. Fragebögen, wie Selbstbeurteilungs- und Fremdbeurteilungsskalen, erfassen subjektive Erfahrungen mit den ADHS-Symptomen. Ein Selbstbeurteilungsbogen erfasst die eigene Wahrnehmung des Betroffenen, während bei einer Fremdbeurteilung Angehörige oder Freunde deren Einschätzungen dokumentieren [s5]. Diese unterschiedlichen Perspektiven liefern ein umfassenderes Bild. So können beispielsweise Konzentrationsschwierigkeiten im Arbeitsalltag von Kollegen deutlicher wahrgenommen werden, während die Schwierigkeiten, den Haushalt zu organisieren, eher vom Partner berichtet werden. neuropsychologische_tests hingegen liefern objektivierbare Daten zu kognitiven Leistungen. Sie prüfen unter anderem Aufmerksamkeit, Arbeitsgedächtnis, Impulskontrolle und Planungsfähigkeit. Diese Tests können helfen, spezifische Defizite zu identifizieren, die mit ADHS in Zusammenhang stehen. Ein Beispiel hierfür ist der Stroop-Test, der die Fähigkeit misst, automatische Reaktionen zu unterdrücken und kognitive Flexibilität zu zeigen. Die Ergebnisse der psychologischen Testverfahren sollten stets im Gesamtkontext der Diagnostik betrachtet werden. Die Kombination aus subjektiven Berichten und objektiven Testergebnissen, zusammen mit der medizinischen Anamnese, erlaubt eine differenzierte Beurteilung und trägt zu einer fundierten Diagnoseentscheidung bei [s6]. Validierte Screening-Instrumente, die von Fachleuten mit entsprechender Expertise eingesetzt werden, unterstützen die Erkennung von ADHS bei Erwachsenen [s7] [s8].

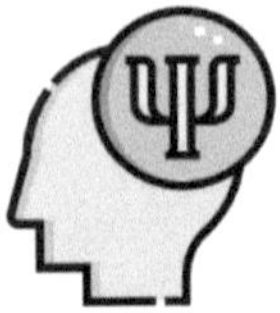

Rojo Verde **Morado**
Marrón **Azul** Rojo

Morado Rojo **Marrón**
Rojo Verde Azul

Stroop-Test [i5]

Gut zu wissen

Kognitive Funktionen

Kognitive Funktionen beschreiben die geistigen Fähigkeiten, die es uns ermöglichen, Informationen aufzunehmen, zu verarbeiten und anzuwenden. Bei ADHS können kognitive Funktionen wie Aufmerksamkeit, Gedächtnis und Planungsfähigkeit beeinträchtigt sein. Eine detaillierte Untersuchung dieser Funktionen ist daher für die Diagnosestellung wichtig.

Validierte Screening-Instrumente

Validierte Screening-Instrumente sind standardisierte Fragebögen oder Tests, die entwickelt wurden, um ADHS bei Erwachsenen zu erkennen. Sie dienen als erster Schritt im diagnostischen Prozess und helfen, Personen zu identifizieren, die möglicherweise von einer umfassenderen ADHS-Diagnostik profitieren könnten. Die Ergebnisse eines Screenings allein reichen jedoch nicht für eine definitive Diagnose aus.

ADHS-Bewertungsergebnisse

Vergleich verschiedener Bewertungsergebnisse

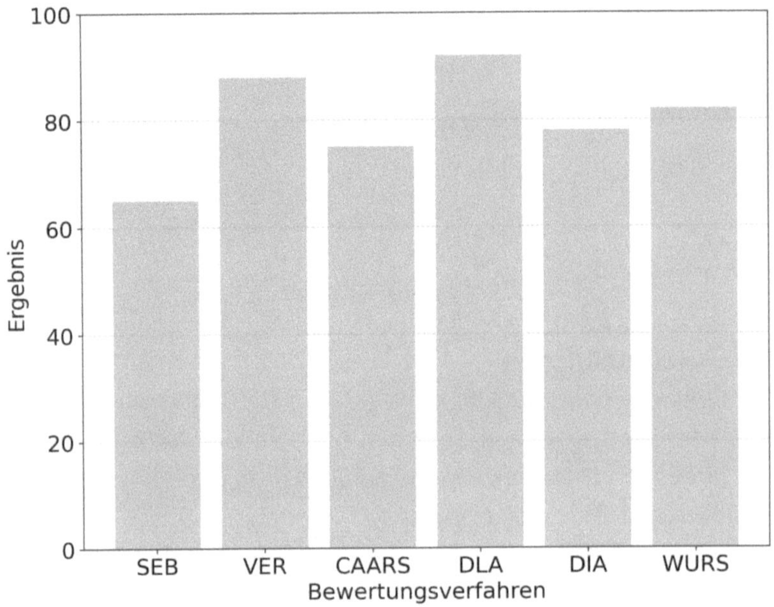

CAARS: CAARS-S:L

DLA: Dauer-Leistungs-Test

VER: VER-A

DIA: Diagnostisches Interview

SEB: SEB-3 Selbstbeurteilung

WURS: Wender Utah Rating Scale

Die Ergebnisse zeigen eine signifikante Erhöhung der Unaufmerksamkeits- und Hyperaktivitäts-/Impulsivitätswerte, was auf eine hohe Wahrscheinlichkeit von ADHS hindeutet. Obwohl zwischen den Messungen eine gewisse Variabilität besteht, unterstützt das Gesamtmuster die diagnostische Hypothese. Der etwas niedrigere Wert bei der Selbstbeurteilung könnte Diskrepanzen zwischen der Selbstwahrnehmung und dem beobachteten Verhalten widerspiegeln, was die Bedeutung der Verwendung mehrerer Bewertungsmethoden unterstreicht.

Dokumentation der Symptomatik

Eine umfassende Dokumentation der Symptomatik ist für die ADHS-Diagnose bei Erwachsenen unerlässlich. Sie beinhaltet sowohl die Erhebung aktueller Beschwerden als auch die retrospektive Betrachtung kindlicher Verhaltensauffälligkeiten [s9] [s10]. Semi-strukturierte Interviews, in denen gezielt nach Symptomen von Unaufmerksamkeit, Hyperaktivität und Impulsivität gefragt wird, bilden die Grundlage [s10]. Ergänzend dazu liefern Selbstbeurteilungsfragebögen, die die Schwere der Symptome quantifizieren, weitere Informationen [s10]. Dabei ist die Ausprägung der Symptome in mindestens zwei Lebensbereichen, wie Beruf und Familie, relevant für die Diagnose [s11]. Nicht nur die subjektive Wahrnehmung des Betroffenen, sondern auch Fremdberichte von Angehörigen oder Arbeitskollegen, die die Symptome aus ihrer Perspektive schildern, tragen zu einem vollständigen Bild bei [s12]. So kann ein Arbeitskollege beispielsweise die Auswirkungen der Unaufmerksamkeit im beruflichen Kontext besser einschätzen als der Betroffene selbst. Die Dokumentation sollte auch geschlechtsspezifische Aspekte berücksichtigen, da sich ADHS bei Frauen unter Umständen anders manifestiert als bei Männern [s12]. Kompensationsmechanismen, die Betroffene über Jahre entwickelt haben, um die Symptomatik zu kaschieren, müssen ebenfalls berücksichtigt werden, um ein möglichst authentisches Bild der Beeinträchtigungen zu erhalten [s12]. Die systematische Erfassung der Symptome mittels standardisierter Instrumente – unter anderem spezifische Bewertungsskalen – ermöglicht eine objektive Beurteilung des Schweregrads und unterstützt die Diagnosestellung [s9]. Besonders wichtig ist die Abgrenzung zu anderen psychischen Erkrankungen, da ADHS-Symptome auch bei anderen Störungsbildern auftreten können [s9]. Nur wenn die Symptome nicht durch eine andere psychiatrische Erkrankung erklärt werden können, ist die Diagnose ADHS gerechtfertigt [s9]. Die retrospektive Erfassung der Symptome in der Kindheit kann durch die Verwendung von validierten Selbstbeurteilungsskalen und durch

Gespräche mit Angehörigen oder Bezugspersonen aus der Kindheit erfolgen [s11] [s9]. Die Erinnerung an Kindheitssymptome kann jedoch mitunter schwierig sein, daher ist es hilfreich, nach konkreten Beispielen aus der Schulzeit oder aus dem familiären Umfeld zu fragen [s11]. Die Kombination aus Selbst- und Fremdberichten, standardisierten Fragebögen und einer detaillierten Anamnese ermöglicht eine differenzierte Beurteilung und bildet die Basis für eine fundierte Diagnoseentscheidung.

Gut zu wissen

Selbstbeurteilungsfragebögen

Selbstbeurteilungsfragebögen sind standardisierte Fragebögen, die von den Betroffenen selbst ausgefüllt werden. Sie erfassen die subjektive Wahrnehmung der ADHS-Symptome und liefern quantitative Daten über deren Ausprägung. Diese Fragebögen helfen, den Schweregrad der Symptome einzuschätzen und den Verlauf der Behandlung zu verfolgen.

Semi-strukturierte Interviews

Semi-strukturierte Interviews bieten eine flexible Gesprächsstruktur, die es dem Diagnostiker erlaubt, auf individuelle Besonderheiten einzugehen und gleichzeitig alle relevanten Aspekte der ADHS-Symptomatik abzudecken. Sie ermöglichen eine detaillierte Exploration der individuellen Erfahrungen und Herausforderungen im Zusammenhang mit ADHS.

Standardisierte Instrumente

Standardisierte Instrumente, wie z.B. spezifische Bewertungsskalen oder Tests, ermöglichen eine objektive und vergleichbare Messung der ADHS-Symptome. Sie helfen, den Schweregrad der Störung einzuschätzen und die Diagnose zu sichern. Die Verwendung standardisierter Instrumente trägt zur Qualität und Validität der Diagnosestellung bei.

Häufigkeit der ADHS-Symptome

Häufigkeit von ADHS-Symptomen bei Erwachsenen.

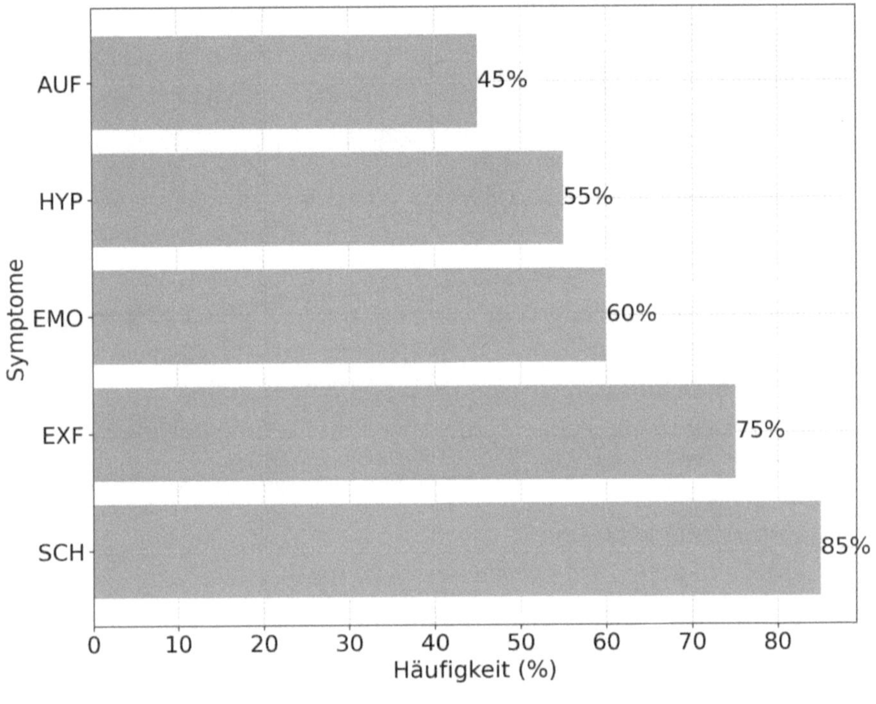

AUF: Unaufmerksamkeit

EMO: Emotionale Dysregulation

EXF: Exekutivfunktionenstörung

HYP: Hyperaktivität/Impulsivität

SCH: Schlafstörungen

Das Diagramm zeigt die unterschiedliche Häufigkeit von ADHS-Symptomen, wobei Unaufmerksamkeit und Hyperaktivität/Impulsivität am häufigsten berichtet werden. Emotionale Dysregulation ist zwar weniger häufig als die Kernsymptome, betrifft aber dennoch einen erheblichen Teil der Betroffenen und unterstreicht die Bedeutung eines umfassenden diagnostischen Ansatzes.

Konkrete Ratschläge

- Integrieren Sie die Selbsterfahrung des Patienten aktiv in den diagnostischen Prozess.
- Fordern Sie den Patienten auf, Tagebuch über seine Symptome und deren Auswirkungen zu führen.
- Analysieren Sie gemeinsam mit dem Patienten wiederkehrende Muster und Auslöser in seinem Alltag.
- Beziehen Sie die subjektive Wahrnehmung des Patienten hinsichtlich seiner Stärken und Ressourcen in die Diagnose mit ein.
- Entwickeln Sie gemeinsam mit dem Patienten individuelle Messkriterien für den Therapieerfolg, die über standardisierte Skalen hinausgehen.
- Nutzen Sie kreative Methoden wie Zeichnungen oder Rollenspiele, um dem Patienten den Zugang zu seinen Emotionen und Verhaltensmustern zu erleichtern.
- Reflektieren Sie regelmäßig den diagnostischen Prozess mit dem Patienten und passen Sie ihn gegebenenfalls an.
- Schaffen Sie einen sicheren Raum für den Patienten, in dem er offen über seine Schwierigkeiten und Ängste sprechen kann.
- Betrachten Sie die Diagnose nicht als abgeschlossenen Prozess, sondern als dynamischen Austausch zwischen Ihnen und dem Patienten.
- Ermutigen Sie den Patienten, sich aktiv an der Diagnosestellung zu beteiligen und eigene Fragen einzubringen.
- Verlassen Sie sich nicht ausschließlich auf standardisierte Testverfahren, sondern entwickeln Sie ein individuelles diagnostisches Vorgehen.
- Beziehen Sie bei Bedarf weitere Fachpersonen, wie z.B. Ergotherapeuten oder Sozialpädagogen, in den diagnostischen Prozess mit ein.

1. 2 Strukturierte Selbsteinschätzung

Strukturierte Selbsteinschätzung ist ein wichtiger Schritt zur ADHS-Diagnostik. Sie ermöglicht, Verhaltensmuster zu erkennen und zu analysieren, die im Alltag oft unbemerkt bleiben. Diese systematische Selbstbeobachtung birgt jedoch Herausforderungen: Subjektive Wahrnehmungen und unbewusste Verzerrungen können das Ergebnis beeinflussen. Zusätzlich erschwert die Vielfalt der ADHS-Symptome eine eindeutige Zuordnung. Gewinnen Sie Klarheit über Ihre individuellen Stärken und Schwächen – die Basis für eine erfolgreiche Diagnose und Therapie.

Strukturierte Selbsteinschätzung bei ADHS erfordert sowohl Selbst- als auch Fremdperspektive, um blinde Flecken aufzudecken und ein umfassendes Bild der eigenen Verhaltensmuster zu erhalten.

Verhaltensbeobachtung

Verhaltensbeobachtung stellt einen wichtigen Baustein bei der Selbsteinschätzung von ADHS im Erwachsenenalter dar. Sie ermöglicht einen detaillierteren Blick auf Verhaltensmuster, die im Alltag häufig unbemerkt bleiben. Durch gezieltes Beobachten können subtile Anzeichen erkannt und dokumentiert werden, die auf ADHS hindeuten können. Dabei geht es nicht nur um die reine Bestätigung vermuteter Symptome, sondern auch um das Identifizieren individueller Ausprägungen und Stärken. Konkret kann dies bedeuten, über einen definierten Zeitraum (unter anderem eine Woche) Notizen zu typischen Verhaltensweisen im Alltag zu machen. Dabei können verschiedene Bereiche berücksichtigt werden: Konzentration (wie lange kann ich mich auf eine Aufgabe konzentrieren?), Impulsivität (unterbreche ich andere häufig?), Organisation (vergessen ich Termine oder verlege ich wichtige Gegenstände?) und emotionale Regulation (reagiere ich übermäßig emotional auf bestimmte Situationen?). Diese systematische Erhebung von Verhaltensdaten bietet eine wertvolle Grundlage für die weitere Diagnostik und Therapieplanung. Die Selbstbeobachtung ist jedoch nicht frei von möglichen Verzerrungen. Die eigene Wahrnehmung kann durch subjektive Empfindungen und vorhandene Überzeugungen beeinflusst werden [s13]. Daher ist es ratsam, zusätzlich die Perspektive anderer Personen einzubeziehen. Beobachtungen von Angehörigen, Freunden oder Kollegen, die die betroffene Person gut kennen, können wertvolle Ergänzungen liefern. Diese Fremdbeobachtung kann dazu beitragen, blinde Flecken in der Selbstwahrnehmung aufzudecken und ein umfassenderes Bild des Verhaltens zu erhalten. Die Kombination von Selbst- und Fremdbeobachtung erhöht die Genauigkeit der Beurteilung und kann somit zu einer präziseren Diagnose führen [s13]. Wichtig ist, dass die befragte Person über den Zweck der Beobachtung informiert ist und ihr Einverständnis gibt. Die Beobachtung sollte sich auf konkrete Verhaltensweisen konzentrieren und wertfrei dokumentiert werden. Die Ergebnisse der Fremdbeobachtung sollten anschließend mit den eigenen Beobachtungen verglichen und gemeinsam besprochen werden. Dieser Austausch kann zu einem tieferen

Verständnis der eigenen Verhaltensmuster führen und hilft, die Relevanz der beobachteten Symptome für eine mögliche ADHS-Diagnose besser einzuschätzen. Selbst- und Fremdbeobachtung liefern zwar klinisch relevante Daten über Aufmerksamkeitsprobleme bei Erwachsenen, reichen jedoch allein nicht aus, um ADHS sicher von anderen psychischen Störungen abzugrenzen [s13]. Die Beobachtung des eigenen Verhaltens und das Einholen von Fremdbeobachtungen sind wertvolle Instrumente im Rahmen einer strukturierten Selbsteinschätzung. Sie bieten die Möglichkeit, Verhaltensmuster bewusst wahrzunehmen und zu analysieren. Die erhobenen Daten können dann als Grundlage für weitere diagnostische Schritte dienen und helfen, ein umfassendes Verständnis der eigenen Stärken und Schwächen zu entwickeln. Die Integration beider Perspektiven, Selbst- und Fremdwahrnehmung, trägt dazu bei, ein differenziertes Bild zu erhalten und die Diagnosestellung zu unterstützen [s13]. Die Beobachtung allein reicht jedoch nicht für eine Diagnose aus, sondern ist ein Bestandteil eines umfassenden Diagnoseprozesses.

Gut zu wissen

Fremdbeobachtung

Fremdbeobachtung bedeutet, dass eine andere Person, z.B. ein Partner oder Freund, das Verhalten des Betroffenen beobachtet und seine Eindrücke schildert. Dies kann helfen, blinde Flecken in der Selbstwahrnehmung zu erkennen.

Subjektive

Subjektive Empfindungen sind persönliche Wahrnehmungen und Gefühle, die die Selbstbeobachtung beeinflussen können, z.B. durch die eigene Stimmung oder Erwartungen.

Subtile

Subtile Anzeichen für ADHS sind schwer zu erkennen und können sich beispielsweise in leichter Ablenkbarkeit oder Problemen beim Organisieren äußern.

Systematische

Eine systematische Erhebung von Verhaltensdaten im Rahmen der Selbstbeobachtung beinhaltet das strukturierte und regelmäßige Festhalten von Beobachtungen, z.B. mithilfe eines Tagebuchs oder einer App.

Therapieplanung

Die Therapieplanung bei ADHS berücksichtigt die individuellen Bedürfnisse und umfasst verschiedene Behandlungsansätze, wie z.B. Psychoedukation, Verhaltenstherapie und Medikamente.

Verhaltensmuster bei ADHS im Erwachsenenalter

Häufigkeit, Intensität und Dauer von ADHS-bezogenen Verhaltensweisen.

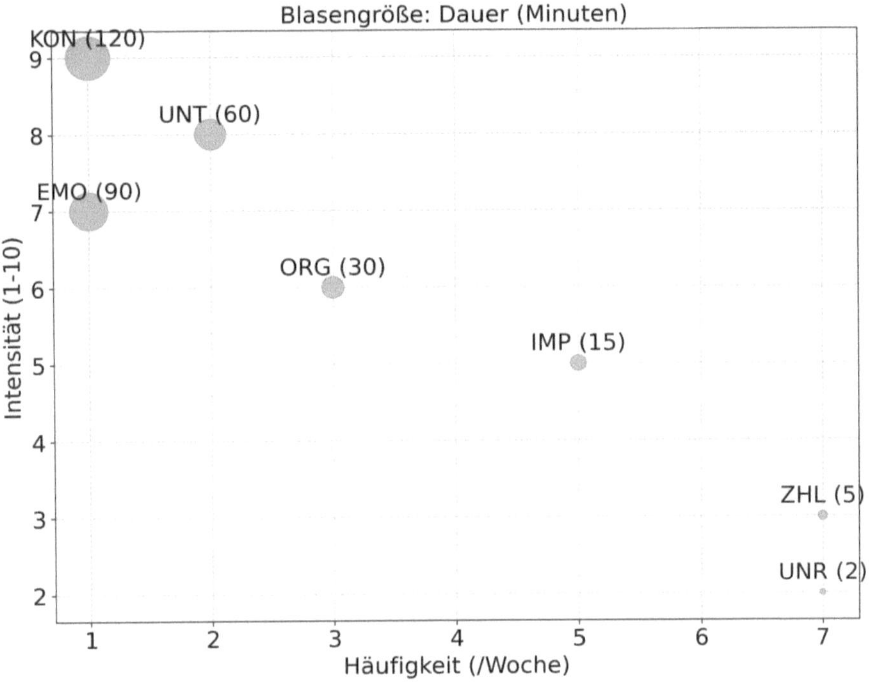

Blasengröße: Dauer (Minuten)

EMO: Emotionale Dysregulation

KON: Konzentrationsprobleme

UNR: Unruhe

ZHL: Zappeln

IMP: Impulsivität

ORG: Desorganisation

UNT: Unterbrechen

Dieses Diagramm zeigt unterschiedliche Muster bei ADHS-bezogenen Verhaltensweisen. Verhaltensweisen mit hoher Häufigkeit sind in der Regel von kürzerer Dauer, während weniger häufige Verhaltensweisen deutlich intensiver sein können, wenn sie auftreten. Einige Verhaltensweisen zeigen eine Kombination aus hoher Intensität und langer Dauer, was darauf hindeutet, dass diese sich besonders stark auf das tägliche Leben auswirken und eine gezielte Intervention rechtfertigen.

Symptomtagebuch

Ein Symptomtagebuch hilft, ADHS-Symptome systematisch zu erfassen und ihren Verlauf über die Zeit zu verfolgen [s14]. Es ermöglicht, Zusammenhänge zwischen bestimmten Situationen, Verhaltensweisen und dem Auftreten oder der Intensität der Symptome zu erkennen. Diese Informationen bilden eine solide Basis für die Therapieplanung und die Beurteilung des Behandlungserfolgs. Durch das Dokumentieren von Symptomen wie Unaufmerksamkeit, Impulsivität oder Hyperaktivität, aber auch begleitender Probleme wie Schlafstörungen oder Stimmungsschwankungen, entsteht ein detailliertes Bild des individuellen Krankheitsbildes. Ein Symptomtagebuch kann unter anderem Auskunft über die Häufigkeit, Dauer und den Schweregrad der Symptome geben. Diese genaue Aufzeichnung erlaubt es, spezifische Auslöser und verstärkende Faktoren zu identifizieren. So können im Therapieverlauf gezielt Strategien zur Symptombewältigung entwickelt und deren Wirksamkeit überprüft werden [s14]. Die Kombination mit Achtsamkeitstraining kann die Selbstwahrnehmung schärfen und das Verständnis für die eigenen Symptome vertiefen [s15]. Achtsamkeitsübungen fördern die Fähigkeit, im Hier und Jetzt zu bleiben und Gedanken und Gefühle ohne Bewertung zu beobachten. Diese erhöhte Aufmerksamkeit auf innere Prozesse kann sich positiv auf die Symptomdokumentation auswirken und zusätzliche Erkenntnisse über den Zusammenhang zwischen Aufmerksamkeit, Emotionen und Verhalten liefern. Allerdings sollte man sich der möglichen Subjektivität von Selbstberichten bewusst sein [s16]. Die eigene Wahrnehmung kann von verschiedenen Faktoren beeinflusst werden, was zu einer Abweichung von Fremdbeobachtungen führen kann. Um dieses Problem zu minimieren, ist es hilfreich, die Dokumentation möglichst objektiv und konkret zu gestalten, indem man sich auf beobachtbare Verhaltensweisen und messbare Größen konzentriert. Ein Beispiel

hierfür wäre, statt "Ich war heute sehr unaufmerksam" zu notieren, konkrete Ereignisse zu beschreiben, wie "Ich habe während der Besprechung dreimal den Faden verloren und musste nachfragen".

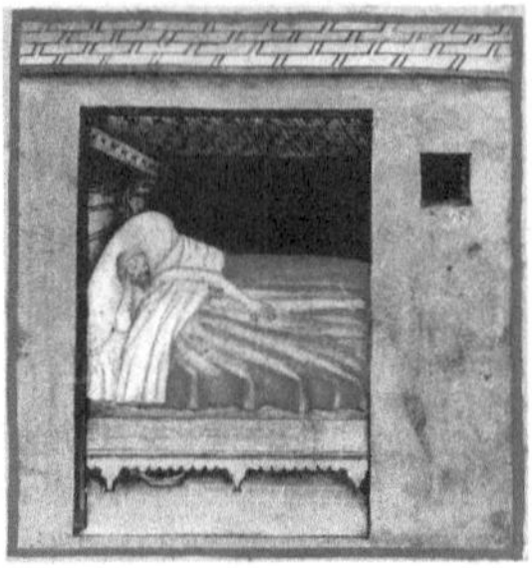

Schlafstörung [i6]

Gut zu wissen

Achtsamkeitstraining

Eine Methode, die die bewusste Wahrnehmung von Gedanken, Gefühlen und Körperempfindungen im gegenwärtigen Moment fördert, ohne diese zu bewerten. Im Kontext von ADHS kann Achtsamkeitstraining helfen, die Selbstwahrnehmung zu verbessern und Impulse besser zu kontrollieren.

Fremdbeobachtungen

Beobachtungen des Verhaltens und Zustands einer Person durch andere, z.B. Angehörige, Freunde oder Therapeuten. Fremdbeobachtungen können zusätzliche Perspektiven auf die ADHS-Symptome bieten und die Selbsteinschätzung ergänzen.

Symptomtagebuch

Ein strukturiertes Tagebuch, in dem man regelmäßig seine ADHS-Symptome, deren Ausprägung und mögliche Auslöser festhält, um Muster und Zusammenhänge zu erkennen und die Therapie anzupassen.

Symptomverlauf im Zeitverlauf

Veranschaulicht die Schwankungen des ADHS-Symptom-Schweregrades über eine Woche.

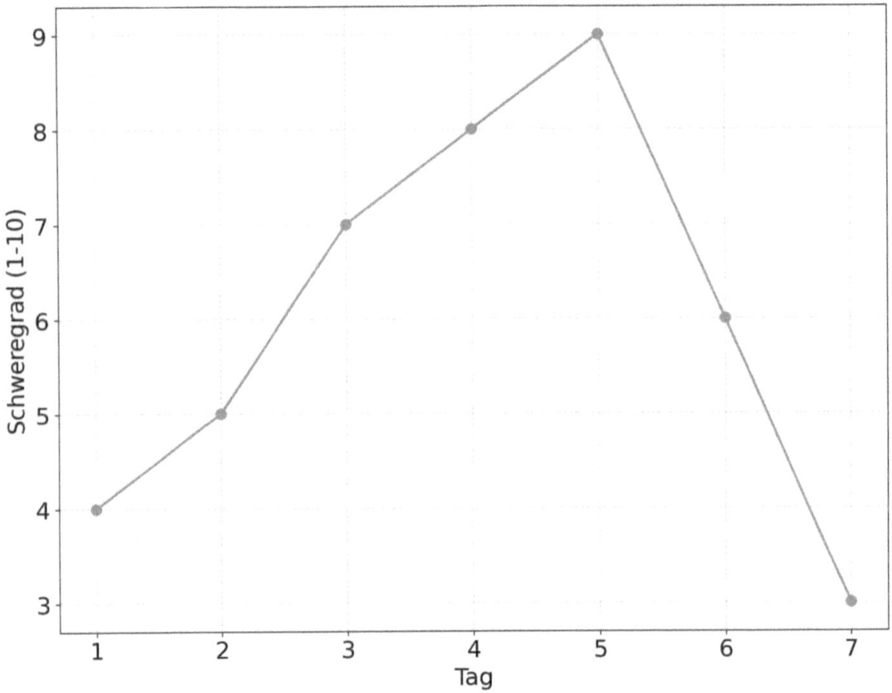

Das Diagramm zeigt ein zyklisches Muster des Symptomschweregrades mit Höhepunkten Mitte der Woche und niedrigeren Werten am Wochenende. Dies könnte auf den Einfluss von arbeitsbedingtem Stress oder Routineänderungen hindeuten. Die Daten legen eine genauere Untersuchung der täglichen Aktivitäten und möglichen Auslöser während der Spitzenzeiten nahe, um Bewältigungsstrategien zu identifizieren.

Auswertung der Selbstbeobachtung

Auswertung der Selbstbeobachtung Die Auswertung der gesammelten Daten aus Verhaltensbeobachtung und Symptomtagebuch ist der nächste Schritt, um ein klares Bild der eigenen Verhaltensmuster zu gewinnen. Dabei geht es darum, die dokumentierten Beobachtungen und Symptome zu analysieren und wiederkehrende Tendenzen zu identifizieren. Anstatt nur einzelne Vorkommnisse zu betrachten, konzentrieren Sie sich auf übergreifende Muster. Wie oft tritt ein bestimmtes Verhalten auf? In welchen Situationen ist es besonders ausgeprägt? Gibt es Zusammenhänge zwischen bestimmten Auslösern und den dokumentierten Symptomen? Diese Analyse ermöglicht es, spezifische Problemfelder zu erkennen und deren Auswirkungen auf den Alltag zu verstehen. So könnte sich beispielsweise zeigen, dass Konzentrationsschwierigkeiten vor allem bei komplexen Aufgaben auftreten, während impulsive Reaktionen eher in stressigen Situationen vorkommen. Die Selbstbeobachtung bietet zwar wertvolle Einblicke in das eigene Verhalten, kann aber auch durch die subjektive Wahrnehmung beeinflusst sein [s17]. Es ist hilfreich, die eigenen Aufzeichnungen mit den Perspektiven anderer zu vergleichen, um ein umfassenderes Verständnis zu erlangen. fremdbeobachtungen von Angehörigen oder Freunden können zusätzliche Informationen liefern und "blinde Flecken" in der Selbstwahrnehmung aufdecken. Dabei ist es sinnvoll, die Fremdbeurteilungen systematisch einzuholen und auf konkrete Verhaltensweisen zu fokussieren. Wenn Angehörige beispielsweise vermehrt Unpünktlichkeit beobachten, während man selbst diesen Aspekt nicht als problematisch empfindet, kann dies ein wichtiger Hinweis sein. Der Vergleich von Selbst- und Fremdperspektive ermöglicht es, die eigenen Beobachtungen zu validieren und die Relevanz der Symptome für eine mögliche ADHS-Diagnose besser einzuschätzen [s17]. Beachten Sie, dass die Selbstbewertung von Symptomen oft von den Beurteilungen anderer abweicht [s17]. Diese Diskrepanz kann wichtige Hinweise liefern und sollte im Diagnoseprozess berücksichtigt werden. Die Kombination von Selbst- und Fremdbeobachtung erhöht die Genauigkeit der Symptomerfassung und trägt zu einer fundierteren Diagnose bei. Die Auswertung der Selbstbeobachtung ist ein iterativer Prozess. Die gewonnenen Erkenntnisse können dazu genutzt werden, die Selbstbeobachtung zu verfeinern und spezifische Fragestellungen zu entwickeln. So können Sie beispielsweise nach der ersten Analyse gezielt auf bestimmte Situationen achten oder die Dokumentation bestimmter Symptome intensivieren. Dieser kontinuierliche Prozess der Reflexion und Anpassung ermöglicht es, ein immer differenzierteres Bild der eigenen Verhaltensmuster zu entwickeln und die Grundlage für eine zielgerichtete Therapie zu schaffen.

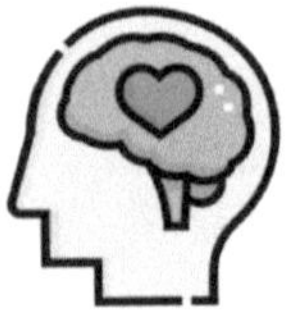

Verteilung der beobachteten Verhaltensweisen (ADHS-Selbsteinschätzung)

Aufschlüsselung der ADHS-bedingten Verhaltensweisen während der Selbstbeobachtung.

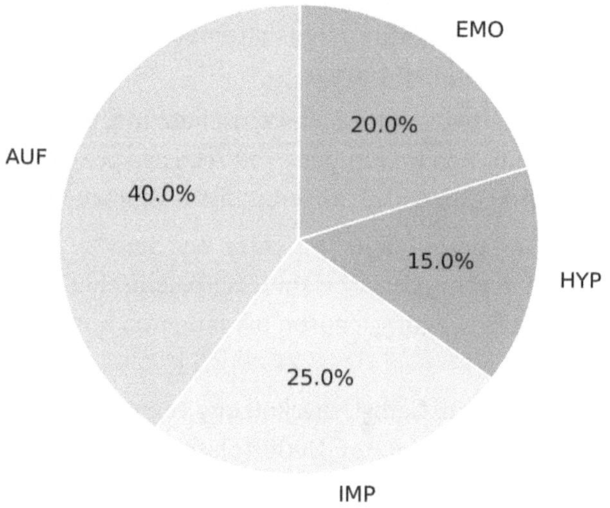

AUF: Unaufmerksamkeit/ Konzentrationsschwierigkeiten

EMO: Emotionale Dysregulation

HYP: Hyperaktivität/Unruhe

IMP: Impulsivität

Dieses Diagramm zeigt die relative Häufigkeit der verschiedenen ADHS-bedingten Verhaltensweisen, die während der Selbstbeobachtung beobachtet wurden. Das größte Segment stellt das am häufigsten beobachtete Verhalten dar, was darauf hindeutet, dass es ein Hauptbereich für Interventionsstrategien sein könnte. Kleinere Segmente weisen auf weniger häufige Verhaltensweisen hin, die dennoch zu den allgemeinen Herausforderungen beitragen können. Das Verständnis dieser Verteilung ermöglicht einen personalisierten Ansatz zur Behandlung von ADHS-Symptomen.

Konkrete Ratschläge

- Verknüpfen Sie Ihre Beobachtungen mit konkreten Alltagsereignissen, um deren Einfluss auf Ihr Verhalten besser zu verstehen.
- Erstellen Sie eine Tabelle, in der Sie verschiedene Verhaltensweisen (z.B. impulsives Einkaufen) und deren jeweilige Konsequenzen festhalten.
- Visualisieren Sie Ihre Fortschritte in der Selbstbeobachtung, indem Sie beispielsweise ein Stimmungsbarometer für Ihre Konzentrationsfähigkeit führen.
- Nutzen Sie die strukturierte Selbsteinschätzung, um Ihre persönlichen Stärken im Umgang mit ADHS-spezifischen Herausforderungen zu identifizieren und auszubauen.
- Entwickeln Sie individuelle Strategien zur Selbstregulation, basierend auf den Ergebnissen Ihrer Selbsteinschätzung, wie zum Beispiel kurze Bewegungspausen bei längeren konzentrierten Tätigkeiten.
- Reflektieren Sie Ihre Selbsteinschätzung regelmäßig und passen Sie Ihre Strategien an veränderte Bedürfnisse an.
- Tauschen Sie sich mit anderen Betroffenen über Ihre Erfahrungen mit der strukturierten Selbsteinschätzung aus, um neue Impulse zu erhalten.
- Setzen Sie sich realistische Ziele für die Selbsteinschätzung und den Umgang mit Ihren persönlichen Herausforderungen.
- Belohnen Sie sich für Ihre Fortschritte in der Selbstbeobachtung und Selbstregulation.
- Hinterfragen Sie Ihre eigenen Wahrnehmungen kritisch und seien Sie offen für neue Perspektiven auf Ihr Verhalten.
- Betrachten Sie die strukturierte Selbsteinschätzung als Werkzeug zur kontinuierlichen Weiterentwicklung Ihrer Selbstkenntnis.

1. 3 Differenzierte Betrachtung

ADHS bei Erwachsenen zeigt sich selten allein. Begleiterkrankungen wie Angststörungen, Depressionen oder Schlafstörungen beeinflussen den Verlauf und erschweren die Behandlung. Auch Alter und Geschlecht prägen das Erscheinungsbild der ADHS, von Hyperaktivität in der Kindheit bis zu Konzentrationsproblemen im Erwachsenenalter. Diese vielfältigen Aspekte erfordern eine differenzierte Betrachtung, um die richtige Diagnose und einen individuellen Behandlungsplan zu entwickeln. Lesen Sie weiter, um die entscheidenden Faktoren für Ihre Selbsterkenntnis zu verstehen.

Eine erfolgreiche ADHS-Diagnose und Behandlung erfordert eine differenzierte Betrachtung, die Komorbiditäten, Alter, Geschlecht und Lebensphase berücksichtigt, um individuelle Bedürfnisse zu erkennen und maßgeschneiderte Strategien zu entwickeln.

Begleiterkrankungen erkennen

ADHS bei Erwachsenen tritt selten isoliert auf. Oftmals existieren weitere Erkrankungen, sogenannte Komorbiditäten oder Begleiterkrankungen, die parallel zur ADHS bestehen. Diese Begleiterkrankungen können den Verlauf der ADHS beeinflussen und die Behandlung erschweren. Daher ist das Erkennen dieser zusätzlichen Erkrankungen für eine erfolgreiche Therapie unerlässlich. So können beispielsweise gastrointestinale Störungen, Schlafstörungen, Fettleibigkeit oder Epilepsie zusätzlich zur ADHS vorliegen [s18]. Die Begleiterkrankungen können unterschiedlicher Natur sein und umfassen sowohl körperliche als auch psychische Störungen. Im Bereich der psychischen Erkrankungen finden sich häufig Angststörungen, Depressionen, Zwangsstörungen oder Suchterkrankungen. ADHS kann beispielsweise in 25% bis 81% der Fälle gemeinsam mit anderen psychiatrischen Diagnosen auftreten [s18]. Bei Zwangsstörungen sind Komorbiditäten ebenfalls häufig, wobei affektive Störungen und Angststörungen dominieren [s19]. Das Alter und das Geschlecht beeinflussen das Auftreten der jeweiligen Begleiterkrankung. So sind bei älteren Patienten Depressionen und Suchterkrankungen häufiger,

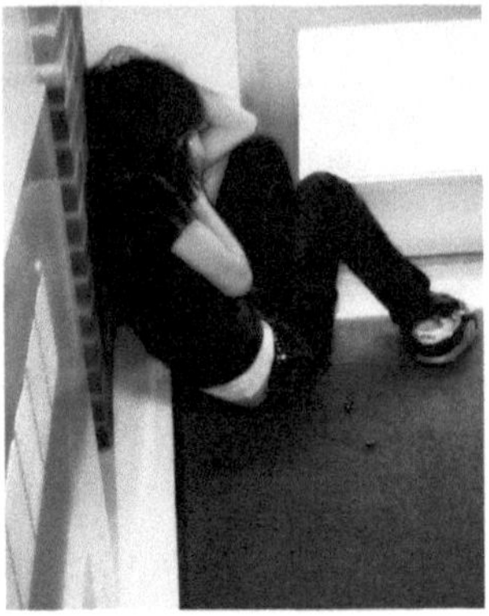

Depression [i7]

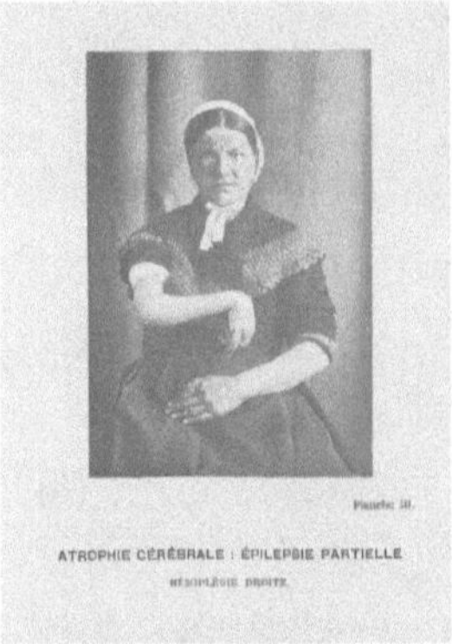

Epilepsie [i8]

während bei jüngeren Patienten Angststörungen im Vordergrund stehen [s19]. Eine gründliche Diagnostik ist daher wichtig, um sowohl die ADHS als auch alle vorliegenden Begleiterkrankungen zu identifizieren. Ein strukturiertes Vorgehen, das verschiedene Bereiche – von der körperlichen Gesundheit über die Stimmung bis hin zum Schlafverhalten – abdeckt, ermöglicht eine umfassende Erfassung. Nur so kann ein individueller Behandlungsplan erstellt werden, der die spezifischen Bedürfnisse des Patienten berücksichtigt. Ein erfolgreicher Therapieansatz integriert die Behandlung aller vorhandenen Erkrankungen, um die Lebensqualität nachhaltig zu verbessern. Eine zusätzliche Schlafanalyse kann beispielsweise wertvolle Informationen liefern, wenn Schlafstörungen als Begleiterkrankung vermutet werden. Durch die gezielte Diagnostik und Behandlung von Komorbiditäten können die Symptome der ADHS besser kontrolliert und die Gesamtprognose verbessert werden.

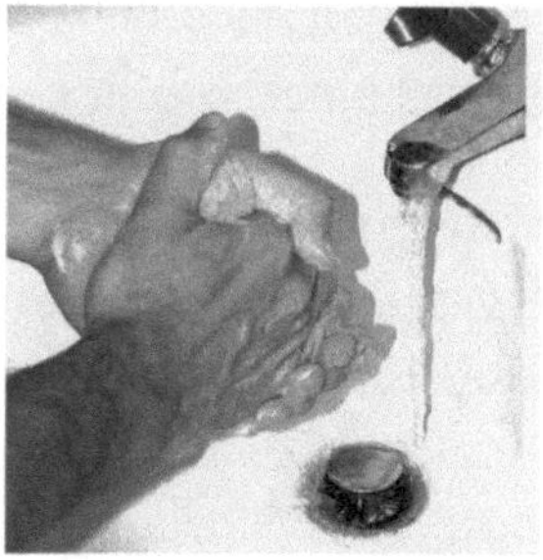

Zwangsstörung [i9]

Gut zu wissen

Affektive Störungen

Psychische Erkrankungen, die durch Störungen der Stimmung gekennzeichnet sind. Zu den affektiven Störungen gehören unter anderem Depressionen und bipolare Störungen. Das Auftreten von affektiven Störungen als Komorbidität bei ADHS kann die Symptome der ADHS verstärken und die Behandlung erschweren.

Diagnostik

Der Prozess der Untersuchung und Feststellung von Krankheiten oder Störungen. Bei ADHS bei Erwachsenen umfasst die Diagnostik verschiedene Methoden, wie z.B. psychologische Tests, Interviews und die Erhebung der Krankengeschichte. Eine sorgfältige Diagnostik ist entscheidend, um ADHS von anderen Erkrankungen abzugrenzen und Komorbiditäten zu identifizieren.

Gastrointestinale Störungen

Beschwerden im Magen-Darm-Trakt, die bei Erwachsenen mit ADHS häufiger auftreten können als in der Allgemeinbevölkerung. Die genaue Verbindung zwischen ADHS und gastrointestinalen Störungen ist noch nicht vollständig geklärt, aber es wird vermutet, dass Stress, Medikamente oder eine veränderte Darmflora eine Rolle spielen können. Die Behandlung der gastrointestinalen Störungen kann die Lebensqualität von ADHS-Patienten positiv beeinflussen.

Häufige Begleiterkrankungen bei ADHS im Erwachsenenalter

Verteilung häufiger Begleiterkrankungen bei Erwachsenen mit ADHS-Diagnose.

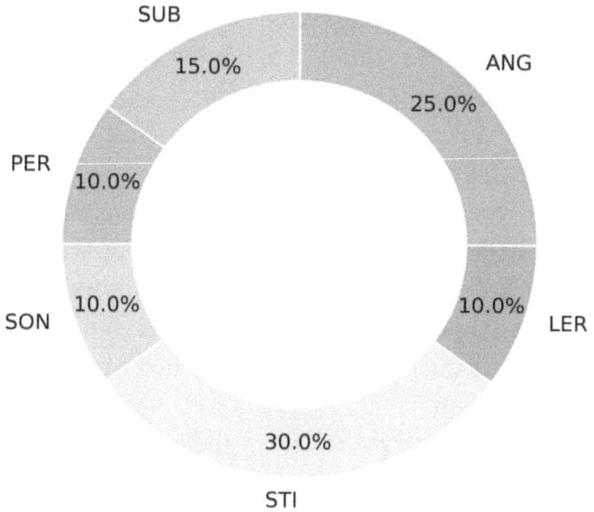

ANG: Angststörungen (z. B. GAS, soziale Angst)

LER: Lernstörungen

PER: Persönlichkeitsstörungen

SON: Sonstige (z. B. Schlafstörungen, Ticstörungen)

STI: Stimmungsstörungen (z. B. Depression, Bipolar)

SUB: Substanzgebrauchsstörungen

Dieses Diagramm verdeutlicht die signifikante Prävalenz von komorbiden Erkrankungen bei Erwachsenen mit ADHS. Stimmungsstörungen, Angststörungen und Substanzgebrauchsstörungen machen einen erheblichen Anteil aus, was die Bedeutung einer umfassenden Beurteilung und integrierter Behandlungsansätze unterstreicht. Lernstörungen und Persönlichkeitsstörungen sind zwar seltener, betreffen aber dennoch einen nennenswerten Prozentsatz von Personen und sollten bei der Diagnose und Behandlungsplanung berücksichtigt werden. Das Erkennen und Behandeln dieser Komorbiditäten ist entscheidend für die Verbesserung des allgemeinen Wohlbefindens und der Behandlungsergebnisse.

Lebensphasenspezifische Merkmale

ADHS verändert sich im Laufe des Lebens. Die Ausprägung der Symptome variiert zwischen den einzelnen Lebensphasen. Während in der Kindheit Hyperaktivität und Impulsivität im Vordergrund stehen können, tritt im Erwachsenenalter vermehrt Unaufmerksamkeit in den Fokus [s20]. Diese Verschiebung der Symptomatik bedeutet nicht, dass die ursprünglichen Schwierigkeiten verschwinden, sondern dass sie sich verändern und an die jeweilige Lebensphase anpassen. So kann sich beispielsweise die kindliche Impulsivität im Erwachsenenalter als Schwierigkeiten mit der emotionalen Regulation oder in Form von unüberlegten Entscheidungen äußern. Die Anpassung an die jeweilige Lebensphase erfordert auch eine Anpassung der Strategien im Umgang mit ADHS. Was im Kindesalter hilfreich war, ist es im Erwachsenenalter möglicherweise nicht mehr. Ein Kind profitiert von klaren Strukturen und regelmäßigen Abläufen, während ein Erwachsener flexible Strategien zur Selbstregulation entwickeln muss, um den Anforderungen des Berufs- und Familienlebens gerecht zu werden. Obwohl die Diagnosekriterien für ADHS, die ursprünglich für Kinder konzipiert wurden, auch für Erwachsene Gültigkeit besitzen, erleben viele Betroffene eine breitere Palette an Symptomen, die über die klassischen Kriterien hinausgehen [s20]. Diese erweiterte Symptomatik kann die Diagnosestellung erschweren und erfordert eine differenzierte Betrachtungsweise. So berichten Erwachsene mit ADHS häufig von Problemen in Bereichen wie Zeitmanagement, Organisation und Planung, die nicht explizit in den Diagnosekriterien aufgeführt sind, aber dennoch die Lebensqualität erheblich beeinträchtigen können. Um den individuellen Bedürfnissen gerecht zu werden, sollte die Behandlung von ADHS bei Erwachsenen daher über die medikamentöse Therapie hinausgehen und psychosoziale Unterstützung sowie therapeutische Maßnahmen umfassen [s20]. Diese können beispielsweise Strategien zur Stressbewältigung, zum Aufbau sozialer Kompetenzen oder zur Verbesserung der emotionalen Regulation vermitteln. Der Übergang von der Kinder- und Jugendpsychiatrie zur Erwachsenenpsychiatrie ist eine besonders sensible

Phase [s20]. Viele Betroffene verlieren in dieser Zeit den Anschluss an die medizinische Versorgung, was zu einer Verschlechterung der Symptomatik führen kann. Ein nahtloser Übergang und eine kontinuierliche Betreuung sind daher entscheidend, um die langfristige Stabilität und das Wohlbefinden der Betroffenen zu sichern. Ein frühzeitiger Aufbau von Bewältigungsstrategien und die Entwicklung eines individuellen Unterstützungssystems können dazu beitragen, die Herausforderungen des Erwachsenenlebens erfolgreich zu meistern.

Gut zu wissen

Emotionale Regulation

Die Fähigkeit, Emotionen zu erkennen, zu verstehen und angemessen auszudrücken. Schwierigkeiten in diesem Bereich können bei Erwachsenen mit ADHS zu starken Stimmungsschwankungen, Wutausbrüchen oder Überempfindlichkeit führen.

Psychosoziale Unterstützung

Umfasst verschiedene Maßnahmen, die darauf abzielen, die psychische und soziale Gesundheit von Menschen mit ADHS zu fördern. Beispiele hierfür sind Psychotherapie, Coaching, Selbsthilfegruppen und Unterstützung im beruflichen oder privaten Umfeld.

Selbstregulation

Die Fähigkeit, eigene Gedanken, Gefühle und Handlungen zu steuern. Schwierigkeiten mit der Selbstregulation können bei Erwachsenen mit ADHS zu Problemen mit der Impulskontrolle, der Planung und Organisation sowie der Motivation führen.

Unaufmerksamkeit

Beeinträchtigt die Konzentration und Aufmerksamkeitsspanne. Bei Erwachsenen mit ADHS kann dies zu Problemen bei der Arbeit, im Studium oder im Alltag führen.

Schweregrad der ADHS-Symptome im Laufe des Lebens

Der Schweregrad der ADHS-Symptome ändert sich mit dem Alter.

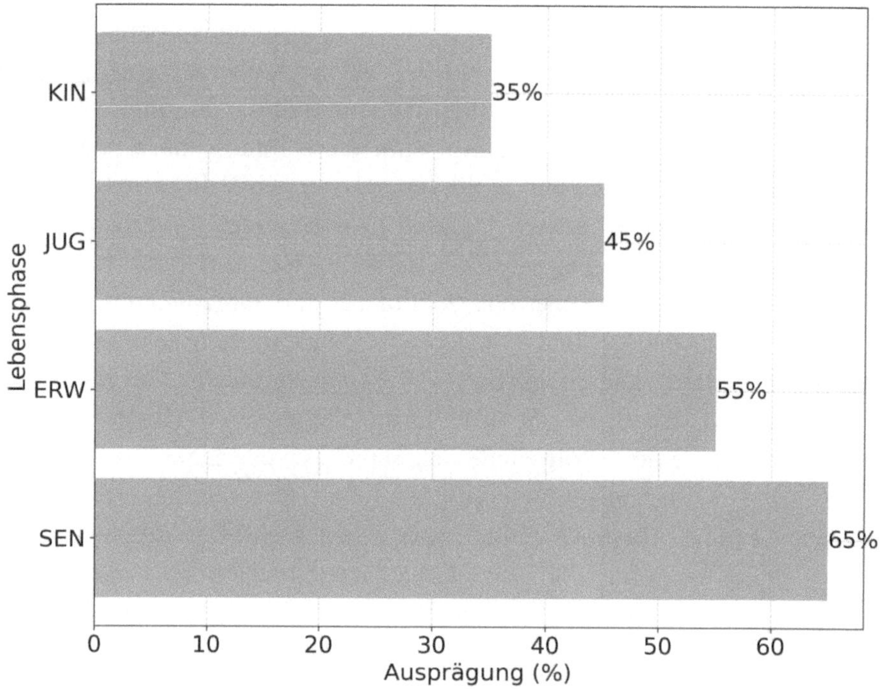

ERW: Erwachsenenalter

JUG: Jugendalter

KIN: Kindheit

SEN: Seniorenalter

Diese Grafik stellt visuell dar, wie sich die Ausprägung bestimmter ADHS-Symptome im Laufe des Lebens verändern kann. Hyperaktivität und Impulsivität sind in der Kindheit tendenziell stärker ausgeprägt, während Unaufmerksamkeit und emotionale Dysregulation im Jugend- und Erwachsenenalter stärker in den Vordergrund treten können. Die unterschiedlichen Auswirkungen unterstreichen die Notwendigkeit altersgerechter Diagnose- und Behandlungsstrategien.

Geschlechtsspezifische Besonderheiten

Geschlechtsspezifische Unterschiede beeinflussen die Manifestation und den Verlauf von ADHS. Während die Diagnosekriterien für alle Geschlechter gelten, zeigen sich in der Praxis Variationen im Erscheinungsbild. So entwickeln Frauen mit ADHS häufiger internalisierende Symptome wie Ängste und Depressionen, während bei Männern eher externalisierende Symptome, wie Impulsivität und Hyperaktivität, dominieren [s21]. Diese unterschiedliche Ausprägung kann dazu führen, dass ADHS bei Frauen seltener erkannt oder fehldiagnostiziert wird. Frauen lernen oft früh, ihre Schwierigkeiten durch angepasstes Verhalten zu kompensieren, was die Diagnostik zusätzlich erschwert [s22] [s21]. Ein Beispiel hierfür ist das übermäßige Planen und Organisieren, um der inneren Unruhe und den Konzentrationsschwierigkeiten entgegenzuwirken. Dieses Verhalten kann nach außen hin als Stärke erscheinen und den Blick auf die zugrundeliegende ADHS-Problematik verstellen. Für eine erfolgreiche Therapie ist es daher wichtig, die geschlechtsspezifischen Besonderheiten zu berücksichtigen und eine Diagnostik durchzuführen, die über die klassischen Kriterien hinausgeht. Eine genaue Anamnese, die auch die individuellen Bewältigungsstrategien und die subjektive Belastung durch die Symptome erfasst, ist entscheidend. Therapeutische Ansätze sollten auf die spezifischen Bedürfnisse der jeweiligen Person zugeschnitten sein und neben der medikamentösen Behandlung auch psychotherapeutische Maßnahmen wie beispielsweise das Erlernen von Strategien zur Emotionsregulation oder den Umgang mit Perfektionismus umfassen. Ein geschlechts-sensibler Ansatz in Diagnostik und Therapie trägt dazu bei, die Lebensqualität von Frauen und Männern mit ADHS gleichermaßen zu verbessern.

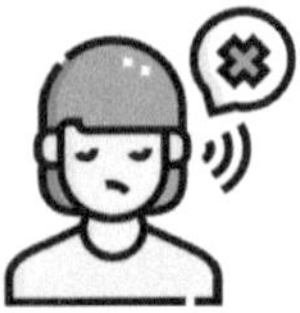

Gut zu wissen

Emotionsregulation

Emotionsregulation beschreibt die Fähigkeit, eigene Emotionen wahrzunehmen, zu verstehen und angemessen zu steuern. Schwierigkeiten in der Emotionsregulation sind ein häufiges Merkmal von ADHS im Erwachsenenalter und können sich in impulsiven Reaktionen, emotionaler Instabilität oder Schwierigkeiten im Umgang mit Stress äußern. Das Erlernen von Strategien zur Emotionsregulation ist daher ein wichtiger Bestandteil der Therapie.

Externalisierende Symptome

Externalisierende Symptome bei ADHS im Erwachsenenalter beziehen sich auf nach außen gerichtete Verhaltensweisen wie Impulsivität, Hyperaktivität, Aggressivität oder eine geringe Frustrationstoleranz. Diese Symptome sind oft direkt beobachtbar und können zu Konflikten im sozialen und beruflichen Umfeld führen.

Internalisierende Symptome

Internalisierende Symptome bei ADHS im Erwachsenenalter sind nach innen gerichtete emotionale und kognitive Prozesse, die sich beispielsweise in Form von Ängsten, Depressionen, sozialem Rückzug oder psychosomatischen Beschwerden äußern können. Sie sind oft schwerer zu erkennen als externalisierende Symptome und können zu Fehldiagnosen oder einer verzögerten Diagnose von ADHS führen.

ADHS-Symptompräsentation nach Geschlecht

Symptomunterschiede bei Erwachsenen

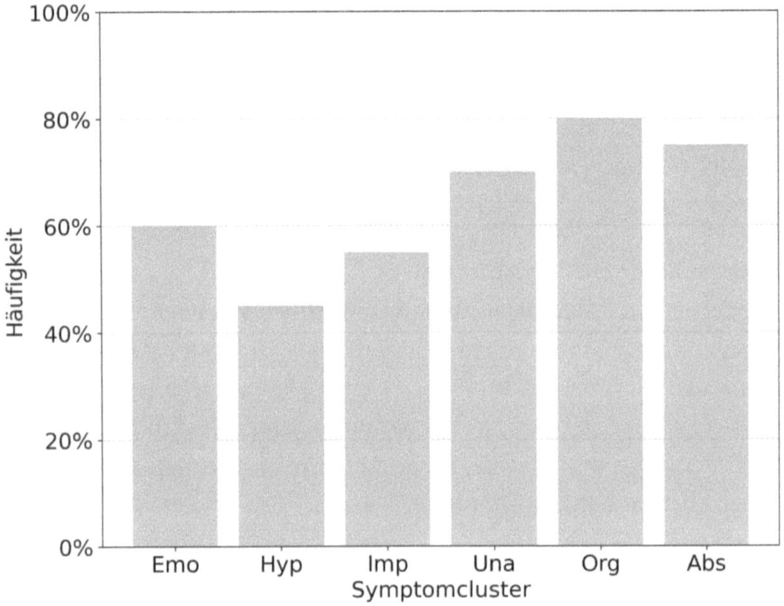

Abs: Abstoßungssensitivität

Emo: Emotionale Dysregulation

Hyp: Hyperaktivität

Imp: Impulsivität

Org: Organisationsschwierigkeiten

Una: Unaufmerksamkeit

Während beide Geschlechter die Kernsymptome von ADHS erfahren, legen diese Daten nahe, dass Frauen eher unaufmerksame Merkmale wie Konzentrationsschwierigkeiten und Desorganisation aufweisen, während Männer häufiger hyperaktiv-impulsive Merkmale wie Unruhe und Impulsivität zeigen. Emotionale Dysregulation scheint bei beiden prominent zu sein, manifestiert sich jedoch möglicherweise unterschiedlich. Dies unterstreicht die Bedeutung geschlechtsspezifischer diagnostischer Ansätze und maßgeschneiderter Behandlungspläne.

Konkrete Ratschläge

- Fragen Sie sich, welche Rolle gesellschaftliche Erwartungen und Normen bei der Ausprägung Ihrer Symptome spielen.
- Untersuchen Sie, wie sich Ihre Wahrnehmung von Zeit auf Ihre Selbstorganisation und Ihr Planungsverhalten auswirkt.
- Reflektieren Sie, inwiefern frühere Erfahrungen Ihre aktuellen Bewältigungsstrategien beeinflussen und gegebenenfalls einschränken.
- Experimentieren Sie mit verschiedenen Sinnesreizen (z.B. Musik, Düfte, Bewegung), um Ihre Konzentration und Fokussierung zu fördern.
- Entwickeln Sie ein persönliches "Frühwarnsystem" für Situationen, die Ihre emotionale Regulation herausfordern.
- Nutzen Sie körperliche Signale (z.B. Anspannung, Herzrasen) als Hinweise auf Ihre inneren Zustände und Bedürfnisse.
- Betrachten Sie vermeintliche Schwächen als potenzielle Stärken in einem anderen Kontext.
- Suchen Sie aktiv nach Umgebungen und Tätigkeiten, die Ihren individuellen Bedürfnissen und Stärken entsprechen.
- Hinterfragen Sie Ihre eigenen Bewertungsmuster und entwickeln Sie eine wohlwollende Selbstakzeptanz.
- Üben Sie sich in Achtsamkeit, um Ihre Gedanken und Gefühle bewusster wahrzunehmen und zu steuern.
- Erforschen Sie, wie Ihre individuellen Stärken Ihnen helfen können, Herausforderungen im Alltag zu meistern.
- Entwickeln Sie ein Netzwerk aus unterstützenden Personen, die Ihre Bedürfnisse verstehen und respektieren.

Rückblick - 1. Diagnostik und Selbsterkenntnis

Der Weg zur Selbsterkenntnis im Kontext von ADHS bei Erwachsenen beginnt mit einer gründlichen und mehrdimensionalen Diagnostik. Diese sollte nicht nur rein medizinische Untersuchungen zum Ausschluss anderer Ursachen für die bestehenden Schwierigkeiten umfassen, sondern auch psychologische Testverfahren, die Ihre kognitiven Funktionen, wie Aufmerksamkeit und Gedächtnis, erfassen. Denken Sie daran, dass medizinische Tests wie Blutuntersuchungen oder EEGs zwar wichtig sind, um andere Erkrankungen auszuschließen, aber keine ADHS-Diagnose liefern. Psychologische Tests wie der Stroop-Test können hingegen wertvolle Hinweise auf spezifische kognitive Defizite geben. Die Kombination aus medizinischen und psychologischen Erkenntnissen bildet die Grundlage für ein umfassendes Verständnis Ihrer individuellen Situation.

Ein wichtiger Aspekt der Diagnostik ist die detaillierte Dokumentation Ihrer Symptomatik. Hierbei spielen sowohl Ihre aktuellen Beschwerden als auch Ihre Erfahrungen aus der Kindheit eine Rolle. Nutzen Sie dazu verschiedene Instrumente, wie z. B. semi-strukturierte Interviews und Selbstbeurteilungsfragebögen. Beziehen Sie auch Angehörige oder Freunde in den Prozess mit ein, da deren Fremdbeurteilungen wertvolle Perspektiven auf Ihre Verhaltensweisen bieten können. Bedenken Sie, dass ADHS sich bei Frauen oft anders darstellt als bei Männern und dass sich die Symptomatik im Laufe des Lebens verändern kann. Achten Sie daher besonders auf etwaige geschlechtsspezifische Besonderheiten und Ihre individuellen Bewältigungsstrategien, die Sie möglicherweise im Laufe der Zeit entwickelt haben, um Ihre Symptome zu kompensieren.

Ergänzend zu den professionellen diagnostischen Verfahren können Sie selbst aktiv zur Selbsterkenntnis beitragen. Führen Sie beispielsweise ein Symptomtagebuch, um Ihre individuellen Verhaltensmuster und deren Auslöser besser zu verstehen. Notieren Sie darin die Häufigkeit, Dauer und Intensität Ihrer Symptome sowie begleitende Probleme wie Schlafstörungen oder Stimmungsschwankungen. Die systematische Selbstbeobachtung kann durch Achtsamkeitsübungen unterstützt werden, die Ihnen helfen, Ihre Gedanken, Gefühle und Körperempfindungen bewusster wahrzunehmen. Vergleichen Sie Ihre Selbstbeobachtungen mit den Fremdbeurteilungen von Personen aus Ihrem Umfeld, um ein möglichst objektives Bild zu erhalten. Dieser iterative Prozess der Selbstreflexion und des Austauschs mit anderen kann Ihnen wertvolle Hinweise auf Ihre Stärken und Schwächen liefern.

Die Auseinandersetzung mit möglichen Begleiterkrankungen ist ebenfalls essenziell. ADHS tritt häufig in Kombination mit anderen psychischen oder körperlichen Erkrankungen auf, die den Verlauf und die Behandlung der ADHS beeinflussen können. Achten Sie daher auf Anzeichen von Angststörungen, Depressionen oder anderen gesundheitlichen Problemen und sprechen Sie diese mit Ihrem Arzt oder Therapeuten an. Eine umfassende Diagnostik aller bestehenden Erkrankungen ist die Voraussetzung für einen individuellen und erfolgreichen Behandlungsplan. Der Weg zur Selbsterkenntnis und zu einem besseren Umgang mit ADHS kann herausfordernd sein, aber er lohnt sich. Mit den richtigen Werkzeugen und einer offenen Herangehensweise können Sie Ihre individuellen Stärken erkennen, Ihre Herausforderungen meistern und Ihre Lebensqualität nachhaltig verbessern.

2. Berufliche Integration

Warum fällt es Menschen mit ADHS oft so schwer, ihr berufliches Potenzial voll zu entfalten? Der Arbeitsalltag stellt Betroffene vor besondere Herausforderungen - von der Strukturierung der Aufgaben bis zur Interaktion mit Vorgesetzten und Kollegen. Doch mit den richtigen Strategien und einem angepassten Arbeitsumfeld können die Stärken von ADHS-Betroffenen gezielt genutzt werden. Die Gestaltung eines produktiven Berufslebens hängt dabei von verschiedenen Faktoren ab, die sich gegenseitig beeinflussen. In diesem Kapitel zeigen wir konkrete Wege auf, wie der Spagat zwischen ADHS-bedingten Besonderheiten und beruflichen Anforderungen gelingen kann.

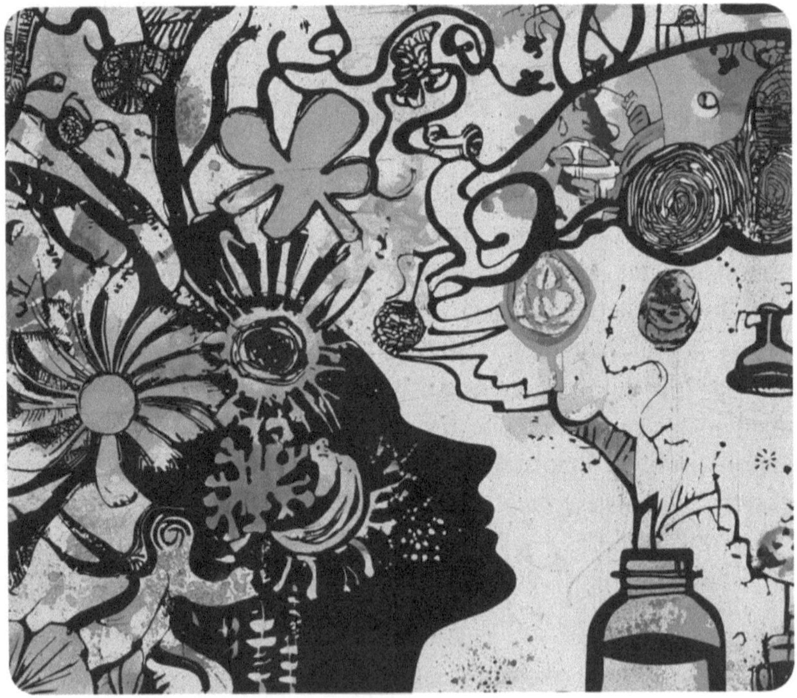

2. 1 Arbeitsplatzgestaltung

Eine optimale Arbeitsplatzgestaltung ist für Erwachsene mit ADHS essenziell für beruflichen Erfolg. Sie beeinflusst Konzentration, Produktivität und Wohlbefinden maßgeblich. Herausforderungen wie Ablenkungen, Organisationsdefizite und Schwierigkeiten mit der Zeitplanung beeinträchtigen den Arbeitsalltag. Dieser Abschnitt behandelt die wichtigsten Aspekte der räumlichen und zeitlichen Strukturierung sowie Strategien zur Ablenkungsminimierung. Ein gut organisierter Arbeitsplatz und ein strukturierter Tagesablauf schaffen die Basis für konzentriertes und produktives Arbeiten. Von der Reduzierung sensorischer Reize bis zur Optimierung digitaler Arbeitsabläufe – hier finden Sie konkrete Ansätze für eine individuelle Anpassung Ihres Arbeitsumfelds. Entdecken Sie, wie Sie Ihren Arbeitsplatz in eine Quelle der Produktivität und Zufriedenheit verwandeln.

Ein effektiv gestalteter Arbeitsplatz für Erwachsene mit ADHS integriert räumliche Organisation, zeitliche Strukturierung und Ablenkungsminimierung, um Konzentration und Produktivität zu fördern.

Räumliche Organisation

Ein gut organisierter Arbeitsplatz kann die Konzentration und Produktivität deutlich verbessern. Schaffen Sie einen dedizierten Arbeitsbereich, frei von Ablenkungen wie Fernseher, Spielkonsolen oder privaten Gegenständen [s23]. Dieser Bereich sollte ausschließlich für die Arbeit genutzt werden, um eine klare Trennung zwischen Arbeits- und Freizeit zu schaffen. Auch innerhalb des Arbeitsbereichs ist Ordnung wichtig. Ein aufgeräumter Schreibtisch, an dem nur die aktuell benötigten Materialien liegen, minimiert visuelle Ablenkungen und erleichtert das Fokussieren. Ordnungsmittel wie Schubladen, Ablagen und Stiftehalter helfen, Materialien systematisch zu organisieren und schnell wiederzufinden. So vermeiden Sie langes Suchen, das den Arbeitsfluss unterbricht und die Konzentration stört. Überlegen Sie, ob ein Rollcontainer für Unterlagen, die nicht ständig benötigt werden, hilfreich sein könnte. Ein effektives System zur Verwaltung von Kalendern und Aufgabenlisten ist ebenfalls unerlässlich [s23]. Digitale Kalender bieten die Möglichkeit, Termine und Aufgaben zu visualisieren und Erinnerungen einzurichten. Visuelle Hinweise wie farbliche Markierungen oder Symbole können zusätzlich die Übersichtlichkeit erhöhen und die Aufmerksamkeit auf wichtige Termine lenken. Ergänzend können Aufgabenlisten, ob digital oder analog, helfen, den

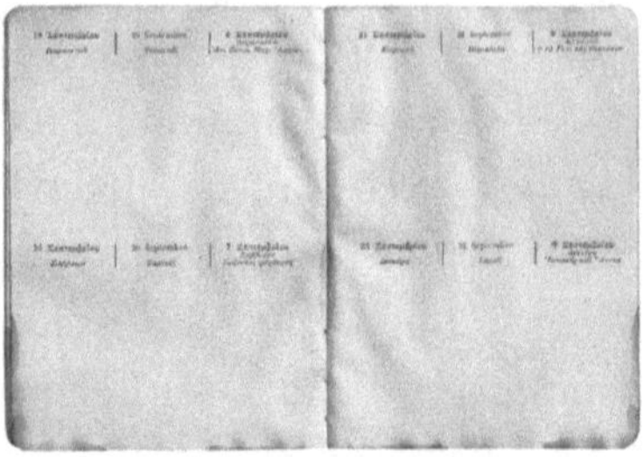

Kalender [i10]

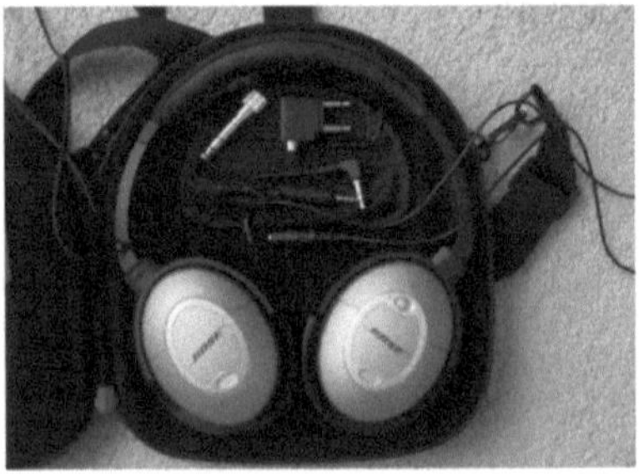

Lärmschutzkopfhörer [i11]

Überblick über anstehende Aufgaben zu behalten und Prioritäten zu setzen. Um die Konzentration weiter zu optimieren, können Sie externe Ablenkungen reduzieren, indem Sie feste Plätze für wichtige Gegenstände wie Schlüssel, Handy oder Geldbörse festlegen [s23]. Dadurch vermeiden Sie unnötiges Suchen und sparen Zeit und Energie. Neben der Organisation von physischen Gegenständen ist auch die Reduzierung von sensorischen Ablenkungen wichtig [s24]. Lärmschutzkopfhörer können beispielsweise störende Geräusche ausblenden und so die Konzentration fördern. Auch die Einrichtung eines privaten Besprechungsraums kann hilfreich sein, um ungestörtes Arbeiten zu ermöglichen. Die Anpassung des Arbeitsumfelds an individuelle Bedürfnisse kann durch flexible Arbeitsplatzgestaltung, wie die Verwendung von dualen Bildschirmen oder Stehpulten, unterstützt werden [s24]. Stehpulten ermöglichen einen Wechsel zwischen Sitzen und Stehen und fördern so die körperliche Aktivität und die Durchblutung, was sich positiv auf die Konzentration auswirken kann.

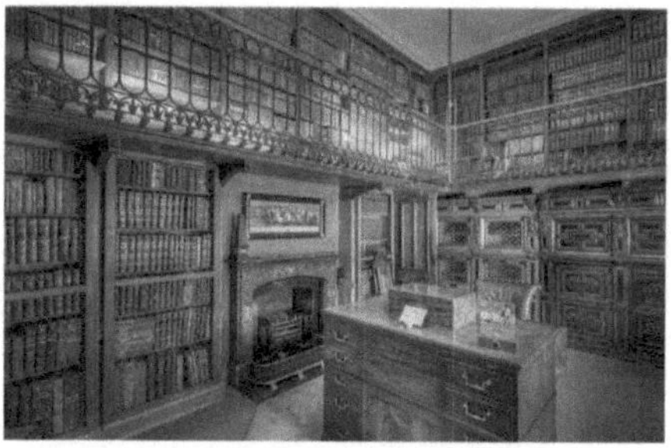

Schreibtisch [i12]

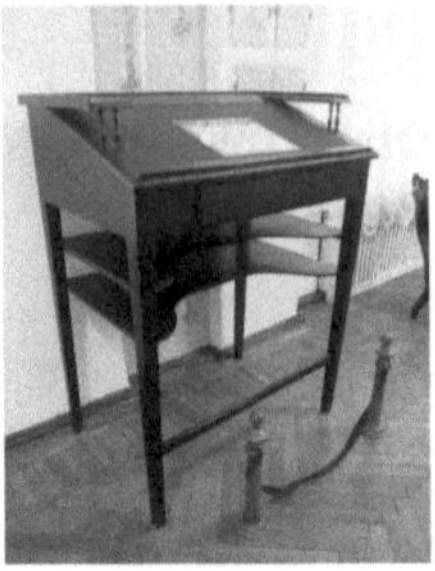

Stehpult [i13]

Arbeitsplatzorganisation für Erwachsene mit ADHS

Visuelle Darstellung eines idealen Arbeitsplatzes für die Bewältigung von ADHS.

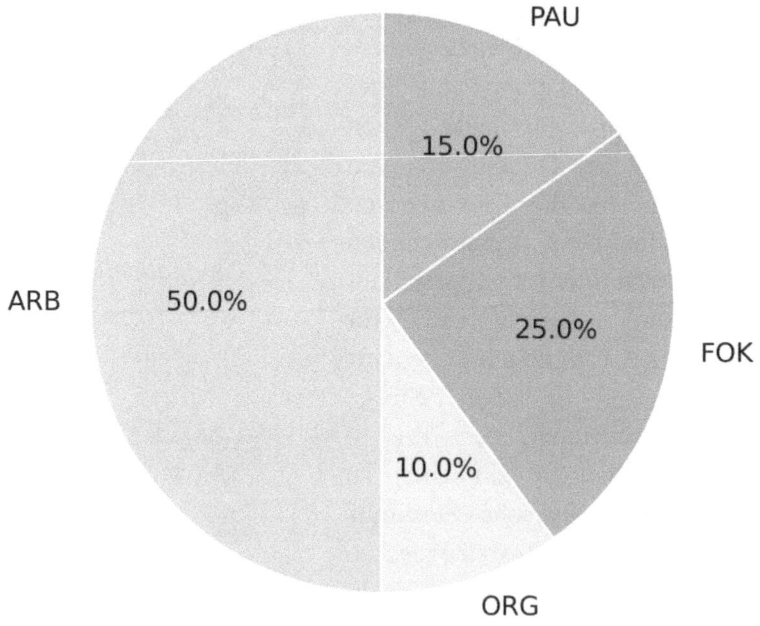

ARB: Arbeitsbereich (primärer Aufgabenbereich)

FOK: Fokuszone (ablenkungsfrei)

ORG: Organisation und Aufbewahrung

PAU: Pausen- und Erholungsbereich

Dieses Diagramm unterstreicht die Bedeutung eines strukturierten Arbeitsplatzes für Erwachsene mit ADHS. Der größte Teil, der der "Arbeitszone" gewidmet ist, hebt die Notwendigkeit eines klaren, ausgewiesenen Bereichs zur Minimierung von Ablenkungen hervor. Die "Fokuszone" betont die Notwendigkeit eines separaten Raums für Aufgaben, die hohe Konzentration erfordern. Obwohl kleiner, sind die "Pausen- und Erholungszone" und die "Organisations- und Aufbewahrungszone" entscheidend für die Erhaltung der Energie bzw. die Bewältigung potenzieller Unordnung. Dieser ausgewogene Ansatz zielt darauf ab, die Produktivität zu maximieren und die Überforderung zu minimieren.

Zeitliche Strukturierung

Zeitliche Strukturierung ist für Menschen mit ADHS im Arbeitsalltag besonders relevant. Schwierigkeiten mit der Zeitplanung, dem Abschätzen von Zeiträumen und der Organisation von Aufgaben können die Produktivität und das Wohlbefinden beeinträchtigen [s25]. Ein strukturierter Tagesablauf mit klaren Zeitfenstern für verschiedene Tätigkeiten schafft Orientierung und reduziert Stress. Dabei ist es hilfreich, den Tag in kleinere, überschaubare Einheiten zu unterteilen und realistische Zeitlimits für einzelne Aufgaben festzulegen. So kann ein Arbeitstag beispielsweise in Blöcke von 30 oder 60 Minuten aufgeteilt werden, die jeweils einer bestimmten Tätigkeit gewidmet sind. Auch Pausen sollten fest eingeplant werden, um geistige Ermüdung vorzubeugen und die Konzentration zu erhalten. Digitale Kalender und Aufgabenlisten können die Planung und Organisation erleichtern und helfen, den Überblick über Termine und Deadlines zu behalten. Zusätzlich bieten Methoden wie die Pomodoro-Technik, bei der Arbeits- und Pausenzeiten im Wechsel von 25 und 5 Minuten strukturiert werden, eine effektive Möglichkeit, fokussiert zu arbeiten und gleichzeitig regelmäßige Erholungsphasen zu integrieren. Da die Zeitwahrnehmung bei ADHS oft beeinträchtigt ist [s25], ist es ratsam, visuelle Timer oder akustische Signale zu verwenden, um die

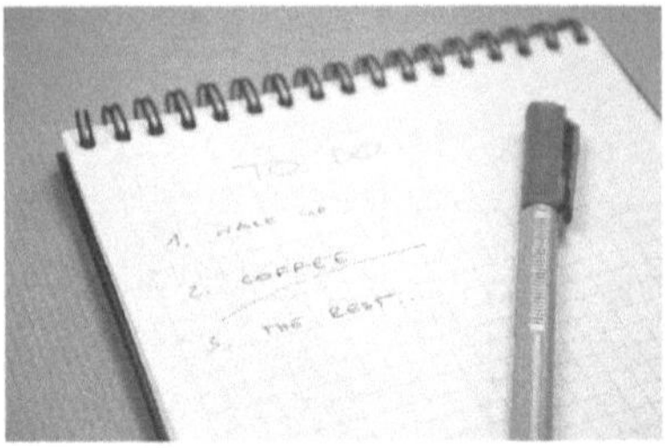

Aufgabenliste [i14]

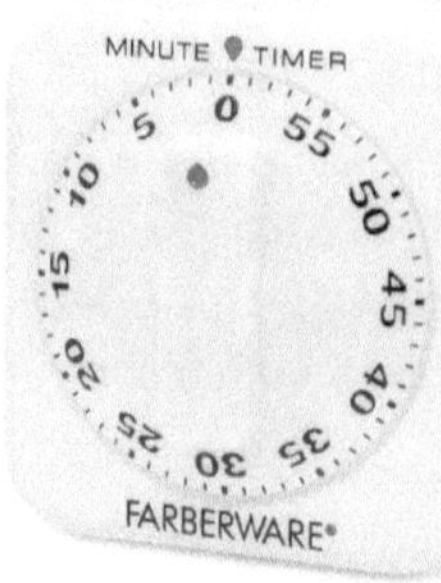

Timer [i15]

Zeitintervalle besser wahrzunehmen und die Einhaltung der geplanten Zeiten zu unterstützen. Kognitive Trainingsprogramme, die speziell auf die Verbesserung des Zeitmanagements ausgerichtet sind, können ebenfalls hilfreich sein [s25]. Ergänzend können Strategien aus der kognitiven Verhaltenstherapie (KVT), wie sie in einigen Programmen vermittelt werden [s26], die zeitliche Strukturierung fördern. Hierbei lernen Betroffene unter anderem, Aufgaben zu priorisieren, realistische Ziele zu setzen und ihren Arbeitsablauf effektiv zu planen [s26]. Auch das Erkennen der individuellen optimalen Aufmerksamkeitsspanne und die Anpassung der Arbeitsorganisation daran sind wichtige Bestandteile solcher Programme [s26]. Durch die Kombination verschiedener Methoden und Techniken kann die zeitliche Strukturierung im Arbeitsalltag verbessert und die Produktivität gesteigert werden.

Gut zu wissen

Kognitive Verhaltenstherapie

Die kognitive Verhaltenstherapie (KVT) bietet Strategien und Techniken, die Erwachsenen mit ADHS helfen können, ihre Gedanken, Gefühle und Verhaltensweisen im Zusammenhang mit der Arbeitsorganisation zu verändern. Im Kontext der Arbeitsplatzgestaltung kann KVT dazu beitragen, negative Denkmuster zu erkennen und zu verändern, die die Produktivität und das Wohlbefinden beeinträchtigen. KVT unterstützt auch den Aufbau von Bewältigungsstrategien für Herausforderungen im Arbeitsumfeld.

Pomodoro-Technik

Die Pomodoro-Technik kann Erwachsenen mit ADHS helfen, ihre Arbeitszeit in fokussierte Intervalle und kurze Pausen zu unterteilen, um die Konzentration zu verbessern und Überlastung zu vermeiden. Dies ist besonders hilfreich bei der Arbeitsplatzgestaltung, da die Methode die Strukturierung des Arbeitstages unterstützt und so zu einer erhöhten Produktivität beitragen kann.

Produktivitätsschwankungen im Tagesverlauf (ADHS)

Veranschaulicht typische Produktivitätsschwankungen von Erwachsenen mit ADHS über einen Arbeitstag.

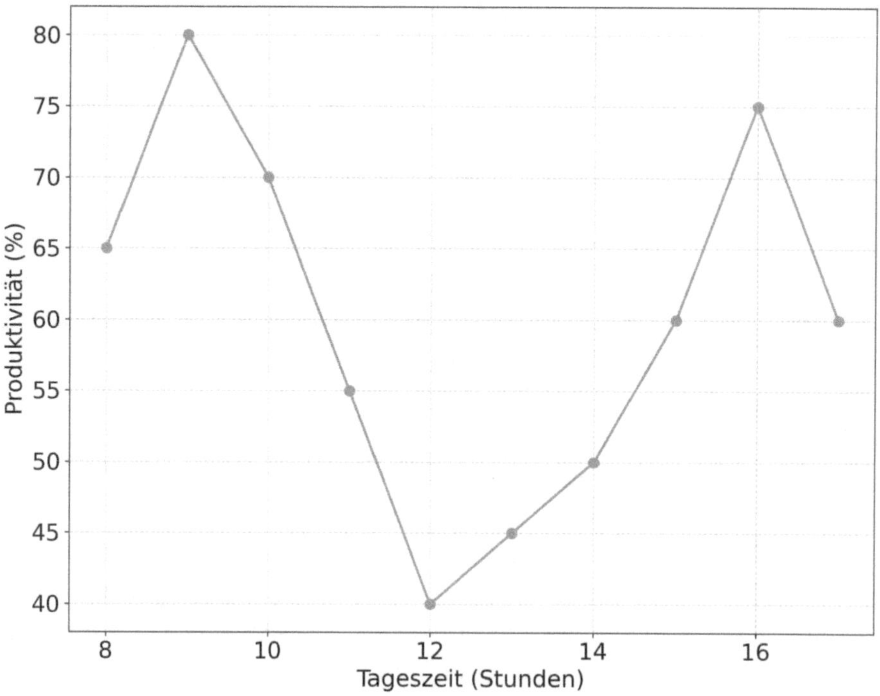

Diese Grafik zeigt ein häufiges Muster für Personen mit ADHS, das Höhen und Tiefen der Produktivität darstellt. Der anfängliche Anstieg kann Hyperfokus darstellen, gefolgt von Rückgängen aufgrund nachlassender Aufmerksamkeit und möglichem Aufgabenwechsel. Der Anstieg am späten Tag könnte auf Termindruck oder ein erneutes Gefühl der Dringlichkeit zurückzuführen sein. Effektive Strategien für den Umgang mit ADHS beinhalten oft die Strukturierung des Arbeitstages, um die Zeiten hoher Produktivität zu nutzen und die Auswirkungen weniger produktiver Zeiten zu mildern.

Ablenkungsminimierung

Ablenkungen minimieren: Um konzentriert arbeiten zu können, ist die Reduzierung von Ablenkungen, sowohl visuell als auch akustisch, unerlässlich. Ein dedizierter Arbeitsbereich, frei von Störfaktoren wie privaten Gegenständen oder Unterhaltungselektronik, fördert die Fokussierung. Ordnung am Arbeitsplatz spielt dabei eine entscheidende Rolle. Ein aufgeräumter Schreibtisch mit nur den aktuell benötigten Materialien minimiert visuelle Reize, die vom Wesentlichen ablenken. Ergänzend kann die Einrichtung eines abgeschlossenen Arbeitsbereichs, ähnlich einem Zellenbüro, die Konzentration verbessern, da so die Lärmbelastung und die visuellen Ablenkungen, die in offenen Bürolandschaften häufig vorkommen, reduziert werden [s27]. So kann ein ruhiger, abgegrenzter Raum die Produktivität um bis zu 14% steigern. Auch die bewusste Gestaltung des akustischen Umfelds trägt zur Konzentrationsfähigkeit bei. Geräuschempfindliche Personen können beispielsweise von laermschutzkopfhoerern oder Ohrstöpseln profitieren, um störende Umgebungsgeräusche zu minimieren. Die richtige Auswahl und Anpassung des Bürostuhls beeinflusst ebenfalls die Konzentrationsfähigkeit. Ein ergonomischer Stuhl, dessen Sitzhöhe und Sitzfläche individuell angepasst werden können, fördert eine gesunde Körperhaltung und beugt muskulären Verspannungen vor [s28]. Durch die Vermeidung körperlicher Beschwerden wird die Konzentration zusätzlich unterstützt. Schulungen zur optimalen Nutzung der Verstellmöglichkeiten des Stuhls maximieren den ergonomischen Nutzen und tragen so indirekt zur Minimierung von Ablenkungen bei [s28]. Neben physischen Ablenkungen spielen auch digitale Störquellen eine Rolle. E-Mail-Benachrichtigungen, Social-Media-Updates oder Nachrichten-Pop-ups unterbrechen den Arbeitsfluss und stören die Konzentration. Daher ist es ratsam, diese Benachrichtigungen während konzentrierter Arbeitsphasen zu deaktivieren oder die entsprechenden Programme zu

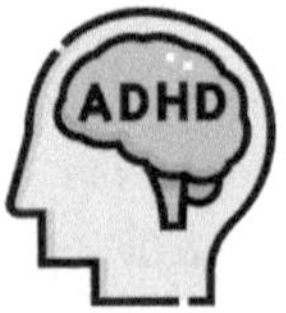

schließen. Ein aufgeräumter digitaler Arbeitsplatz, mit übersichtlichen Dateiablagen und einem effektiven System zur Aufgabenverwaltung, trägt ebenfalls zur Reduzierung digitaler Ablenkungen bei. So kann beispielsweise die Verwendung von Desktop-Organizern oder die Implementierung der "Inbox-Zero"-Methode für E-Mails helfen, die digitale Umgebung übersichtlich und ablenkungsfrei zu gestalten. Die bewusste Gestaltung der Arbeitsumgebung, sowohl physisch als auch digital, trägt maßgeblich zu einer verbesserten Konzentrationsfähigkeit und somit zu einer gesteigerten Produktivität bei.

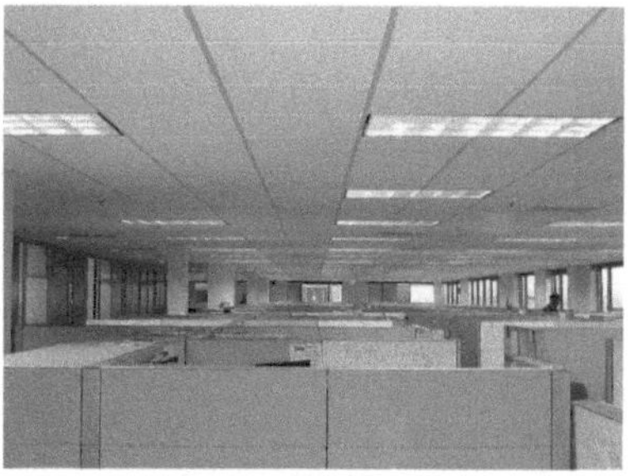

Zellenbüro [i16]

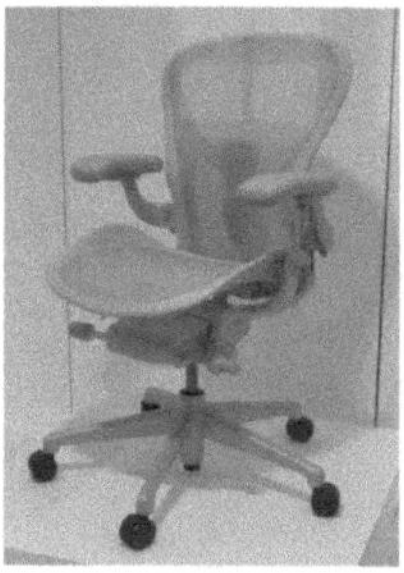

Ergonomischer Stuhl [i17]

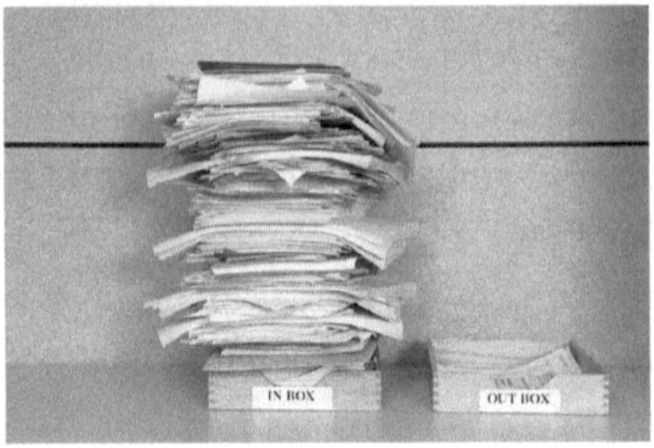

Inbox Zero [i18]

Gut zu wissen

Ergonomisch

Ein ergonomischer Stuhl ist an die Körperform angepasst und unterstützt eine gesunde Haltung. Dies kann Rückenschmerzen und Verspannungen vorbeugen, die bei Erwachsenen mit ADHS die Konzentration zusätzlich beeinträchtigen können.

Inbox-Zero

Die "Inbox-Zero"-Methode zielt darauf ab, den E-Mail-Eingang leer zu halten. Dies kann Erwachsenen mit ADHS helfen, digitale Ablenkungen zu minimieren und den Überblick über anstehende Aufgaben zu behalten.

Zellenbüro

Ein Zellenbüro ist ein Einzelbüro, das durch Wände von anderen Arbeitsplätzen getrennt ist und so eine ruhige und konzentrierte Arbeitsatmosphäre für Erwachsene mit ADHS schaffen kann, die besonders empfindlich auf Störungen reagieren.

Ablenkungen am Arbeitsplatz

Häufigkeit von Ablenkungen am Arbeitsplatz für Erwachsene mit ADHS.

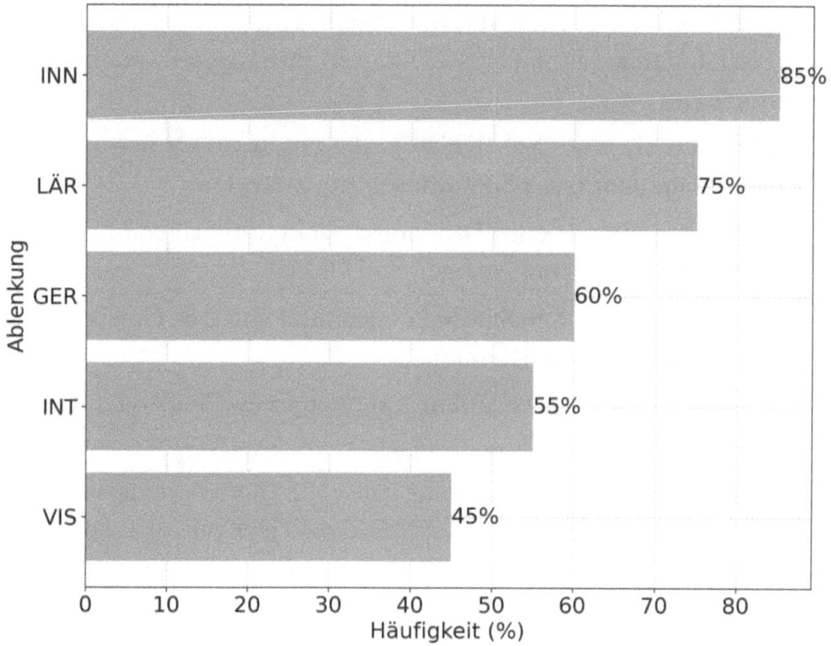

GER: Geräusche

INT: Unterbrechungen

VIS: Visuelle Unordnung

INN: Innere Gedanken

LÄR: Lärm durch Technik

Visuelle Unordnung und Unterbrechungen sind bedeutende Ablenkungsquellen, die die Notwendigkeit von organisierten Arbeitsplätzen und Strategien zur Minimierung von Unterbrechungen hervorheben. Lärm kann zwar störend sein, seine Auswirkungen sind jedoch im Vergleich zu visuellen und zwischenmenschlichen Ablenkungen relativ gering. Die Berücksichtigung dieser Schlüsselbereiche kann die Konzentration und Produktivität erheblich verbessern.

Konkrete Ratschläge

- Richten Sie Ihren Arbeitsplatz in Blickrichtung einer leeren Wand oder eines Fensters ein, um visuelle Ablenkungen zu minimieren.
- Nutzen Sie Pflanzen, um Ihren Arbeitsplatz optisch zu strukturieren und eine beruhigende Atmosphäre zu schaffen.
- Experimentieren Sie mit verschiedenen Lichtquellen (z.B. Tageslichtlampe, dimmbares Licht), um Ihre Konzentration zu optimieren.
- Bestimmen Sie eine "Schatzkiste" oder ein Regal für persönliche Gegenstände, um Ihren Schreibtisch frei zu halten.
- Erstellen Sie ein visuelles Ordnungssystem mit farbigen Etiketten oder Symbolen für Ihre Ablagen und Ordner.
- Nutzen Sie ungewöhnliche Ordnungsmittel wie z.B. Gewürzregale oder Magnettafeln für Kleinteile.
- Gestalten Sie Ihren Arbeitsplatz mit haptischen Elementen wie einem Stressball oder Knetmasse, um Ihre Konzentration zu fördern.
- Integrieren Sie kurze Bewegungspausen in Ihren Arbeitsalltag, indem Sie beispielsweise einen Steh-Sitz-Tisch nutzen oder regelmäßig aufstehen und kurze Dehnübungen machen.
- Vereinbaren Sie mit Kollegen feste Zeiten für ungestörtes Arbeiten und kommunizieren Sie Ihren Bedarf nach Ruhe.
- Nutzen Sie eine Sanduhr als visuellen Timer, um Ihre Arbeitszeit einzuteilen und Pausen einzuhalten.
- Hängen Sie inspirierende Bilder oder Zitate an Ihrem Arbeitsplatz auf, die Sie motivieren und Ihre Stimmung positiv beeinflussen.

2. 2 Kommunikation im Arbeitsumfeld

Gelungene Kommunikation am Arbeitsplatz ist für alle wichtig, für Erwachsene mit ADHS jedoch besonders. Schwierigkeiten in Gesprächen mit Vorgesetzten, in der Teamarbeit oder bei der Konfliktbewältigung können durch ADHS-spezifische Herausforderungen wie Impulsivität oder erhöhte Sensibilität verstärkt werden. Dies kann zu Missverständnissen, Frustration und Konflikten führen, die die berufliche Integration beeinträchtigen. Lesen Sie weiter und erfahren Sie, wie Sie diese Herausforderungen meistern und Ihr volles Potenzial im Beruf entfalten können.

Offene Kommunikation über ADHS am Arbeitsplatz, sowohl mit Vorgesetzten als auch im Team, reduziert Missverständnisse, fördert Verständnis und ermöglicht die gemeinsame Entwicklung von Strategien für ein produktives und unterstützendes Arbeitsumfeld.

Gespräche mit Vorgesetzten

Gespräche mit Vorgesetzten sind im Arbeitsalltag unvermeidlich und können für Menschen mit ADHS besondere Schwierigkeiten bergen. Kritik, oft Teil solcher Gespräche, kann aufgrund der erhöhten Sensibilität bei ADHS intensiver wahrgenommen werden und sich negativ auf das Selbstwertgefühl auswirken [s29]. Nicht die Kritik an sich, sondern die Art der Formulierung ist entscheidend. Konzentriert sich die Kritik auf die Person („Sie sind unkonzentriert"), wirkt sie stärker negativ als eine Kritik am Prozess („Diese Aufgabe erfordert mehr Konzentration"). Eine prozessorientierte Rückmeldung bietet zudem konkrete Ansatzpunkte zur Verbesserung. Unterstützung durch Kollegen oder Vorgesetzte kann die negativen Auswirkungen von Kritik abmildern [s29]. Anstatt ADHS-Symptome zu verstecken, kann eine offene Kommunikation mit dem Vorgesetzten über die Diagnose und ihre Auswirkungen auf die Arbeitsleistung hilfreich sein [s30]. Dadurch lassen sich Missverständnisse vermeiden und gemeinsam Strategien entwickeln, um die Produktivität zu fördern. In diesem Gespräch können Sie unter anderem auch die Implementierung von Strategien zur Stressbewältigung oder flexiblere Arbeitszeiten ansprechen [s30]. Eine solche offene Kommunikation trägt dazu bei, Stigmatisierung abzubauen und ein unterstützendes Arbeitsumfeld zu schaffen.

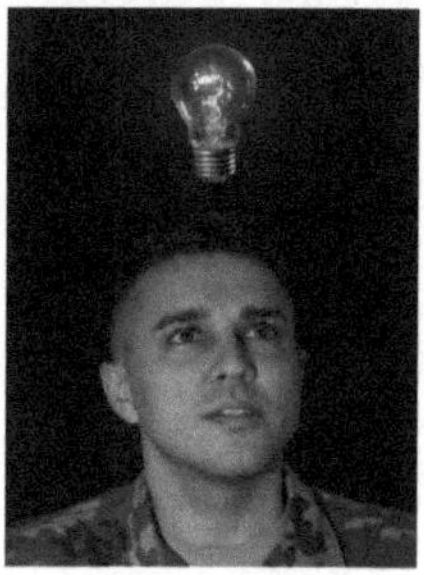

Produktivität [i19]

Gut zu wissen

Prozessorientierte Rückmeldung

Bei Erwachsenen mit ADHS kann prozessorientierte Rückmeldung, die sich auf die Arbeitsweise anstatt auf die Person konzentriert, die Motivation steigern und konstruktive Verbesserungen ermöglichen. Dadurch werden Schuldzuweisungen vermieden und der Fokus auf konkrete Handlungsschritte gelenkt.

Stigmatisierung

Stigmatisierung am Arbeitsplatz kann für Menschen mit ADHS zu sozialer Isolation und Angst vor Offenlegung der Diagnose führen. Offene Kommunikation und Aufklärung können dazu beitragen, Vorurteile abzubauen und ein inklusives Arbeitsumfeld zu schaffen.

Herausforderungen der Kommunikation am Arbeitsplatz

Kommunikationshäufigkeit und -stil mit Vorgesetzten

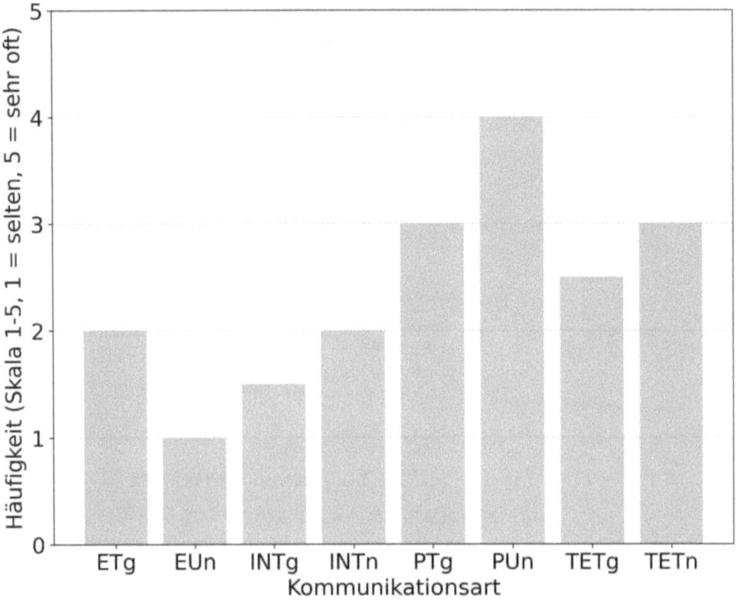

ETg: E-Mail, Geplant

EUn: E-Mail, Ungeplant

INTg: Instant Message, Geplant

INTn: Instant Message, Ungeplant

PTg: Persönlich, Geplant

PUn: Persönlich, Ungeplant

TETg: Telefon, Geplant

TETn: Telefon, Ungeplant

Dieses Diagramm hebt die unterschiedlichen Kommunikationsmuster zwischen Mitarbeitern mit ADHS und ihren Vorgesetzten hervor. Die unterschiedlichen Häufigkeiten und Präferenzen für verschiedene Kommunikationsmethoden legen nahe, dass am Arbeitsplatz Flexibilität und Verständnis erforderlich sind. Die Häufigkeit ungeplanter Gespräche kann auf Schwierigkeiten bei der Planung oder Impulsivität hinweisen, während die geringere Häufigkeit der E-Mail-Kommunikation auf Herausforderungen beim schriftlichen Ausdruck oder der Organisation zurückgeführt werden kann. Die relativ hohe Bedeutung von persönlichen Gesprächen unterstreicht die Bedeutung einer klaren und direkten Kommunikation für diese Gruppe.

Zusammenarbeit im Team

Teamarbeit stellt für viele Menschen mit ADHS eine besondere Situation dar, da die geforderte Dynamik und Interaktion zusätzliche Anforderungen an die selbstregulation stellen können [s31]. Der Austausch mit Kollegen, die die eigenen Arbeitsweisen und Bedürfnisse nicht kennen, kann zu Missverständnissen oder Frustration führen. Offene Kommunikation über die Diagnose und deren Auswirkungen auf die Zusammenarbeit kann hier Abhilfe schaffen. In einem Teamgespräch könnten beispielsweise die eigenen Stärken und Schwierigkeiten im Kontext der gemeinsamen Arbeit thematisiert werden. So können Kollegen die Situation besser verstehen und ihre Kommunikation und Interaktion anpassen – etwa indem sie komplexe Aufgaben in kleinere Teilschritte untergliedern oder visuelle Hilfen zur Strukturierung von Projekten verwenden. Dieser transparente Umgang mit ADHS am Arbeitsplatz fördert Verständnis und reduziert potenzielle Konflikte. Durch die gemeinsame Erarbeitung von Lösungsansätzen entsteht eine inklusive Arbeitsatmosphäre, in der alle Teammitglieder ihr volles Potenzial entfalten können [s32]. Ein multidisziplinärer Ansatz, der die Perspektiven verschiedener Fachbereiche wie Psychologie und Personalmanagement berücksichtigt, kann die Entwicklung von effektiven Strategien für die Teamarbeit unterstützen [s32]. So können spezifische Anpassungen am Arbeitsplatz gefunden werden, die die Stärken der Mitarbeiter mit ADHS fördern und gleichzeitig ihre Schwierigkeiten minimieren. Die Zusammenarbeit mit einem Ergotherapeuten kann beispielsweise dabei helfen, den Arbeitsplatz so zu gestalten, dass er die Konzentration und Organisation unterstützt.

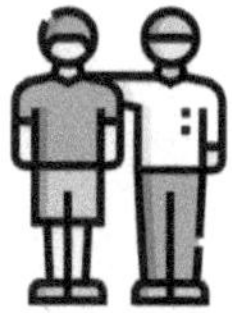

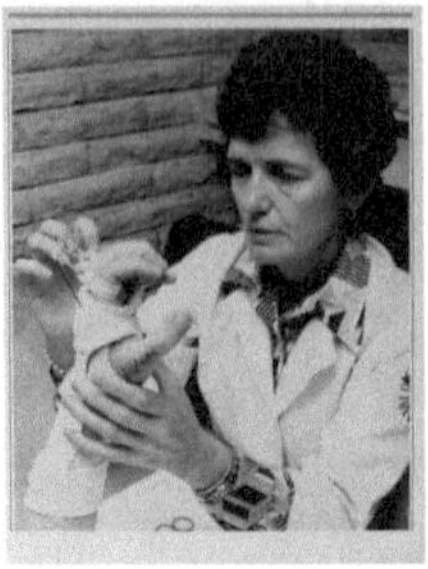

Ergotherapeut [i20]

Teaminteraktion und ADHS

Auswirkung der Interaktionsqualität und -häufigkeit auf die Teamarbeit bei Erwachsenen mit ADHS.

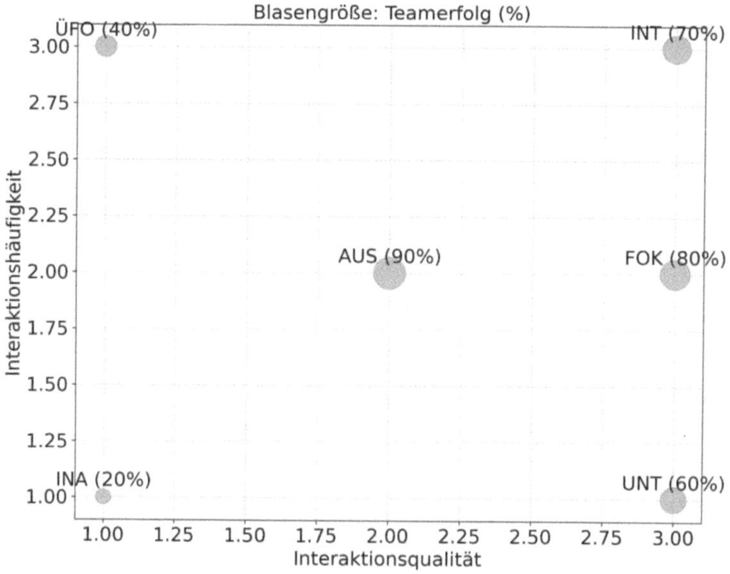

Blasengröße: Teamerfolg (%)

AUS: Ausgeglichen

INA: Inaktiv

ÜFO: Überfordert

FOK: Fokussiert

INT: Intensiv

UNT: Ungenutzt

Eine hohe Interaktionshäufigkeit ist nicht immer positiv; in Kombination mit geringer Qualität kann sie zu Frustration und Ineffizienz führen (z. B. übermäßige, unproduktive Meetings). Umgekehrt führt eine moderate Häufigkeit gepaart mit hochwertigen Interaktionen (fokussierte, klare Kommunikation) oft zu den besten Ergebnissen. Eine geringe Häufigkeit mit geringer Qualität deutet auf mangelndes Engagement hin und erfordert Aufmerksamkeit. Die Bemühungen sollten sich auf die Verbesserung der Interaktionsqualität konzentrieren, auch wenn die Häufigkeit moderat bleibt. Für Personen mit ADHS sind klare Tagesordnungen, strukturierte Meetings und prägnante Kommunikation entscheidend, um die Effektivität der Teamarbeit zu maximieren.

Konfliktbewältigung

Konflikte am Arbeitsplatz sind unvermeidbar und können für Mitarbeitende mit ADHS aufgrund ihrer möglicherweise erhöhten Impulsivität und Sensibilität eine besondere Belastung darstellen [s33]. Gerade in angespannten Situationen ist es wichtig, impulsive Reaktionen zu vermeiden und stattdessen auf eine besonnene Kommunikation zu achten. Das bedeutet unter anderem, dem Gesprächspartner aktiv zuzuhören und dessen Perspektive zu verstehen, bevor man selbst reagiert. Anstatt beispielsweise sofort in die Defensive zu gehen, wenn Kritik geäußert wird, kann es hilfreich sein, zunächst nachzufragen, was genau gemeint ist und welche konkreten Verhaltensweisen der Kritik zugrunde liegen. So kann man Missverständnisse ausräumen und gemeinsam an Lösungen arbeiten. Eine ruhige und sachliche Kommunikation trägt dazu bei, die Situation zu deeskalieren und eine konstruktive Konfliktlösung zu ermöglichen. Hilfreich kann auch sein, sich im Vorfeld von potenziell schwierigen Gesprächen mit Kollegen oder Vorgesetzten Notizen zu machen und die eigenen Argumente zu strukturieren. Das gibt mehr Sicherheit und hilft, im Gespräch den Überblick zu behalten. Diese vorbereitende Maßnahme kann die emotionale Belastung reduzieren und die selbstregulation im Gespräch fördern. Die Psychoedukation spielt auch bei der Konfliktbewältigung eine entscheidende Rolle [s33]. Ein besseres Verständnis der eigenen ADHS-bedingten Verhaltensweisen und deren Auswirkungen auf andere kann dazu beitragen, Konflikte frühzeitig zu erkennen und adäquat zu reagieren. Durch die Auseinandersetzung mit der eigenen Diagnose und den damit verbundenen Schwierigkeiten kann man Strategien entwickeln, um in Konfliktsituationen gelassener und effektiver zu agieren. Das Wissen um die neurobiologischen Hintergründe von ADHS kann zudem dazu beitragen, das Selbstwertgefühl zu stärken und negative Selbstzuschreibungen in Konfliktsituationen zu vermeiden. Die

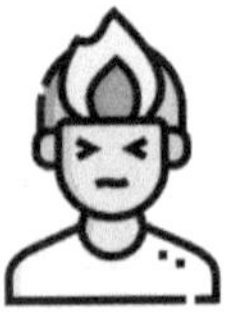

Erkenntnis, dass bestimmte Verhaltensweisen nicht auf persönliches Versagen, sondern auf die neurologischen Besonderheiten von ADHS zurückzuführen sind, kann die emotionale Belastung in Konflikten reduzieren und die Bereitschaft zur konstruktiven Konfliktlösung erhöhen.

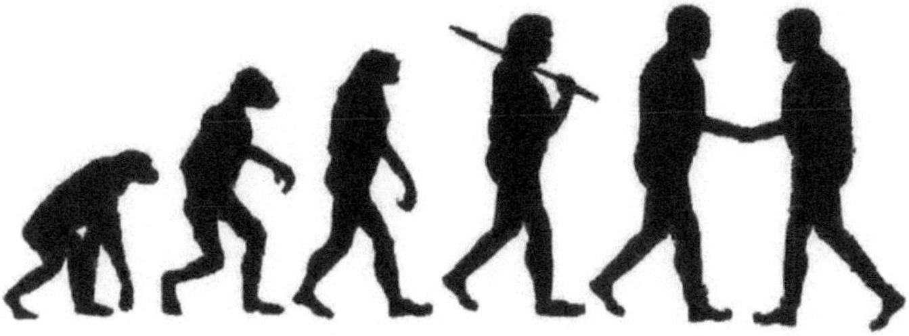

Konfliktlösung [i21]

Konfliktlösungsstrategien

Verteilung der Konfliktlösungsstrategien von Erwachsenen mit ADHS.

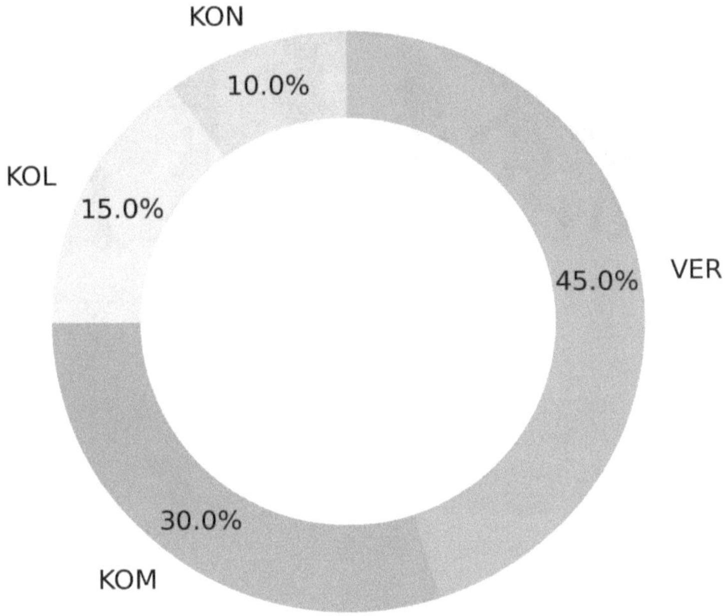

KOL: Kollaboration

KON: Konkurrenz

KOM: Kompromiss

VER: Vermeidung

Dieses Diagramm zeigt die Häufigkeit der verschiedenen Konfliktlösungsansätze. Die Dominanz der Vermeidung deutet auf eine mögliche Schwierigkeit hin, Konflikte direkt anzugehen. Während Kompromisse genutzt werden, weisen die geringeren Anteile von Kollaboration und Wettbewerb auf Möglichkeiten hin, effektivere und durchsetzungsfähigere Kommunikationsfähigkeiten zu entwickeln. Die Konzentration auf den Aufbau kollaborativer Strategien kann zu für beide Seiten vorteilhafteren Ergebnissen in Konfliktsituationen führen.

Konkrete Ratschläge

- Vereinbaren Sie mit Ihrem Vorgesetzten regelmäßige, kurze Feedbackgespräche, um frühzeitig Missverständnisse zu klären.
- Entwickeln Sie gemeinsam mit Kollegen Signale für den Bedarf nach Ruhe oder Konzentrationsphasen.
- Nutzen Sie Humor, um die Stimmung in Gesprächen aufzulockern und die Kommunikation zu erleichtern.
- Formulieren Sie Aufgaben und Erwartungen im Team schriftlich, um Klarheit zu schaffen und Nachfragen zu reduzieren.
- Bitten Sie Kollegen um direktes Feedback zu Ihrer Kommunikation, um Ihr Verhalten besser einschätzen zu können.
- Bereiten Sie sich auf wichtige Gespräche mit Stichwortkarten vor, um den roten Faden zu behalten.
- Visualisieren Sie komplexe Sachverhalte mit Skizzen oder Diagrammen, um die Verständigung zu verbessern.
- Reflektieren Sie nach Gesprächen Ihr Kommunikationsverhalten und notieren Sie Verbesserungspunkte.
- Üben Sie schwierige Gespräche im Rollenspiel mit vertrauten Personen, um Sicherheit zu gewinnen.
- Entwickeln Sie ein persönliches Ritual zur Stressbewältigung vor und nach herausfordernden Gesprächen.
- Sehen Sie Konflikte als Chance zur Weiterentwicklung und zum besseren Verständnis im Team.
- Nutzen Sie die Energie Ihrer Impulsivität, um neue Ideen und Lösungsansätze einzubringen.
- Konzentrieren Sie sich in Gesprächen auf die Sachebene und vermeiden Sie persönliche Angriffe.

2. 3 Leistungsoptimierung

ADHS beeinflusst die berufliche Leistungsfähigkeit, besonders bei Aufgaben, die Konzentration und Organisation erfordern. Dieser Abschnitt behandelt praxisnahe Strategien zur Leistungsoptimierung, von der stärkenorientierten Aufgabenverteilung über konzentrationsfördernde Maßnahmen bis hin zu erfolgreichem Projektmanagement. Er zeigt, wie typische Herausforderungen im Arbeitsalltag minimiert und die individuellen Stärken optimal genutzt werden können. Sie erfahren, wie Sie durch strukturierte Vorgehensweisen, digitale Hilfsmittel und die Anpassung der Arbeitsumgebung Ihre Produktivität steigern und Ihre berufliche Integration erfolgreich gestalten. Entdecken Sie Ihr volles Potenzial und meistern Sie die Herausforderungen des Berufslebens mit ADHS.

Leistungsoptimierung bei ADHS gelingt durch die Kombination aus Stärkenorientierung, strukturierten Arbeitsabläufen und individueller Anpassung an die eigenen Bedürfnisse mithilfe von Strategien und digitalen Tools.

Stärkenorientierte Aufgabenverteilung

ADHS bei Erwachsenen beeinflusst die Leistungsfähigkeit, besonders bei Aufgaben, die Konzentration und Organisation erfordern. Eine stärkenorientierte Aufgabenverteilung hilft, die vorhandenen Fähigkeiten optimal zu nutzen und Schwierigkeiten zu minimieren. Anstatt sich auf Defizite zu konzentrieren, liegt der Fokus auf den Bereichen, in denen man gut ist. Dies steigert die Motivation und das Selbstbewusstsein, was sich positiv auf die gesamte Leistungsfähigkeit auswirkt. [s34] Durch die Konzentration auf Stärken können Erfolge erzielt werden, die wiederum die Motivation für weitere Aufgaben steigern. So entsteht ein positiver Kreislauf, der die negativen Auswirkungen von ADHS auf die Leistungsfähigkeit abmildern kann. Digitale Tools können die stärkenorientierte Aufgabenverteilung unterstützen. Kalender-Apps mit Erinnerungsfunktion helfen, Termine und Deadlines im Blick zu behalten. Projektmanagement-Software ermöglicht die Strukturierung komplexer Aufgaben in kleinere, überschaubare Einheiten. Diese digitalen Helfer können individuell angepasst werden und bieten so die Flexibilität, die bei ADHS oft benötigt wird. So lässt sich die eigene Arbeitsweise optimieren und an die individuellen Stärken anpassen. [s34] Man kann beispielsweise Aufgaben priorisieren, die den eigenen Fähigkeiten entsprechen und so den Arbeitsalltag effizienter gestalten. Zu vergleichen mit einem Handwerker, der das Werkzeug wählt, das am besten zu seiner Aufgabe passt, wählt man die Aufgaben, die am besten zu den eigenen Stärken passen.

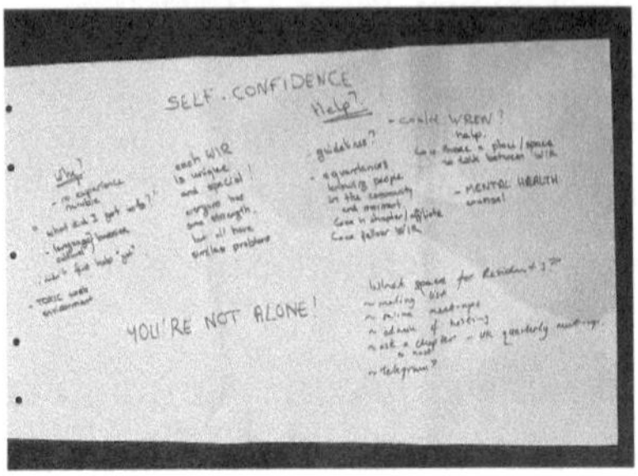

Selbstbewusstsein [i22]

Eine sinnvolle Strategie ist die Kombination von Stärken und Schwächen bei der Aufgabenverteilung. Man kann beispielsweise Aufgaben, die hohe Konzentration erfordern, in Zeitblöcke legen, in denen man besonders leistungsfähig ist. Schwierigere Aufgaben können mit Aufgaben kombiniert werden, die leichtfallen und Spaß machen. So bleibt die Motivation erhalten und Frustration wird vermieden. Die Nutzung digitaler Interventionen, wie kognitiven Trainingsprogrammen, kann gezielt die Bereiche fördern, in denen man Verbesserungspotenzial sieht und gleichzeitig die bestehenden Stärken weiter ausbauen. [s34] Die Integration von synchroner und asynchroner Kommunikation in Therapie und Coaching kann die individuelle Anpassung der Behandlung weiter verbessern und so die Stärken noch gezielter fördern. Mobile Apps und virtuelle Realität können die Motivation und das Engagement zusätzlich steigern, indem sie spielerische Elemente in den Therapieprozess integrieren. Dies führt zu einer besseren Aufgabenverteilung und letztlich zu einer Steigerung der Leistungsfähigkeit. [s34] Durch die geschickte Kombination von Stärken, digitalen Hilfsmitteln und einer individuellen Strategie lässt sich die Leistungsfähigkeit trotz ADHS optimieren.

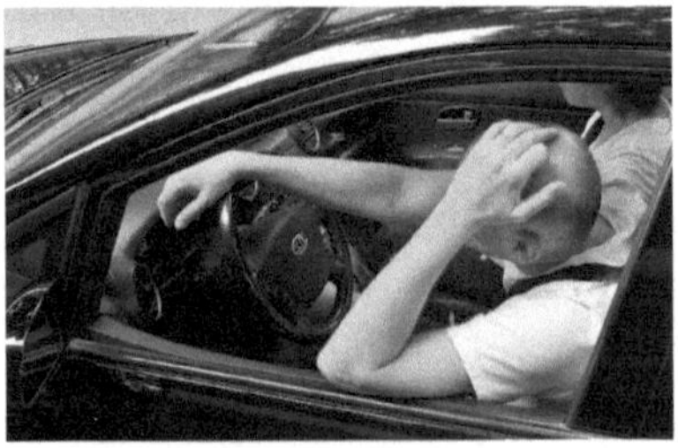

Frustration [i23]

Gut zu wissen

Kognitive Trainingsprogramme

Kognitive Trainingsprogramme sind speziell entwickelte Übungen, die die Aufmerksamkeit, das Gedächtnis und die exekutiven Funktionen trainieren. Diese Programme können Erwachsenen mit ADHS helfen, ihre kognitiven Fähigkeiten zu verbessern und so ihre Leistungsfähigkeit zu steigern.

Selbstbewusstsein

Ein starkes Selbstbewusstsein hilft Erwachsenen mit ADHS, Herausforderungen anzunehmen und Rückschläge zu bewältigen. Erfolge, egal wie klein, stärken das Selbstbewusstsein und fördern die Leistungsfähigkeit. Positive Selbstgespräche und die Fokussierung auf die eigenen Stärken können das Selbstbewusstsein weiter ausbauen.

Virtuelle Realität

Virtuelle Realität kann in der Therapie und im Coaching eingesetzt werden, um realitätsnahe Szenarien zu simulieren und so soziale Kompetenzen oder Stressbewältigungsstrategien zu trainieren. Für Erwachsene mit ADHS kann dies eine motivierende und effektive Methode sein, um neue Fähigkeiten zu erlernen.

Stärkenbasierte Aufgabenverteilung

Auswirkung des Aufgabentyps auf die Leistung.

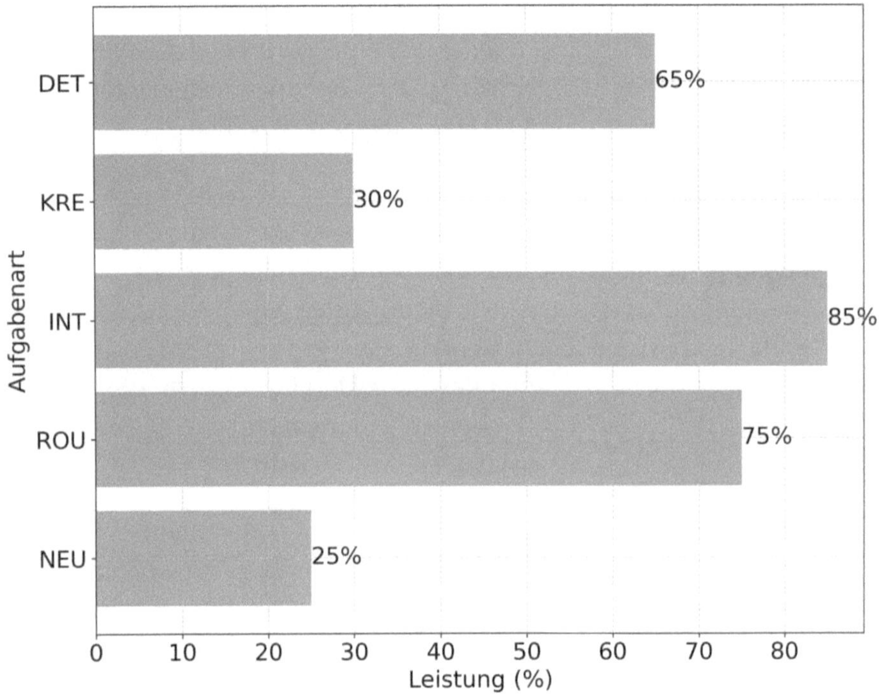

DET: Detailorientierte Aufgaben

KRE: Kreative Aufgaben

ROU: Routineaufgaben

INT: Aufgaben mit hohem Interesse

NEU: Neuartige Aufgaben

Dieses Diagramm visualisiert die relative Leistung bei verschiedenen Aufgabentypen. Aufgaben mit hohem Interesse zeigen eine deutlich höhere Leistung. Die Nutzung dieser Stärken kann zu erhöhter Produktivität und Motivation führen.

Konzentrationsfördernde Maßnahmen

Konzentrationsfähigkeit lässt sich durch verschiedene Strategien verbessern. Neben etablierten Methoden wie Verhaltenstherapie und kognitiven Verhaltenstechniken [s35], die auf die Veränderung von Denk- und Verhaltensmustern abzielen, gewinnen auch Verfahren wie achtsamkeitstraining zunehmend an Bedeutung [s35]. Achtsamkeitstraining fördert die bewusste Wahrnehmung des gegenwärtigen Moments, ohne Bewertung und kann so dazu beitragen, die Aufmerksamkeit besser zu fokussieren und Ablenkungen zu reduzieren. Ergänzend können kognitive Therapien, die bei medikamentös behandelten Erwachsenen positive Effekte gezeigt haben, die Konzentrationsleistung weiter steigern [s36]. So kann beispielsweise ein strukturierter Tagesplan, der feste Zeiten für Arbeit, Pausen und Freizeitaktivitäten vorsieht, helfen, den Fokus zu bewahren und die Konzentrationsfähigkeit im Laufe des Tages zu stabilisieren.
Die Bedeutung von ausreichendem Schlaf für die kognitive Leistungsfähigkeit, insbesondere bei Erwachsenen mit ADHS, wird durch aktuelle Forschungsergebnisse unterstrichen [s37]. Studien zeigen, dass eine erhöhte Tagesmüdigkeit mit kognitiven Leistungseinbußen einhergeht und mit der Schwere der ADHS-Symptome korreliert [s37]. Daher ist die Optimierung des Schlafverhaltens ein wichtiger Aspekt bei der Verbesserung der Konzentration. Dies kann durch regelmäßige Schlafzeiten, die Gestaltung einer optimalen Schlafumgebung und den Verzicht auf koffeinhaltige Getränke vor dem Schlafengehen erreicht werden. Die Integration eines objektiv erfassten Schlafprotokolls kann dabei helfen, die individuelle Schlafqualität zu bewerten und gegebenenfalls Anpassungen vorzunehmen [s37]. Neben diesen nicht-pharmakologischen Ansätzen spielt die pharmakologische Therapie, oft

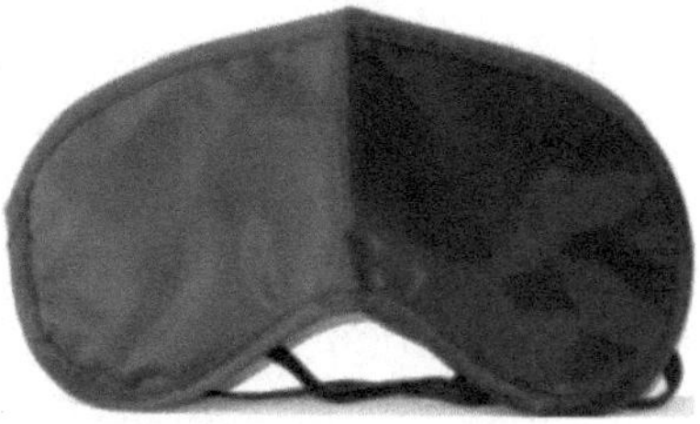

Schlafprotokoll [i24]

in Kombination mit Fähigkeitenaufbau und Psychotherapie, eine wichtige Rolle [s35]. Dabei kommen verschiedene Medikamente zum Einsatz, deren Dosierung und Wirksamkeit individuell angepasst werden müssen. Neurofeedback, ein Verfahren, bei dem die Gehirnaktivität gemessen und dem Patienten zurückgemeldet wird, bietet ein weiteres vielversprechendes Therapieverfahren zur Verbesserung der Konzentration [s35]. Obwohl weitere Forschung zur Wirksamkeit notwendig ist, deuten erste Studien auf positive Effekte hin. Durch das Neurofeedback-Training lernen Patienten, ihre Gehirnaktivität bewusst zu beeinflussen und so ihre Konzentrationsfähigkeit zu steigern. Die Kombination verschiedener Therapieansätze, multimodal genannt, kann die Behandlungsergebnisse zusätzlich verbessern und umfasst neben Bildungs- und Familienberatung auch individuelle Unterstützung [s36]. Eine spezialisierte Bildungsplanung, die auf die individuellen Schwierigkeiten eingeht, ist dabei essentiell [s36]. Insgesamt ist ein individueller Behandlungsplan, der die verschiedenen Therapieoptionen berücksichtigt und auf die spezifischen Bedürfnisse des Patienten abgestimmt ist, der Schlüssel zur erfolgreichen Verbesserung der Konzentrationsfähigkeit bei Erwachsenen mit ADHS. Dabei sollten sowohl pharmakologische als auch nicht-pharmakologische Maßnahmen in Betracht gezogen werden. Die aktive Beteiligung des Patienten an der Gestaltung des Therapieplans und die kontinuierliche Anpassung an den individuellen Fortschritt sind entscheidend für den langfristigen Erfolg.

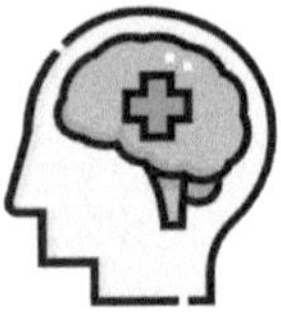

Wirksamkeit von Konzentrationsfördernden Strategien

Vergleich der Wirksamkeit verschiedener konzentrationsfördernder Strategien.

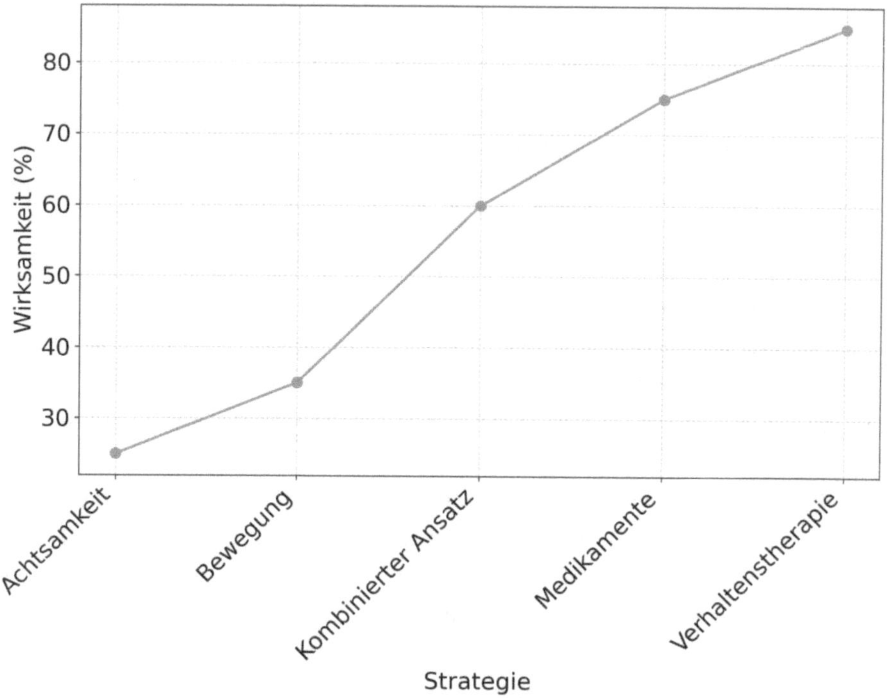

Dieses Diagramm veranschaulicht die relative Wirksamkeit verschiedener Strategien zur Verbesserung der Konzentration. Medikamente und Verhaltenstherapie zeigen die stärkste Wirkung, während die Kombination mehrerer Ansätze die besten Ergebnisse zu erzielen scheint. Änderungen des Lebensstils wie Bewegung und Achtsamkeit tragen positiv bei, sind aber weniger effektiv, wenn sie allein angewendet werden. Die Daten deuten darauf hin, dass ein ganzheitlicher Ansatz, der mehrere Strategien beinhaltet, am vorteilhaftesten für die Bewältigung von Aufmerksamkeitsschwierigkeiten ist.

Erfolgreiches Projektmanagement

Projektmanagement bietet Menschen mit ADHS im Berufsleben wertvolle Strukturen. Durch die Zerlegung größerer Vorhaben in kleinere, überschaubare Teilaufgaben entsteht ein klarer Handlungsrahmen. Dies reduziert das Gefühl der Überforderung und fördert die Konzentration auf einzelne Arbeitsschritte. Eine solche Strukturierung hilft, den Überblick zu behalten und Prioritäten zu setzen, was wiederum die Motivation und das Erfolgserlebnis steigert [s38]. Unter anderem kann die Verwendung von Projektmanagement-Software oder auch einfachen To-Do-Listen die Organisation und Planung von Projekten erleichtern. Zeitliche Vorgaben für die einzelnen Teilaufgaben schaffen zusätzliche Orientierung und helfen, realistische Ziele zu definieren. Die regelmäßige Überprüfung des Fortschritts und gegebenenfalls die Anpassung der Planung an die tatsächliche Situation gewährleisten die Flexibilität, die bei ADHS oft benötigt wird. Durch die Kombination von klaren Strukturen, realistischen Zielen und flexibler Anpassung lässt sich die Leistungsfähigkeit im Projektmanagement trotz ADHS optimieren [s38]. Die Etablierung von Routinen und Gewohnheiten, wie beispielsweise feste Arbeitszeiten oder regelmäßige Pausen, unterstützt die Strukturierung des Arbeitsalltags und trägt zur Verbesserung der Konzentration und Produktivität bei. Auch die bewusste Gestaltung der Arbeitsumgebung, etwa durch die Reduktion von Ablenkungen oder die Verwendung von visuellen Hilfsmitteln, kann die Fokussierung auf die anstehenden Aufgaben erleichtern. Die Integration dieser Strategien in den Projektmanagement-Prozess ermöglicht eine individuelle Anpassung an die spezifischen Bedürfnisse von Erwachsenen mit ADHS und trägt so zu einer nachhaltigen Verbesserung der Leistungsfähigkeit bei. Wichtig ist, die eigenen Stärken zu erkennen und in den Projektmanagement-Prozess einzubeziehen. So können beispielsweise kreative Aufgaben priorisiert oder komplexe Aufgaben in kleinere, überschaubare Einheiten unterteilt werden, um die Motivation und das Erfolgserlebnis zu steigern. Die Kombination von strukturierten

Arbeitsabläufen mit individuellen Anpassungen an die eigenen Stärken und Bedürfnisse ist der Schlüssel zu erfolgreichem

Projektmanagement bei ADHS. Die Reflexion der eigenen Arbeitsweise und die kontinuierliche Optimierung des Projektmanagement-Prozesses sind dabei unerlässlich. Indem man die eigenen Fortschritte und Herausforderungen regelmäßig analysiert und die angewandten Strategien gegebenenfalls anpasst, kann man die eigene Leistungsfähigkeit kontinuierlich steigern und die negativen Auswirkungen von ADHS auf das Arbeitsleben minimieren. Die bewusste Gestaltung der Arbeitsumgebung, die Integration von Routinen und die Nutzung von digitalen Tools sind weitere wichtige Bausteine für ein erfolgreiches Projektmanagement.

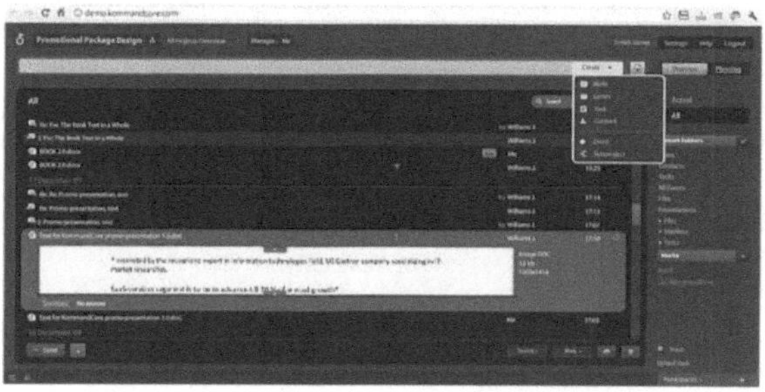

Projektmanagementsoftware [i25]

Gut zu wissen

Digitale Tools

Digitale Tools, wie Kalender-Apps, Aufgabenplaner oder Notizprogramme, können Erwachsenen mit ADHS helfen, ihren Alltag zu strukturieren, Termine im Blick zu behalten und Aufgaben effizienter zu erledigen.

Projektmanagement-Software

Spezielle Software kann die Organisation und Planung von Projekten, insbesondere bei ADHS, deutlich erleichtern. Funktionen wie Aufgabenverwaltung, Terminplanung und Fortschrittskontrolle bieten Struktur und Transparenz.

Visuelle Hilfsmittel

Visuelle Hilfsmittel, wie z.B. Diagramme, Mindmaps oder farbliche Markierungen, können die Informationsverarbeitung und Organisation für Erwachsene mit ADHS erleichtern und die Konzentration fördern.

Projektphasenverteilung für ADHS-Management

Zeitaufteilung auf die Projektphasen des ADHS-Managements.

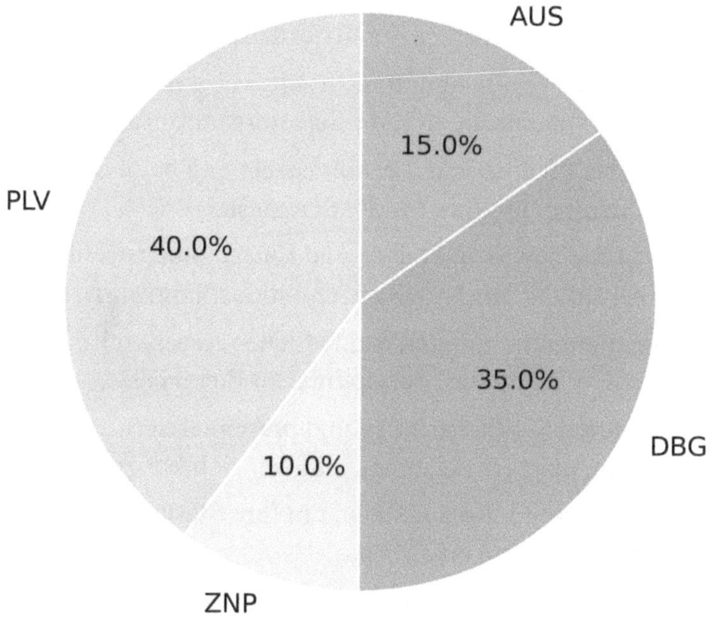

AUS: Auswertung und Anpassung
DBG: Durchführung
PLV: Planung und Vorbereitung
ZNP: Zielsetzung und Priorisierung

Der größte Teil der Zeit wird für Planung und Vorbereitung aufgewendet, was die Bedeutung eines strukturierten Ansatzes für Personen mit ADHS unterstreicht. Die Durchführung nimmt einen erheblichen Teil ein, was die Notwendigkeit einer effizienten Aufgabenverwaltung hervorhebt. Bewertung und Anpassung sowie Zielsetzung und Priorisierung sind zwar kleiner, aber entscheidend für eine kontinuierliche Verbesserung und die Ausrichtung der Maßnahmen an den Gesamtzielen. Diese Verteilung deutet auf einen proaktiven und iterativen Ansatz zur Bewältigung von ADHS im Alltag hin.

Konkrete Ratschläge

- Nutzen Sie Ihre Stärken als Sprungbrett für neue Aufgabenbereiche und erweitern Sie so Ihr Kompetenzprofil.
- Visualisieren Sie Ihren Karriereweg und definieren Sie Etappenziele, die Ihrer individuellen Leistungsfähigkeit entsprechen.
- Bauen Sie ein Netzwerk aus Mentoren und Kollegen auf, die Ihre Stärken fördern und Sie bei Herausforderungen unterstützen.
- Reflektieren Sie regelmäßig Ihre Arbeitsweise und identifizieren Sie Verbesserungspotenziale in Ihrer Selbstorganisation.
- Setzen Sie sich realistische Leistungsziele und belohnen Sie sich für erreichte Erfolge, um Ihre Motivation zu steigern.
- Integrieren Sie bewusste Pausen und Entspannungstechniken in Ihren Arbeitsalltag, um Ihre Konzentrationsfähigkeit zu regenerieren.
- Experimentieren Sie mit unterschiedlichen Arbeitszeitmodellen und finden Sie den Rhythmus, der optimal zu Ihnen passt.
- Dokumentieren Sie Ihre Erfolge und präsentieren Sie diese Ihrem Vorgesetzten, um Ihre Leistungsfähigkeit sichtbar zu machen.
- Nutzen Sie Fortbildungsangebote, um Ihre Stärken auszubauen und neue Kompetenzen zu erwerben.
- Entwickeln Sie eine individuelle Strategie für den Umgang mit Misserfolgen und sehen Sie diese als Lernchance.
- Kommunizieren Sie Ihre Bedürfnisse offen und ehrlich mit Ihrem Arbeitgeber, um gemeinsam optimale Arbeitsbedingungen zu schaffen.
- Suchen Sie aktiv nach Herausforderungen, die Ihnen Spaß machen und Ihre Stärken fordern.

Rückblick - 2. Berufliche Integration

Eine erfolgreiche berufliche Integration mit ADHS erfordert ein individuelles Vorgehen, das Ihre Stärken berücksichtigt und gleichzeitig Strategien zur Bewältigung Ihrer Herausforderungen bietet. Der erste Schritt liegt in der Gestaltung eines Arbeitsumfelds, das Ihre Konzentration fördert. Schaffen Sie sich einen festen Arbeitsplatz, der frei von Ablenkungen ist und Ihnen erlaubt, konzentriert zu arbeiten. Überlegen Sie, welche visuellen und akustischen Reize Sie stören und wie Sie diese minimieren können. Lärmschutzkopfhörer, ein aufgeräumter Schreibtisch und feste Plätze für Ihre persönlichen Gegenstände können hier wertvolle Unterstützung bieten. Auch die ergonomische Gestaltung Ihres Arbeitsplatzes, beispielsweise durch einen höhenverstellbaren Schreibtisch oder einen bequemen Stuhl, kann Ihre Konzentration und Ihr Wohlbefinden positiv beeinflussen. Experimentieren Sie mit verschiedenen Gestaltungsmöglichkeiten und finden Sie heraus, welche Umgebung Ihnen am besten zusagt.

Neben der räumlichen Organisation spielt die zeitliche Strukturierung eine entscheidende Rolle. Erstellen Sie Tages- und Wochenpläne, in denen Sie feste Zeitfenster für bestimmte Aufgaben reservieren. Unterteilen Sie große Projekte in kleinere, überschaubare Teilschritte und setzen Sie sich realistische Ziele. Nutzen Sie digitale Kalender und Aufgabenlisten, um den Überblick zu behalten und Deadlines nicht zu verpassen. Techniken wie die Pomodoro-Methode, bei der Sie Ihre Arbeitszeit in Intervalle von beispielsweise 25 Minuten einteilen, gefolgt von kurzen Pausen, können Ihnen helfen, Ihre Konzentration aufrechtzuerhalten und Erschöpfung vorzubeugen. Seien Sie dabei flexibel und passen Sie Ihre Zeitplanung an Ihre individuellen Bedürfnisse und Ihre Tagesform an.

Die Kommunikation mit Kollegen und Vorgesetzten kann im Arbeitsalltag eine Herausforderung darstellen. Scheuen Sie sich nicht, offen über Ihre ADHS-Diagnose zu sprechen, wenn Sie sich damit wohlfühlen. Erklären Sie Ihrem Umfeld, welche Auswirkungen ADHS auf Ihre Arbeitsweise hat und welche Unterstützung Sie benötigen, um Ihre Stärken optimal einzubringen. Konstruktive Kritik ist wichtig für Ihre berufliche Entwicklung, achten Sie jedoch darauf, dass diese prozessorientiert formuliert ist und Ihnen konkrete Ansatzpunkte zur Verbesserung bietet. Suchen Sie den Austausch mit Kollegen und Vorgesetzten, um Missverständnisse zu vermeiden und gemeinsam Lösungen zu erarbeiten. Eine offene Kommunikation und ein verständnisvolles Arbeitsumfeld sind entscheidend für eine erfolgreiche Integration.

Die Umsetzung dieser Strategien kann anfangs schwierig sein und erfordert Geduld und Ausdauer. Seien Sie nicht entmutigt, wenn nicht alles sofort gelingt. Reflektieren Sie regelmäßig Ihre Fortschritte und Herausforderungen und passen Sie Ihre Strategien gegebenenfalls an. Suchen Sie sich Unterstützung bei einem Coach, Therapeuten oder einer Selbsthilfegruppe. Mit der richtigen Strategie und der passenden Unterstützung können Sie Ihre ADHS-bedingten Herausforderungen meistern und Ihre beruflichen Ziele erfolgreich erreichen. Konzentrieren Sie sich auf Ihre Stärken, nutzen Sie die verfügbaren Ressourcen und gestalten Sie Ihre berufliche Integration aktiv und selbstbestimmt. Sie haben das Potenzial, erfolgreich zu sein – glauben Sie an sich!

3. Therapeutische Möglichkeiten

Was hilft wirklich bei ADHS im Erwachsenenalter? Die Suche nach der passenden Behandlung gleicht oft einer Reise durch verschiedene Therapieansätze und Methoden. Während einige Menschen auf klassische Behandlungswege setzen, entdecken andere für sich ergänzende oder alternative Möglichkeiten. Die moderne ADHS-Therapie bietet ein breites Spektrum an Optionen, die sich individuell kombinieren lassen. In diesem Kapitel erkunden wir gemeinsam die wichtigsten Bausteine einer erfolgreichen ADHS-Behandlung und zeigen, wie Sie den für Sie optimalen Therapieweg finden.

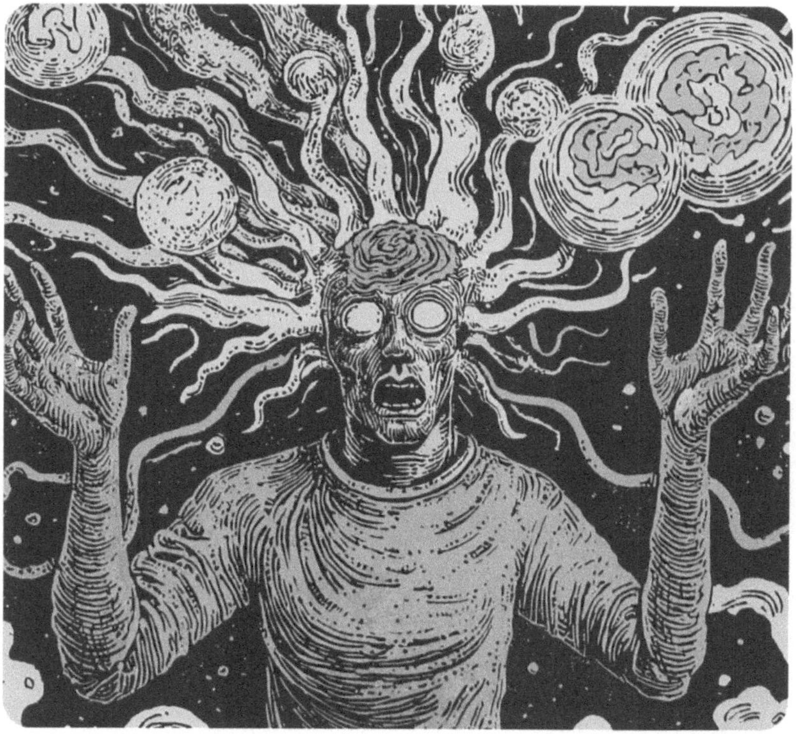

3. 1 Medikamentöse Behandlung

Medikamentöse Behandlung bietet bei ADHS im Erwachsenenalter die Chance, Konzentration, Aufmerksamkeit und Impulskontrolle positiv zu beeinflussen. Dabei kommen verschiedene Wirkstoffgruppen mit jeweils spezifischen Wirkmechanismen und Nebenwirkungsprofilen zum Einsatz. Die richtige Wahl und Dosierung des Medikaments sind entscheidend für den Therapieerfolg und erfordern eine sorgfältige Abwägung individueller Faktoren. Lesen Sie weiter, um mehr über die verschiedenen Medikamente, ihre Anwendung und das Management möglicher Nebenwirkungen zu erfahren und so Ihre Lebensqualität nachhaltig zu verbessern.

Die erfolgreiche medikamentöse Behandlung von ADHS erfordert eine individuelle Abstimmung von Medikament, Dosierung und Einnahmeplan in enger Zusammenarbeit mit dem Arzt und unter Berücksichtigung von möglichen Nebenwirkungen und deren Management.

Wirkstoffgruppen

Bei der medikamentösen Behandlung von ADHS im Erwachsenenalter kommen verschiedene Wirkstoffgruppen zum Einsatz. Grob lassen sich diese in Stimulantien und Nicht-Stimulantien unterteilen. [s39] Stimulantien erhöhen Wachsamkeit, Aufmerksamkeit und Energie. [s40] Sie wirken, indem sie die Wiederaufnahme von Noradrenalin und Dopamin blockieren. [s41] Zu den Stimulantien gehören unter anderem Methylphenidat, Amfetamin, Dexamfetamin und Lisdexamfetamin. [s42] Methylphenidat ist dabei das am häufigsten verschriebene Medikament. [s42] Beachten Sie, dass Stimulantien, obwohl sie unter ärztlicher Aufsicht sicher sind, ein Missbrauchspotenzial aufweisen und in der Schwangerschaft nur mit besonderer Vorsicht angewendet werden sollten. [s40] [s43] Zu den möglichen Nebenwirkungen von Stimulanzien gehören Schlaflosigkeit, Appetitlosigkeit, Übelkeit, erhöhte Herzfrequenz, erhöhter Blutdruck, Kopfschmerzen und Gewichtsverlust. [s41] [s43] Diese Nebenwirkungen sind dosisabhängig, treten also bei niedrigeren Dosierungen seltener auf. [s41] Sollten Sie unter bestimmten Herz-Kreislauf-Erkrankungen, psychiatrischen Störungen oder einer

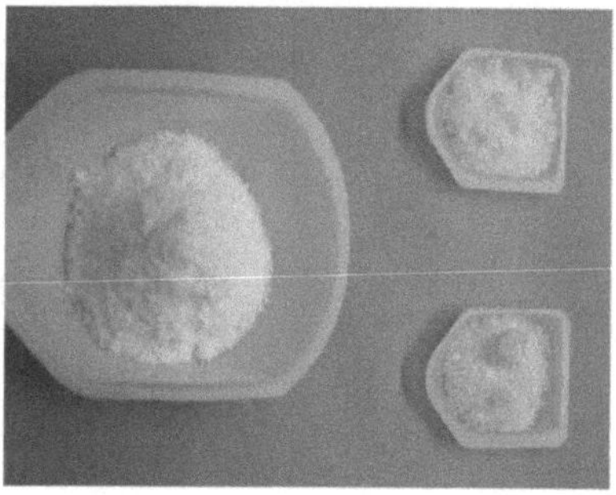

Amfetamin [i26]

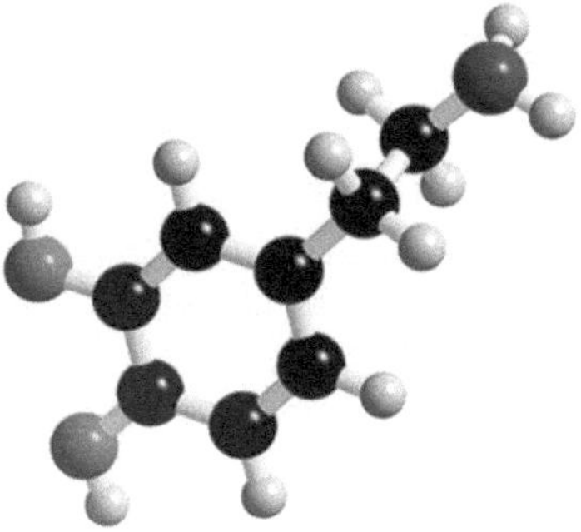

Dopamin [i27]

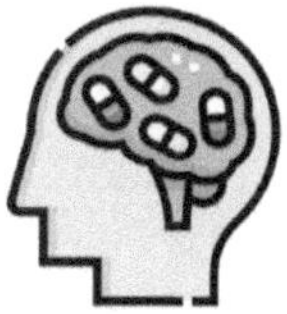

Suchterkrankung leiden, ist besondere Vorsicht bei der Einnahme von Stimulanzien geboten. [s43]

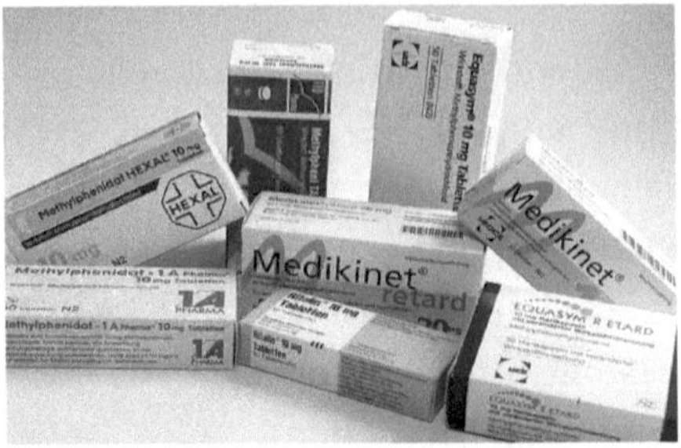

Methylphenidat [i28]

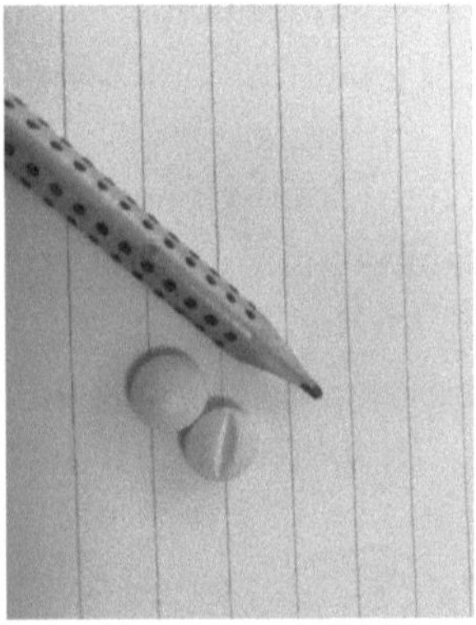

Antidepressiva [i29]

Nicht-Stimulantien bieten eine Alternative, wenn Stimulantien nicht vertragen werden oder nicht ausreichend wirken. [s41] Atomoxetin, Bupropion und Guanfacin sind Beispiele für diese Wirkstoffgruppe. [s42] [s39] Atomoxetin hemmt den präsynaptischen Noradrenalintransporter, hat aber eine langsamere Wirkungsweise als Stimulantien. [s41] Auch bestimmte Antidepressiva und Alpha-2-adrenerge Agonisten können bei ADHS, insbesondere bei zusätzlichen Erkrankungen, eingesetzt werden. [s41] Die gleichzeitige Einnahme von mehreren Medikamenten (Polypharmazie) ist bei Erwachsenen mit ADHS häufig und steigt mit dem Alter. [s42] Patienten, die ADHS-Medikamente einnehmen, erhalten oft weitere Medikamente, besonders für Atemwege, Verdauungstrakt und Herz-Kreislauf-System, aber auch Psychopharmaka wie Antipsychotika oder Medikamente gegen Suchterkrankungen. [s42] Die Wahl des passenden Medikaments und die richtige Dosierung hängen von individuellen Faktoren ab und sollten immer in Absprache mit einem Arzt erfolgen. Eine regelmäßige ärztliche Kontrolle ist wichtig, um die Wirksamkeit der Therapie zu überprüfen und mögliche Nebenwirkungen zu erkennen und zu behandeln.

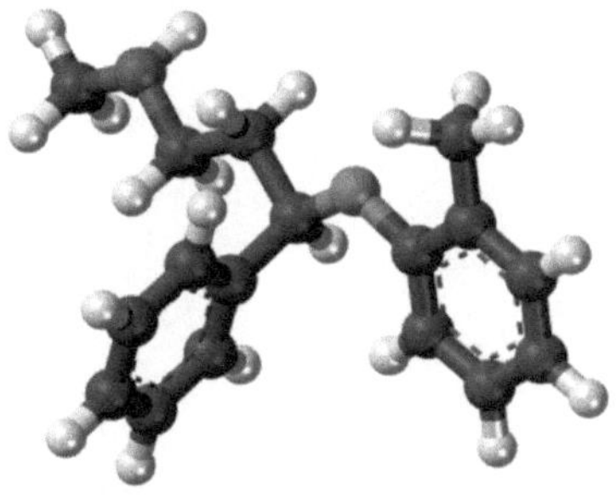

Atomoxetin [i30]

Verteilung der ADHS-Medikamente

Verteilung der ADHS-Medikamentenklassen.

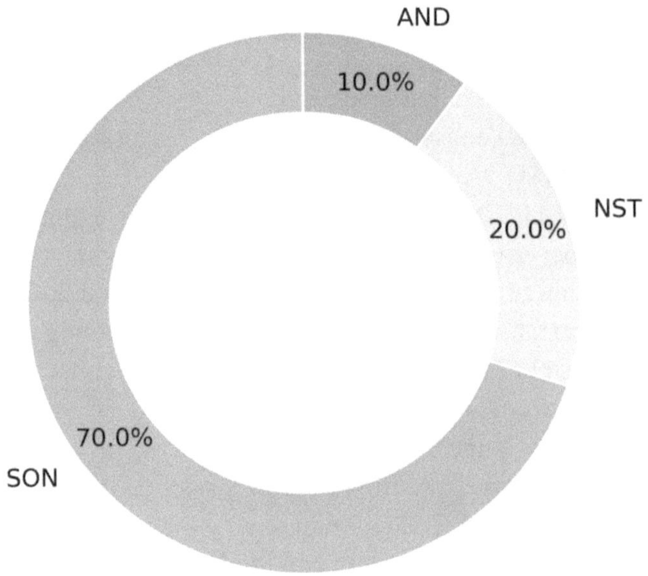

- AND: Andere Medikamente (z. B. Alpha-2-Agonisten, Antidepressiva)
- NST: Nicht-Stimulanzien (z. B. Atomoxetin, Guanfacin)
- SON: Stimulanzien (z. B. Methylphenidat, Amphetamin)

Stimulanzien stellen den größten Teil der ADHS-Medikamente dar, was ihre häufige Anwendung unterstreicht. Nicht-Stimulanzien bieten eine alternative Behandlungsoption für diejenigen, die Stimulanzien nicht vertragen oder davon profitieren. Obwohl sie weniger häufig verschrieben werden, können andere Medikamente wie Alpha-2-Agonisten oder Antidepressiva eine Rolle bei der Behandlung spezifischer ADHS-Symptome oder gleichzeitig vorhandener Erkrankungen spielen.

Einnahmepläne

Einnahmepläne für ADHS-Medikamente sind individuell und hängen von verschiedenen Faktoren ab, wie dem gewählten Präparat, dessen Wirkdauer und den persönlichen Bedürfnissen. Stimulanzien mit kurzer Wirkdauer müssen möglicherweise mehrmals täglich eingenommen werden, um eine gleichmäßige Wirkung über den Tag zu gewährleisten. Präparate mit verlängerter Wirkungsdauer hingegen werden oft nur einmal täglich verabreicht, meist morgens. Dies kann die Therapietreue verbessern, da man nicht mehrfach an die Medikamenteneinnahme denken muss. Ein konsequenter Einnahmeplan, der zum eigenen Tagesrhythmus passt, ist entscheidend, um den Therapieerfolg zu sichern. [s44] So kann die morgendliche Einnahme für Berufstätige sinnvoll sein, um die Konzentration während der Arbeitszeit zu fördern, während Studierende möglicherweise von einer Einnahme vor Lernphasen profitieren. Die Entwicklung eines solchen Plans sollte in Absprache mit dem Arzt erfolgen und die individuellen Lebensumstände berücksichtigen. Ein gemeinsames Festlegen des Behandlungsplans mit dem Arzt kann, Studien zufolge, die Bereitschaft die Medikation einzunehmen, erhöhen. [s44] Dies unterstreicht die Bedeutung einer partnerschaftlichen Arzt-Patienten-Beziehung, in der Therapieziele und -strategien offen besprochen und gemeinsam angepasst werden. Eine solche Vorgehensweise kann nicht nur die Therapietreue, sondern auch die Zufriedenheit mit der Behandlung positiv beeinflussen. [s44] Neben der zeitlichen Planung spielt auch die Art der Einnahme eine Rolle. Manche Medikamente werden mit Flüssigkeit eingenommen, andere können gekaut oder aufgelöst werden.

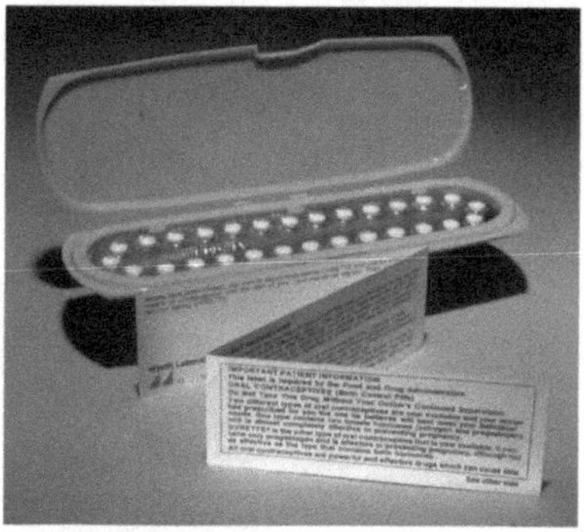

Packungsbeilage [i32]

Hierbei sind die jeweiligen Hinweise in der Packungsbeilage zu beachten. Regelmäßige ärztliche Kontrollen sind unerlässlich, um die Wirksamkeit des Medikaments zu überprüfen und den Einnahmeplan gegebenenfalls anzupassen. So können unerwünschte Wirkungen minimiert und der bestmögliche Therapieerfolg erzielt werden.

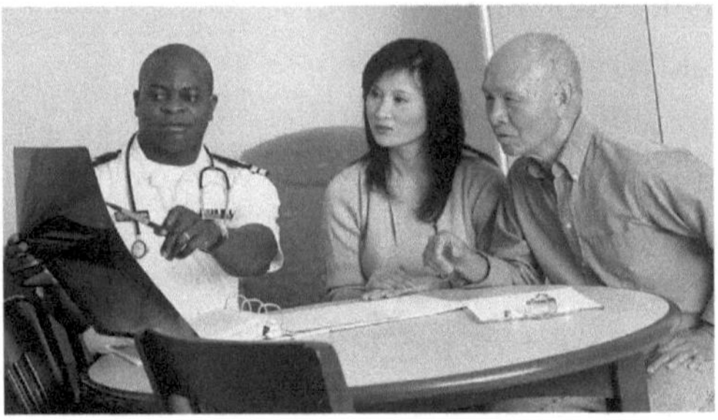

Arzt-Patienten-Beziehung [i31]

Gut zu wissen

Arzt-Patienten-Beziehung

Die Arzt-Patienten-Beziehung beschreibt die Interaktion und Kommunikation zwischen einem Arzt und seinem Patienten. Eine vertrauensvolle und offene Arzt-Patienten-Beziehung ist wichtig für den Erfolg der ADHS-Behandlung. Sie ermöglicht es dem Patienten, seine Bedenken und Fragen offen zu äußern und dem Arzt, die Behandlung individuell anzupassen.

Stimulanzien

Stimulanzien sind eine Klasse von Medikamenten, die die Aktivität des zentralen Nervensystems erhöhen. Bei ADHS bei Erwachsenen können sie helfen, die Konzentration, Aufmerksamkeit und Impulskontrolle zu verbessern. Es ist wichtig, die richtige Dosierung und den Einnahmeplan mit einem Arzt zu besprechen, um Nebenwirkungen zu minimieren.

Therapietreue

Therapietreue, auch bekannt als Adhärenz oder Compliance, bezeichnet, wie genau ein Patient die Anweisungen des Arztes zur Medikamenteneinnahme befolgt. Eine gute Therapietreue ist wichtig für den Erfolg der ADHS-Behandlung. Faktoren, die die Therapietreue beeinflussen können, sind die Komplexität des Einnahmeplans, das Auftreten von Nebenwirkungen und die Arzt-Patienten-Beziehung.

Medikamentenspiegel im Zeitverlauf

Veranschaulicht die typische Konzentration von ADHS-Medikamenten im Blutkreislauf über einen Tag.

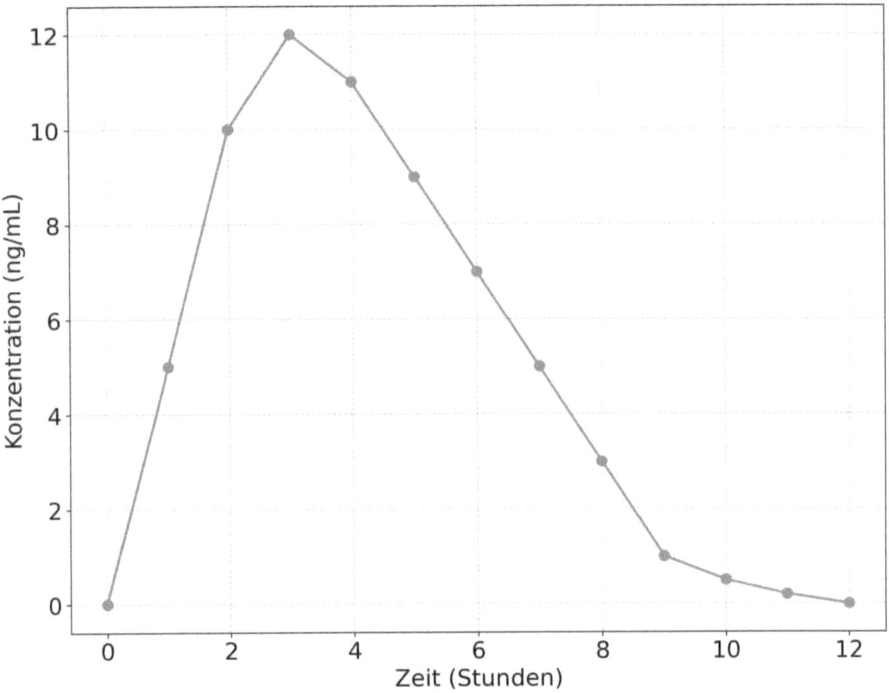

Das Diagramm zeigt einen schnellen Anstieg der Medikamentenkonzentration nach der Einnahme, der einen Höchststand erreicht, gefolgt von einem allmählichen Abfall. Dies spiegelt die Wirkungsweise von Stimulanzien für ADHS wider, die eine Steigerung von Konzentration und Aufmerksamkeit bewirken, die mit der Metabolisierung des Medikaments nachlässt. Zeitpunkt und Dauer der Wirkung können je nach Medikament und individuellen Faktoren variieren.

Nebenwirkungsmanagement

Nebenwirkungen von ADHS-Medikamenten sind häufig, aber meist kontrollierbar. Das Nebenwirkungsprofil unterscheidet sich je nach Wirkstoffgruppe. Während Stimulanzien eher zu Appetitlosigkeit, Schlaflosigkeit, Kopfschmerzen oder erhöhter Herzfrequenz führen [s45] [s46] [s47], können Nicht-Stimulanzien Verdauungsprobleme, Müdigkeit oder Stimmungsschwankungen verursachen [s48]. Wichtig ist, dass nicht jeder Patient alle oder dieselben Nebenwirkungen erlebt. Die Intensität der Nebenwirkungen ist zudem dosisabhängig [s45]. Sollten Nebenwirkungen auftreten, ist der erste Schritt, diese mit dem behandelnden Arzt zu besprechen. Eine Dosisanpassung oder ein Wechsel des Medikaments können oft Abhilfe schaffen [s45] [s48]. Bei Stimulanzien kann beispielsweise eine Reduktion der Dosis oder eine Verlagerung der Einnahmezeit Schlafstörungen entgegenwirken [s45] [s49]. Treten bei einem Stimulans Nebenwirkungen wie Stimmungsschwankungen auf, kann ein Wechsel zu einem anderen Stimulans oder einem Nicht-Stimulans erwogen werden [s45]. Auch die Kombination mit anderen Medikamenten kann helfen, spezifische Nebenwirkungen zu behandeln [s49]. Bei anhaltenden oder starken Nebenwirkungen sollte die

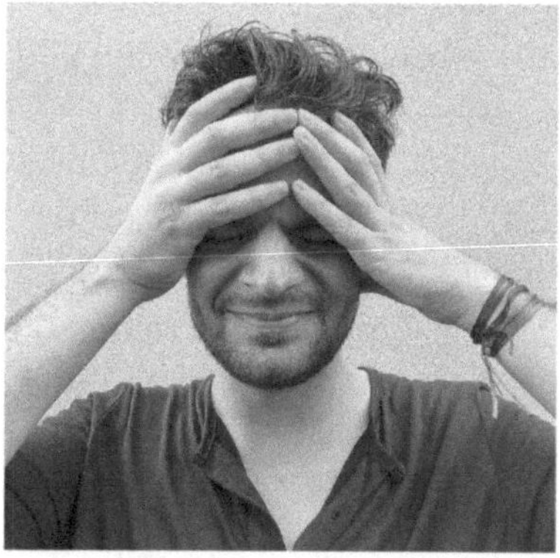

Kopfschmerzen [i33]

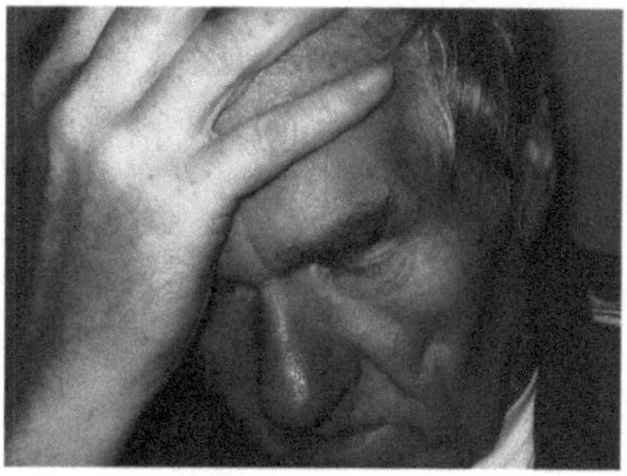

Müdigkeit [i34]

Behandlung keinesfalls eigenmächtig abgebrochen werden [s48]. Ein offenes Gespräch mit dem Arzt ist unerlässlich, um gemeinsam eine Lösung zu finden, die den Therapieerfolg sicherstellt und gleichzeitig das Wohlbefinden des Patienten berücksichtigt. Neben der medikamentösen Behandlung können auch nicht-medikamentöse Maßnahmen wie Psychotherapie, Sport und eine gesunde Ernährung dazu beitragen, die Symptome von ADHS zu lindern und Nebenwirkungen zu minimieren. So kann eine regelmäßige Schlafhygiene, bestehend aus festen Schlafenszeiten und einem beruhigenden Abendritual, Schlafproblemen entgegenwirken, die durch Stimulanzien verstärkt werden können [s49]. Durch die Kombination verschiedener Therapieansätze lässt sich ein individuelles Behandlungskonzept entwickeln, das den Bedürfnissen des Patienten gerecht wird. Die enge Zusammenarbeit zwischen Arzt und Patient ist dabei entscheidend, um die Therapie optimal abzustimmen und die Lebensqualität zu verbessern. Eine kontinuierliche Überwachung von Vitalparametern, Verhaltensänderungen und möglichen psychiatrischen Auffälligkeiten ist ebenfalls wichtig, um frühzeitig auf unerwünschte Arzneimittelwirkungen reagieren zu können [s50].

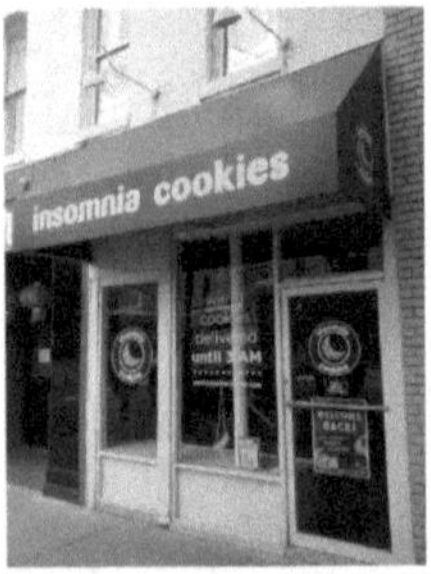

Schlaflosigkeit [i35]

Gut zu wissen

Arzneimittelwirkungen

Die Auswirkungen eines Medikaments auf den Körper, sowohl die erwünschten therapeutischen Wirkungen als auch die unerwünschten Nebenwirkungen. Bei ADHS-Medikamenten ist es wichtig, die Arzneimittelwirkungen sorgfältig zu überwachen, um die Behandlung optimal anzupassen.

Nebenwirkungsprofil

Die Gesamtheit der möglichen Nebenwirkungen eines Medikaments, inklusive deren Häufigkeit und Schweregrad. Das Nebenwirkungsprofil ist ein wichtiger Faktor bei der Auswahl des geeigneten Medikaments für ADHS.

Psychiatrische Auffälligkeiten

Verhaltensweisen oder Symptome, die auf eine psychische Erkrankung hindeuten können. Bei der Behandlung von ADHS ist es wichtig, auf mögliche psychiatrische Auffälligkeiten zu achten, da sie die Therapie beeinflussen können.

Nebenwirkungen von ADHS-Medikamenten bei Erwachsenen

Häufigkeit der häufigsten Nebenwirkungen

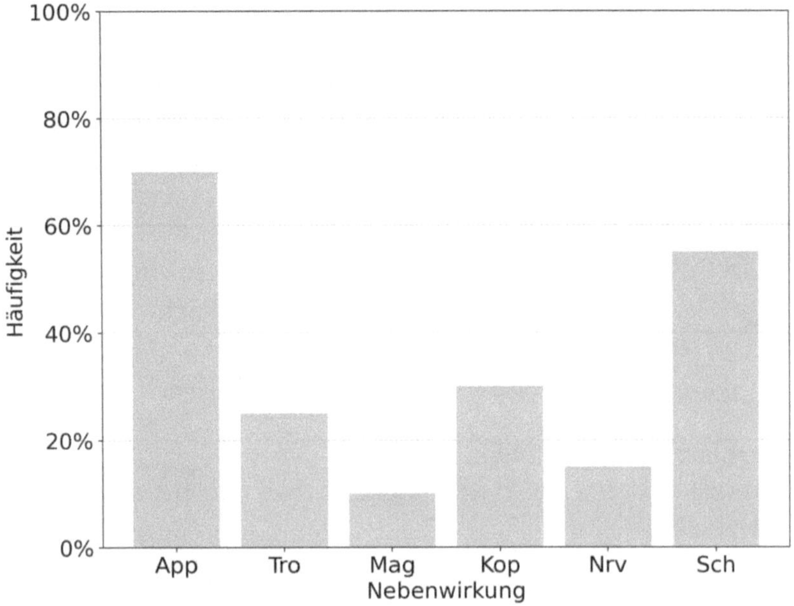

App: Appetitminderung

Mag: Magen-Darm-Probleme

Sch: Schlafstörungen

Kop: Kopfschmerzen

Nrv: Nervosität

Tro: Trockener Mund

Dieses Diagramm veranschaulicht die relative Häufigkeit von Nebenwirkungen, die bei Erwachsenen mit ADHS-Medikamenten verbunden sind. Appetitminderung scheint die häufigste Nebenwirkung zu sein, gefolgt von Schlafstörungen. Obwohl weniger häufig, werden Kopfschmerzen und Mundtrockenheit immer noch von einem beachtlichen Teil der Patienten erlebt. Das geringere Auftreten von Nervosität und Magen-Darm-Problemen deutet darauf hin, dass diese Nebenwirkungen für die meisten Personen, die ADHS-Medikamente einnehmen, weniger problematisch sein können. Es ist wichtig, sich daran zu erinnern, dass die individuellen Erfahrungen variieren können und die Patienten sollten sich mit ihren Gesundheitsdienstleistern beraten, um alle Bedenken zu besprechen.

Konkrete Ratschläge

- Dokumentieren Sie Ihre Medikamenteneinnahme, inklusive Uhrzeit, Dosis und beobachteter Wirkung, um Muster zu erkennen.
- Erstellen Sie eine persönliche Nebenwirkungsliste und bewerten Sie diese regelmäßig hinsichtlich Intensität und Beeinträchtigung.
- Diskutieren Sie mit Ihrem Arzt die Möglichkeit eines Medikamentenwechsels innerhalb der gleichen Wirkstoffgruppe, falls Nebenwirkungen anhalten.
- Erwägen Sie, ergänzend zur medikamentösen Therapie, pflanzliche Präparate wie Johanniskraut oder Baldrian, nach Rücksprache mit Ihrem Arzt, einzusetzen.
- Integrieren Sie Achtsamkeitsübungen in Ihren Alltag, um Ihre Körperwahrnehmung zu schulen und so frühzeitig auf Nebenwirkungen zu reagieren.
- Reflektieren Sie, wie sich die Medikamenteneinnahme auf Ihre Schlafqualität auswirkt und passen Sie gegebenenfalls Ihre Schlafhygiene an.
- Experimentieren Sie mit verschiedenen Einnahmezeiten Ihres Medikaments, in Absprache mit Ihrem Arzt, um die optimale Wirksamkeit für Ihren Tagesrhythmus zu finden.
- Führen Sie ein Ernährungstagebuch, um mögliche Wechselwirkungen zwischen Medikamenten und Nahrungsmitteln zu identifizieren.
- Tauschen Sie sich mit anderen Betroffenen über Ihre Erfahrungen mit der medikamentösen Behandlung aus, um neue Perspektiven zu gewinnen.
- Entwickeln Sie gemeinsam mit Ihrem Arzt einen Notfallplan für den Umgang mit starken Nebenwirkungen.

3. 2 Verhaltenstherapeutische Ansätze

Verhaltenstherapeutische Ansätze, insbesondere die kognitive Verhaltenstherapie (KVT), bieten effektive Strategien zur Bewältigung der Herausforderungen, die ADHS im Alltag und Beruf mit sich bringt. Sie helfen, ungünstige Verhaltens- und Denkmuster zu erkennen und durch neue, zielführende Strategien zu ersetzen. Probleme wie Impulsivität, Konzentrationsschwierigkeiten und emotionale Dysregulation werden gezielt angegangen. KVT vermittelt praxisorientierte Methoden zur Strukturierung des Alltags, zum Umgang mit Ablenkungen und zur Verbesserung der Selbstregulation. Durch die Kombination aus Psychoedukation, Verhaltensmodifikation und kognitiver Umstrukturierung werden nachhaltige Veränderungen ermöglicht. Erfahren Sie in diesem Kapitel, wie Sie mithilfe verhaltenstherapeutischer Techniken Ihre ADHS-Symptome effektiv managen und Ihre Lebensqualität steigern können.

Der strukturierte, modulare Aufbau der KVT, mit klaren Sitzungsabläufen und festgelegten Modulen wie Psychoedukation, Organisationsstrategien und kognitiver Umstrukturierung, bietet Betroffenen mit ADHS einen stabilen Rahmen und nachvollziehbaren Therapieverlauf, um neue Verhaltensweisen zu erlernen und nachhaltig zu integrieren.

Strukturaufbau

Strukturaufbau ist ein wichtiger Aspekt bei der Behandlung von ADHS im Erwachsenenalter. Strukturierte, auf Fähigkeiten basierende psychosoziale Interventionen, wie die kognitive Verhaltenstherapie (KVT), bieten einen geeigneten Rahmen, um die Schwierigkeiten von Erwachsenen mit ADHS zu behandeln [s51]. KVT ist eine strukturierte, didaktische und zielorientierte Therapieform, die darauf abzielt, Denk- und Verhaltensmuster zu verändern [s52]. Die Struktur der KVT-Sitzungen bietet Kontinuität und Transparenz: Ein kurzer Austausch über die aktuelle Stimmung und eine Verbindung zur vorherigen Sitzung schaffen einen Rahmen. Gemeinsam wird die Agenda festgelegt und Hausaufgaben werden besprochen, bevor spezifische Probleme bearbeitet werden. Abschließend werden neue Aufgaben vereinbart und die Sitzung zusammengefasst [s52]. Diese klare Struktur jeder einzelnen Sitzung hilft, den Fokus zu behalten und den Therapieverlauf nachvollziehbar zu gestalten. KVT-Programme für Erwachsene mit ADHS umfassen in der Regel 8 bis 12 Sitzungen, die individuell oder in Gruppen stattfinden können [s53]. Die Therapie zielt auf Verhaltensänderung, Kontrolle der ADHS-Kernsymptome und die Verbesserung der emotionalen Regulation und des Selbstwertgefühls ab [s53]. Ein strukturierter, modularer Aufbau ist charakteristisch für KVT-Programme bei ADHS [s54]. Nach einer anfänglichen psychoedukation folgen Module zu Organisation und Planung, Ablenkungsmanagement, Impulskontrolle und kognitiver Umstrukturierung [s53] [s54]. Im ersten Modul – Psychoedukation und Organisation/Planung – lernen die Patienten, einen Kalender und eine To-Do-Liste zu führen, die als Grundlage für weitere Fähigkeiten dienen [s54]. Ein Beispiel dafür wäre die Etablierung eines festen Zeitfensters am Abend, um den nächsten Tag zu planen und alle Termine und Aufgaben in den Kalender einzutragen. Das Ablenkungsmanagement-Modul schult die Wahrnehmung von Umweltfaktoren und vermittelt Techniken, um den ständigen Aufgabenwechsel zu minimieren [s54]. Die kognitive

Umstrukturierung hilft, problematische Gedanken zu erkennen und durch realistischere, hilfreichere Denkweisen zu ersetzen [s54]. Zusätzlich können Module zu Aufschieberitis oder zur Einbeziehung von Partnern angeboten werden [s54]. Die letzte Sitzung dient der Rückfallprävention, wobei alle erlernten Strategien wiederholt und ein Plan für die zukünftige Anwendung erstellt wird [s54]. Kompensatorische Verhaltens- und kognitive Techniken sollen die ADHS-Symptome lindern und negative Denkmuster verändern [s53]. Die Behandlung von ADHS im Erwachsenenalter erfordert also einen mehrdimensionalen Ansatz, der neben der Medikation auch strukturierte psychosoziale Interventionen wie die KVT beinhaltet [s51]. Zukünftige Studien sollten die Wirksamkeit dieser Interventionen, insbesondere bei unmedikamentierten Erwachsenen, sowie die Faktoren, die den Therapieerfolg beeinflussen, genauer untersuchen [s51].

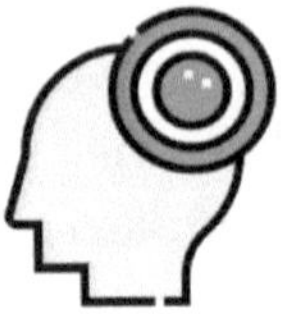

Gut zu wissen

Kognitive Umstrukturierung

Eine Technik, die in der KVT eingesetzt wird, um negative und unrealistische Gedankenmuster zu identifizieren und durch positive, realistische Gedanken zu ersetzen. Dies kann dazu beitragen, das Selbstwertgefühl zu verbessern und Ängste im Zusammenhang mit ADHS zu reduzieren.

Modulare

Bedeutet, dass die Therapie in einzelne Bausteine, sogenannte Module, unterteilt ist, die auf bestimmte Fähigkeiten oder Problembereiche abzielen. Dies ermöglicht eine flexible und individuelle Anpassung der Therapie an die Bedürfnisse der Person mit ADHS.

Wirksamkeit von Strukturierungsmethoden

Wirksamkeit von ADHS-Strukturierungsmethoden.

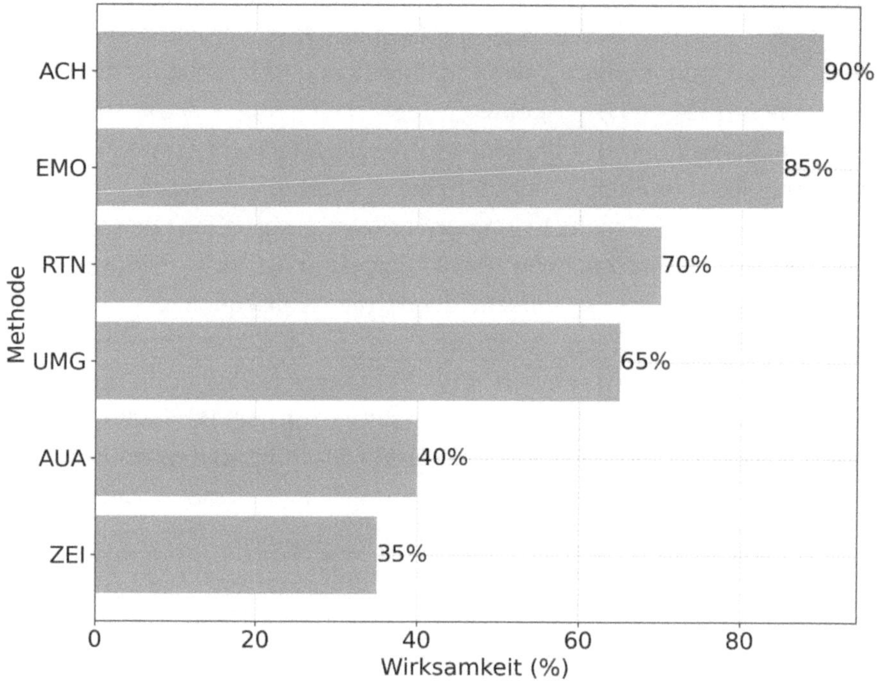

ACH: Achtsamkeit

EMO: Emotionsregulation

UMG: Umgebungsgestaltung

AUA: Aufgabenanalyse

RTN: Routinen

ZEI: Zeitmanagement

Das Diagramm stellt die Wirksamkeit verschiedener Strukturierungstechniken für Erwachsene mit ADHS visuell dar. Zeitmanagement und Aufgabenzerlegung zeigen die größte Wirkung, was auf ihre entscheidende Rolle bei der Bewältigung von ADHS-Symptomen hindeutet. Umgebungsgestaltung und Routineeinrichtung tragen ebenfalls wesentlich dazu bei, was den Nutzen einer organisierten Umgebung und konsequenter Tagespläne zeigt. Achtsamkeits- und Emotionsregulationspraktiken sind zwar hilfreich, zeigen aber eine vergleichsweise geringere Wirkung, was die Bedeutung der Konzentration auf die wichtigsten organisatorischen Fähigkeiten unterstreicht.

Verhaltensmodifikation

Verhaltensmodifikation stellt einen wichtigen Baustein in der Behandlung von ADHS bei Erwachsenen dar und zielt darauf ab, problematische Verhaltensweisen zu minimieren und förderliche Handlungsweisen zu etablieren [s55]. Der Fokus liegt auf der Anpassung von Verhaltenskonsequenzen. Durch positive Verstärkung, etwa Lob oder Belohnungen, werden erwünschte Verhaltensweisen bestärkt. Gleichzeitig wird versucht, unerwünschte Verhaltensweisen durch negative Konsequenzen, wie etwa den Entzug von Privilegien, zu reduzieren. Dabei ist es entscheidend, die Konsequenzen unmittelbar auf das Verhalten folgen zu lassen, um einen klaren Zusammenhang herzustellen. Die Wirksamkeit der Verhaltensmodifikation zeigt sich insbesondere in Kombination mit medikamentöser Behandlung [s56]. Dieser Ansatz ermöglicht eine umfassende Symptombehandlung und adressiert sowohl die neurobiologischen als auch die verhaltensbezogenen Aspekte von ADHS. Kognitive Verhaltenstherapie (KVT) hat sich als besonders vielversprechend erwiesen [s57]. Sie konzentriert sich auf die Identifikation und Veränderung dysfunktionaler Denkmuster, die häufig zu Prokrastination und Vermeidungsverhalten führen. Durch das gezielte Einüben neuer Verhaltensstrategien und deren wiederholte Anwendung werden kompensatorische Fähigkeiten gestärkt, die den Betroffenen helfen, den Kreislauf aus Misserfolg und Leistungsschwierigkeiten zu durchbrechen [s57]. Im Gegensatz zu breit gefächerten Ansätzen, die viele Themen oberflächlich behandeln, konzentriert sich effektive KVT auf wenige, spezifische Bereiche und vertieft diese intensiv [s57]. So können die Patienten nachhaltige Strategien entwickeln, um ihre ADHS-Symptome zu bewältigen und ihre Lebensqualität zu verbessern. Auch wenn Studien positive Ergebnisse in Bezug auf die Reduktion von ADHS-Symptomen durch KVT zeigen [s58] [s56], sollten weitere Untersuchungen die Wirksamkeit einzelner Therapieformen, wie etwa Verhaltenstherapie oder Achtsamkeit, genauer beleuchten [s59]. Insbesondere die

Effektivität bei Patienten ohne medikamentöse Behandlung bedarf weiterer Forschung [s55]. Ein Mann, der ständig seine Schlüssel verlegt, könnte etwa einen festen Platz für den Schlüsselbund in der Nähe der Eingangstür einrichten. Jedes Mal, wenn er den Schlüssel dort ablegt, belohnt er sich innerlich mit einem positiven Gedanken, wie "Gut gemacht! Du hast den Schlüssel an seinen Platz gelegt." Verlegt er den Schlüssel dennoch, vermeidet er Selbstvorwürfe und konzentriert sich darauf, den Schlüsselbund mithilfe einer festgelegten Suchstrategie wiederzufinden. Durch diese konsequente Vorgehensweise festigt sich das gewünschte Verhalten und die Frustration über verlegte Schlüssel nimmt ab.

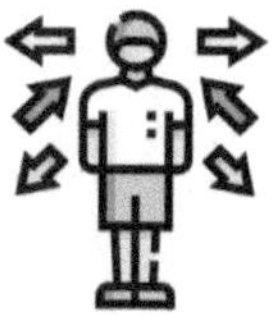

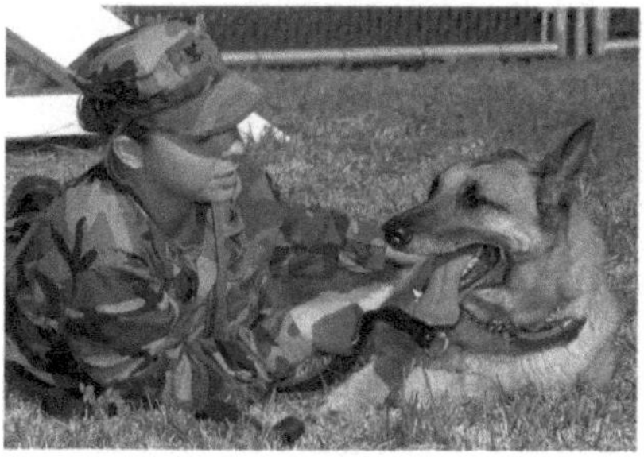

Positive Verstärkung [i36]

Gut zu wissen

Dysfunktionale Denkmuster

Dysfunktionale Denkmuster bei ADHS können zu selbstschädigenden Verhaltensweisen wie Prokrastination oder Vermeidung führen. In der KVT werden diese Denkmuster identifiziert und durch realistischere und hilfreichere Gedanken ersetzt, um positive Verhaltensänderungen zu ermöglichen.

Kompensatorische Fähigkeiten

Kompensatorische Fähigkeiten sind Strategien und Techniken, die Menschen mit ADHS entwickeln, um die Herausforderungen ihrer Symptome im Alltag zu bewältigen. Diese Fähigkeiten können durch Verhaltenstherapie gezielt trainiert und verbessert werden, um die Funktionsfähigkeit und Lebensqualität zu erhöhen.

Verhaltensmodifikation

Im Kontext von ADHS bei Erwachsenen beschreibt Verhaltensmodifikation die systematische Anwendung von Lernprinzipien, um Verhaltensweisen zu ändern, die die Herausforderungen im Alltag verstärken. Durch positive Verstärkung (Belohnungen für erwünschtes Verhalten) und negative Konsequenzen (Entzug von Privilegien bei unerwünschtem Verhalten) werden neue Verhaltensmuster erlernt und gefestigt, die zu einer besseren Alltagsbewältigung beitragen.

Verhaltensinterventionen bei ADHS im Erwachsenenalter

Wirksamkeit, Häufigkeit und Intensität von Verhaltensinterventionen bei ADHS im Erwachsenenalter.

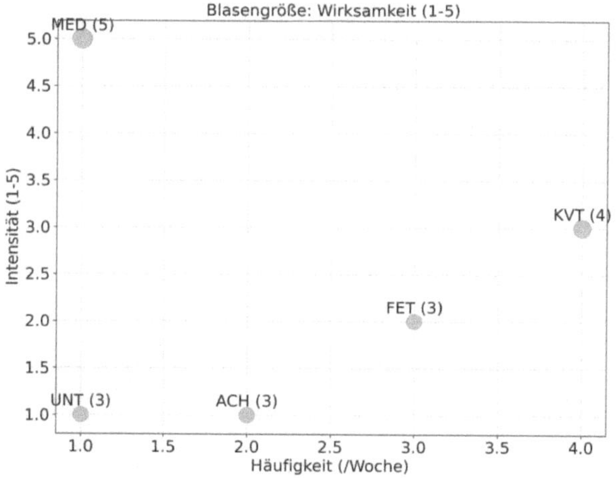

Blasengröße: Wirksamkeit ((1-5))

ACH: Achtsamkeitsübungen

FET: Fertigkeitstraining

KVT: Kognitive Verhaltenstherapie

MED: Medikamentenbehandlung

UNT: Unterstützungsgruppen

Die kognitive Verhaltenstherapie (KVT) zeigt ein Gleichgewicht zwischen hoher Häufigkeit und moderater Intensität, was auf ihre regelmäßige Anwendung mit überschaubarem Aufwand hindeutet. Achtsamkeitsübungen haben zwar eine geringere Intensität und Häufigkeit, aber ihre moderate Wirksamkeit kann darauf hindeuten, dass sie als ergänzende Intervention von Vorteil sind. Die Medikamentenbehandlung weist trotz geringerer Häufigkeit eine hohe Intensität und Wirksamkeit auf, was möglicherweise die starke, aber anspruchsvolle Natur pharmakologischer Behandlungen widerspiegelt. Fertigkeitstraining ist vielversprechend mit moderater Wirksamkeit und Häufigkeit, was darauf hindeutet, dass es in die tägliche Routine integriert werden kann. Unterstützungsgruppen zeigen trotz geringer Häufigkeit und Intensität eine moderate Wirksamkeit, was ihr Potenzial als unterstützende Maßnahme mit geringem Aufwand unterstreicht.

Stressbewältigung

Stressmanagement stellt einen zentralen Aspekt in der ADHS-Behandlung dar, da Stress die Symptomatik oft verstärkt. Kognitive Verhaltenstherapie (KVT) bietet Strategien zur Stressbewältigung, indem sie ungünstige, sicherheitsorientierte Verhaltensweisen, die eine Selbstkorrektur fehlerhafter Denkmuster verhindern, abbaut [s60]. Anstatt beispielsweise Prüfungssituationen zu meiden, aus Angst vor Versagen, ermutigt die KVT dazu, sich diesen Situationen kontrolliert auszusetzen und so die Erfahrung zu machen, dass die befürchteten Konsequenzen nicht eintreten oder zumindest handhabbar sind. Durch diese Konfrontation mit Stressoren können Betroffene lernen, ihre Fähigkeiten realistischer einzuschätzen und ihr Selbstvertrauen zu stärken. Die KVT fördert zudem ein ausgewogenes Denken, um die Fähigkeit zur Stressbewältigung zu verbessern [s60]. Anstatt nur die negativen Aspekte einer Situation zu fokussieren – etwa die hohe Arbeitsbelastung – lenkt die KVT den Blick auch auf positive Aspekte, wie die erfolgreich abgeschlossenen Projekte oder die Unterstützung durch Kollegen. Dieser Perspektivwechsel kann dazu beitragen, Stresssituationen gelassener zu bewältigen. Neben der klassischen KVT bieten neue Therapieansätze, wie die Akzeptanz- und Commitment-

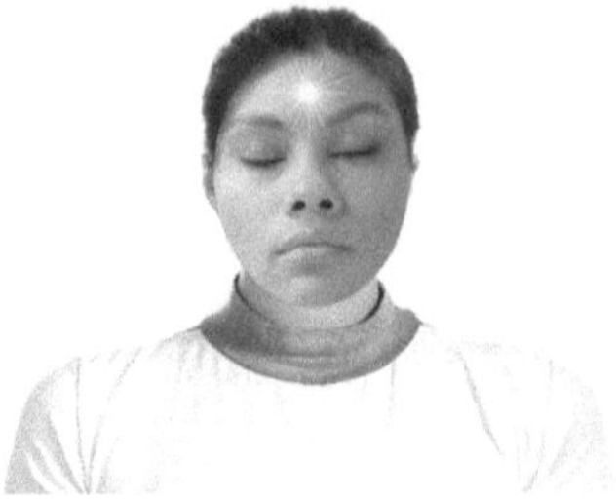

Meditation [i37]

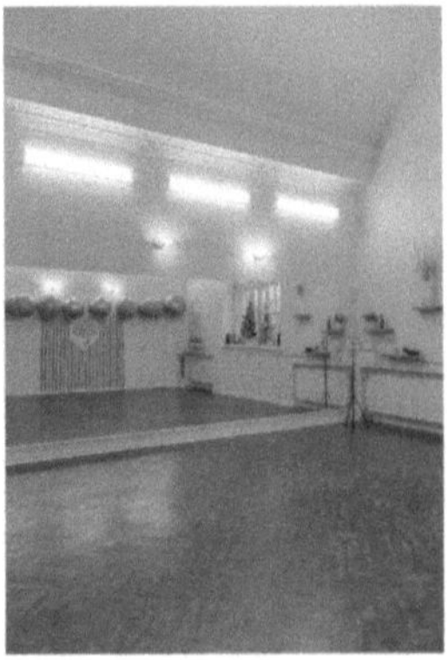

Yoga [i38]

Therapie (ACT) und die achtsamkeitsbasierte kognitive Therapie (MBCT), weitere Möglichkeiten zur Stressreduktion [s60]. Die ACT unterstützt die Akzeptanz von unangenehmen Gedanken und Gefühlen, ohne sich von ihnen überwältigen zu lassen. Die MBCT schult die Achtsamkeit, um die Wahrnehmung des gegenwärtigen Moments zu verbessern und so impulsive Reaktionen auf Stress zu reduzieren. Ergänzend zu diesen Therapieformen können Mind-Body-Praktiken wie Meditation und Yoga positive Effekte auf die Aufmerksamkeit und die emotionale Regulation haben [s61]. Regelmäßige Meditation, selbst kurze Einheiten von 5-10 Minuten täglich, kann helfen, innere Ruhe zu finden und Stressreaktionen zu dämpfen. Ähnlich positive Effekte können durch Yoga erzielt werden, das Körper und Geist in Einklang bringt und so die Stressresistenz erhöht. Auch die Nutzung von Online-KVT-Programmen oder Selbsthilfe-Apps kann zur Stressbewältigung beitragen, sollte aber immer in Absprache mit einem Therapeuten erfolgen [s60]. Diese digitalen Tools bieten zwar flexible und niedrigschwellige Unterstützung, ersetzen aber nicht die individuelle Betreuung durch einen erfahrenen Therapeuten. Ein strukturierter Tagesablauf mit festen Zeiten für Arbeit, Freizeit und Erholung kann ebenfalls dazu beitragen, Stress zu reduzieren und die ADHS-Symptome besser zu managen. Zu vergleichen mit einem gut organisierten Werkzeugkasten, in dem jedes Werkzeug seinen festen Platz hat, erleichtert ein strukturierter Tagesablauf die Orientierung und reduziert das Gefühl von Überforderung.

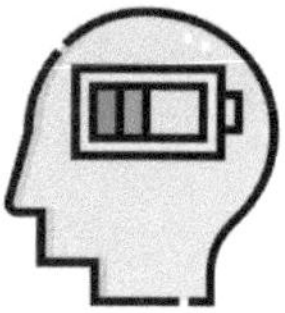

Online-KVT-Programme

Online-KVT-Programme bieten Erwachsenen mit ADHS eine flexible und leicht zugängliche Möglichkeit, verhaltenstherapeutische Strategien zur Stressbewältigung und Symptomreduktion zu erlernen. Diese Programme können eine wertvolle Ergänzung zur traditionellen Therapie darstellen und den Betroffenen helfen, ihre ADHS-Symptome im Alltag besser zu managen.

Mind-Body-Praktiken

Mind-Body-Praktiken wie Meditation und Yoga fördern die Verbindung von Körper und Geist und können Erwachsenen mit ADHS helfen, Stress abzubauen, ihre Aufmerksamkeit zu verbessern und ihre emotionale Regulation zu stärken. Diese Praktiken bieten einen ganzheitlichen Ansatz zur Stressbewältigung und können die Lebensqualität von Menschen mit ADHS verbessern.

Selbsthilfe-Apps

Selbsthilfe-Apps bieten Erwachsenen mit ADHS praktische Werkzeuge und Strategien zur Stressbewältigung, Organisationsverbesserung und Emotionsregulation. Diese Apps können den Betroffenen helfen, ihre ADHS-Symptome im Alltag besser zu kontrollieren und ihre Lebensqualität zu steigern.

Stressbewältigungstechniken

Verteilung der kognitiven Verhaltenstherapie-Stressbewältigungstechniken für Erwachsene mit ADHS.

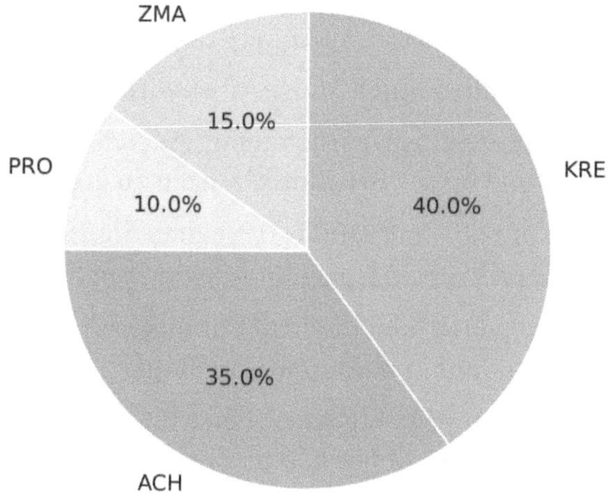

ACH: Achtsamkeits- und Entspannungstechniken

KRE: Kognitive Umstrukturierung

PRO: Problemlösungsfähigkeiten

ZMA: Zeitmanagementfähigkeiten

Der größte Teil des Diagramms ist der kognitiven Umstrukturierung gewidmet, was auf ihre zentrale Rolle bei der Bewältigung von Stress im Zusammenhang mit ADHS hinweist. Achtsamkeits- und Entspannungstechniken stellen ebenfalls einen wesentlichen Teil dar und unterstreichen die Bedeutung der Berücksichtigung sowohl kognitiver als auch physiologischer Aspekte von Stress. Zeitmanagement- und Problemlösungsfähigkeiten machen zwar einen geringeren Prozentsatz aus, sind aber dennoch wichtige Bestandteile eines umfassenden Stressbewältigungsansatzes, der sich mit den organisatorischen und praktischen Herausforderungen befasst, mit denen Erwachsene mit ADHS häufig konfrontiert sind. Diese Verteilung deutet auf einen ausgewogenen Ansatz hin, der sich auf die Änderung von Denkmustern, die Förderung von Entspannung und die Entwicklung praktischer Bewältigungsfähigkeiten konzentriert.

Konkrete Ratschläge

- Verändern Sie Ihre innere Sprache: Ersetzen Sie negative Selbstgespräche durch positive, unterstützende Formulierungen.
- Nutzen Sie die Technik des "inneren Beobachters": Betrachten Sie Ihre Gedanken und Gefühle mit Distanz, ohne sie zu bewerten.
- Entwickeln Sie ein persönliches Belohnungssystem: Verstärken Sie erwünschtes Verhalten durch kleine, aber wirksame Belohnungen.
- Trainieren Sie Ihre Selbstwahrnehmung: Achten Sie bewusst auf Ihre Körpersignale und lernen Sie, Ihre Grenzen zu erkennen.
- Üben Sie sich in Selbstmitgefühl: Begegnen Sie sich selbst mit Verständnis und Akzeptanz, auch in schwierigen Situationen.
- Integrieren Sie spielerische Elemente in Ihren Alltag: Nutzen Sie Spiele und Rätsel, um Ihre kognitiven Fähigkeiten zu trainieren.
- Schaffen Sie sich regelmäßig Auszeiten für kreative Tätigkeiten: Malen, musizieren oder schreiben Sie, um Ihre Emotionen auszudrücken.
- Verbinden Sie Ihre Therapieziele mit Ihren persönlichen Werten: Finden Sie Ihre Motivation in dem, was Ihnen wirklich wichtig ist.
- Erforschen Sie neue Wege der Entspannung: Experimentieren Sie mit verschiedenen Methoden wie autogenem Training oder progressiver Muskelentspannung.
- Reflektieren Sie Ihre Fortschritte: Führen Sie ein Therapietagebuch, um Ihre Erfolge und Herausforderungen zu dokumentieren.
- Suchen Sie den Austausch mit anderen Betroffenen: Teilen Sie Ihre Erfahrungen und lernen Sie von den Strategien anderer.

3. 3 Ergänzende Therapieformen

ADHS im Erwachsenenalter stellt Betroffene im Berufs- und Alltagsleben vor vielfältige Herausforderungen. Neben etablierten Therapieformen können ergänzende Ansätze die Behandlung sinnvoll unterstützen. Dieser Abschnitt beleuchtet verschiedene Optionen wie Bewegungstherapie, Entspannungstechniken und Ernährungsberatung, die gezielt auf die individuellen Bedürfnisse abgestimmt werden können. Diese Methoden bieten Möglichkeiten, Konzentration, Impulskontrolle und emotionale Regulation zu verbessern. Erfahren Sie im Folgenden mehr über die konkreten Anwendungsmöglichkeiten und den potenziellen Nutzen dieser ergänzenden Therapieformen.

Ergänzende Therapien bei ADHS sollten stets individualisiert und in Absprache mit Fachleuten in ein Gesamtkonzept integriert werden, das die medizinische Standardversorgung ergänzt, aber nicht ersetzt.

Bewegungstherapie

Bewegungstherapie umfasst verschiedene Ansätze, die körperliche Aktivität nutzen, um die Symptome von ADHS bei Erwachsenen zu beeinflussen. Dabei geht es nicht primär um sportliche Leistung, sondern um die gezielte Nutzung von Bewegung zur Verbesserung von Konzentration, Impulskontrolle und emotionaler Regulation. [s62] Bewegungstherapie kann individuell angepasst werden und berücksichtigt die persönlichen Voraussetzungen und den Gesundheitszustand. So kann sie unter anderem für Menschen mit körperlichen Einschränkungen modifiziert werden. [s62] Die positiven Effekte von Bewegungstherapie sind vielfältig und beinhalten unter anderem eine Verbesserung von Beweglichkeit, Kraft, Gleichgewicht und Koordination. [s62] Darüber hinaus kann regelmäßige Bewegung die kardiovaskuläre Gesundheit, die körperliche Fitness und die Stimmung positiv beeinflussen. [s62] Auch kognitive Funktionen wie die Konzentration können durch Bewegungstherapie gefördert werden. [s62] Ein Beispiel dafür wäre ein regelmäßiges Yoga- oder Tai-Chi-Training.

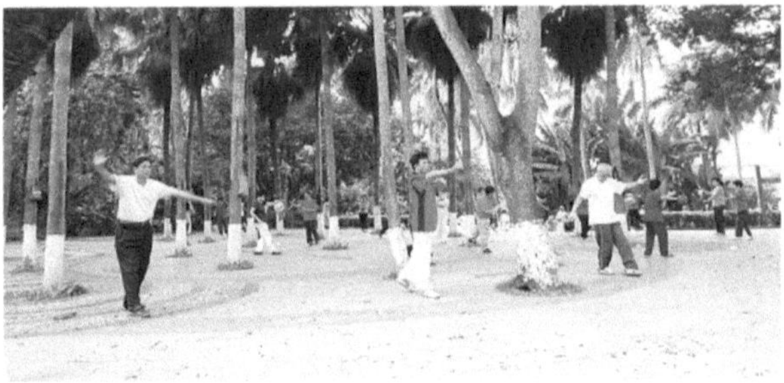

Tai-Chi [i39]

Ein spezieller Ansatz der Bewegungstherapie ist das Somatic Experiencing (SE). [s63] SE konzentriert sich auf die körperlichen Reaktionen, die mit traumatischen Erlebnissen verbunden sind und zielt darauf ab, die Selbstregulation zu verbessern. [s63] Im Mittelpunkt steht die Wahrnehmung innerer Empfindungen. [s63] Körperliche

Berührung spielt in der SE-Therapie eine wichtige Rolle, um Sicherheit zu vermitteln und den Heilungsprozess zu unterstützen. [s63] Der Aufbau von Vertrauen und Sicherheit in der therapeutischen Beziehung ist für den Erfolg dieser Methode entscheidend. [s63] Studien zeigen, dass SE nicht nur bei posttraumatischer Belastungsstörung (PTBS) wirksam sein kann, sondern auch positive Effekte auf Begleitsymptome wie Depressionen und Angstzustände hat. [s63] Daher kann SE auch bei anderen psychischen Erkrankungen hilfreich sein. [s63] Wichtig ist, dass Bewegungstherapie die medizinische Standardversorgung ergänzt, aber nicht ersetzt. [s62] Sie bietet eine patientenzentrierte und integrative Behandlung, die die physischen, psychischen, sozialen und spirituellen Aspekte von Gesundheit und Krankheit berücksichtigt. [s62] Bewegungstherapie ist eine sichere und kosteneffektive Ergänzung zu anderen Therapieformen bei ADHS im Erwachsenenalter. [s62] Durch die aktive Teilnahme an der eigenen Gesundheit und die Unterstützung durch die Gemeinschaft wird die Eigenverantwortung gestärkt. [s62]

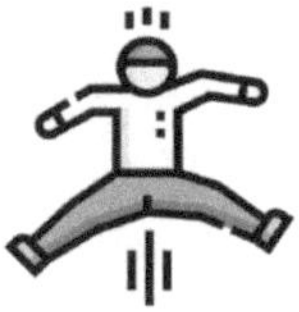

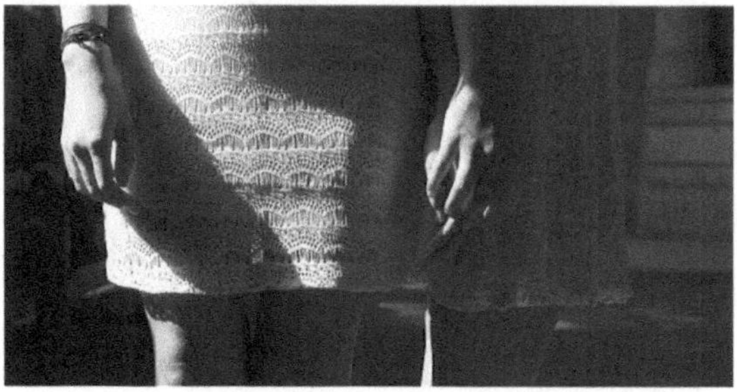

Körperliche Berührung [i40]

Gut zu wissen

Integrativ

Bedeutet, dass verschiedene Therapieansätze kombiniert werden, um eine umfassende Behandlung zu gewährleisten. Eine integrative Behandlung von ADHS bei Erwachsenen kann beispielsweise Bewegungstherapie, Psychotherapie und Medikamente umfassen.

Kardiovaskulär

Bezieht sich auf das Herz und die Blutgefäße. Regelmäßige Bewegung kann die kardiovaskuläre Gesundheit verbessern, was besonders für Erwachsene mit ADHS wichtig ist, da einige Medikamente das Risiko für Herz-Kreislauf-Erkrankungen erhöhen können.

Posttraumatische Belastungsstörung

Eine psychische Erkrankung, die nach einem traumatischen Erlebnis auftreten kann und sich in Symptomen wie Flashbacks, Albträumen und erhöhter Angst äußert. Kann bei Erwachsenen mit ADHS zusätzlich auftreten und die bestehenden Symptome verstärken.

Tai-Chi

Tai-Chi kann die Körperwahrnehmung verbessern, Ruhe fördern und die Impulskontrolle bei Erwachsenen mit ADHS positiv beeinflussen.

Auswirkung von Bewegungstherapie auf das Wohlbefinden

Zusammenhang zwischen Aktivitätsniveau und Wohlbefinden bei Erwachsenen mit ADHS.

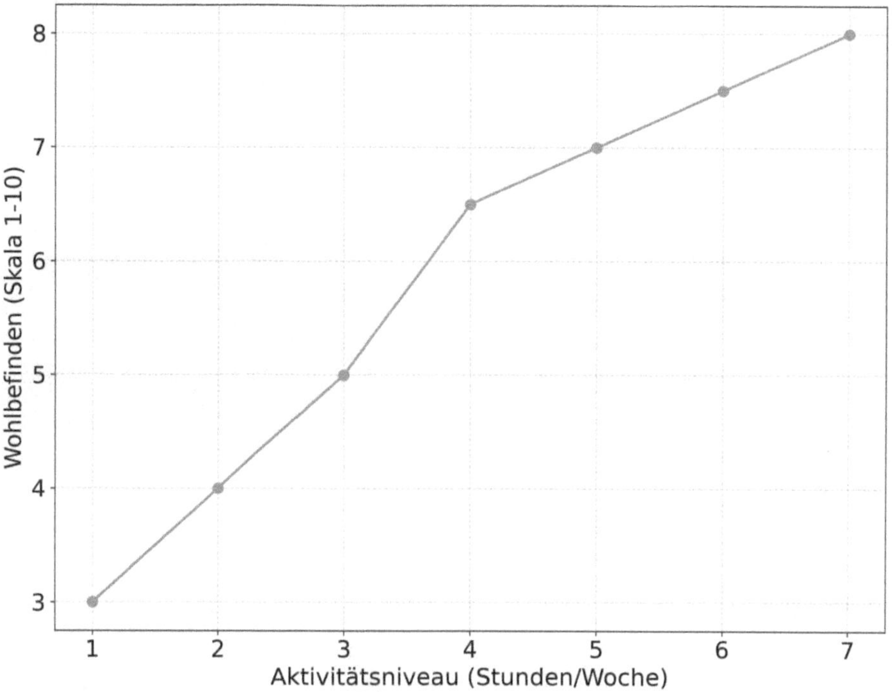

Die Daten deuten auf einen positiven Zusammenhang zwischen erhöhtem Aktivitätsniveau und verbessertem Wohlbefinden hin. Obwohl die individuellen Reaktionen variieren, zeigt der allgemeine Trend, dass ein höheres Engagement in der Bewegungstherapie mit einem höheren gemeldeten Wohlbefinden verbunden ist. Dies verstärkt den potenziellen Nutzen der Einbeziehung regelmäßiger körperlicher Aktivität als ergänzende Therapie zur Behandlung von ADHS-Symptomen bei Erwachsenen.

Entspannungstechniken

Entspannungstechniken bieten vielfältige Möglichkeiten, die mit ADHS verbundenen Schwierigkeiten im Alltag zu bewältigen. Ein Schwerpunkt liegt dabei auf der Verbesserung der Aufmerksamkeitsregulation und der emotionalen Steuerung. Unter anderem achtsamkeitstraining, das zunehmend in der klinischen Praxis Anwendung findet, fokussiert auf die nicht-bewertende Wahrnehmung eigener Erfahrungen. [s64] Dadurch können impulsive Reaktionen reguliert und emotionale Zustände besser gemanagt werden. [s64] Auch kurze Übungseinheiten zeigen bereits positive Effekte auf die Aufmerksamkeitskontrolle und die emotionale Funktion. [s64]

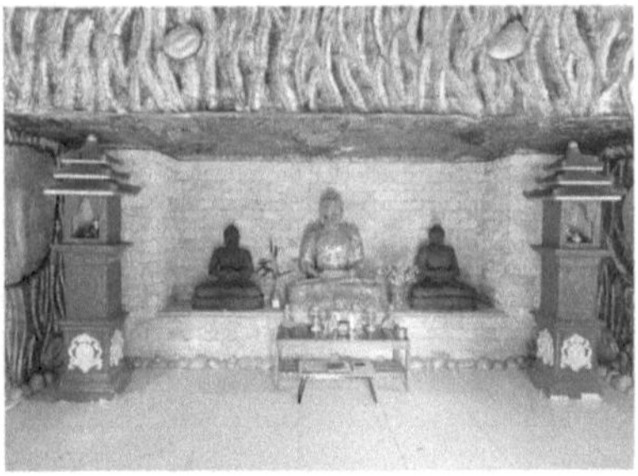

Achtsamkeitstraining [i41]

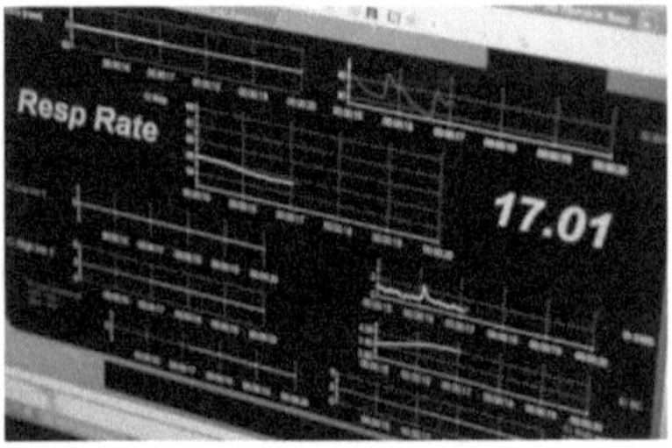

Biofeedback [i42]

Meditation, eine weitere Technik zur Förderung der Konzentration auf den gegenwärtigen Moment, bietet ebenfalls Potenzial zur Linderung der ADHS-Symptomatik. [s65] Zusätzlich gewinnen experimentelle Ansätze wie Biofeedback und neurofeedback an Bedeutung, die durch die Modulation der Gehirnaktivität die Aufmerksamkeit verbessern sollen. [s65] Während Meditation als ergänzende Therapieform betrachtet werden kann, sind die Belege für ihre Wirksamkeit bei ADHS noch begrenzt und weitere Forschung ist nötig, um die Effektivität und optimale Anwendung zu evaluieren. [s66] Eine ruhige Umgebung, regelmäßige

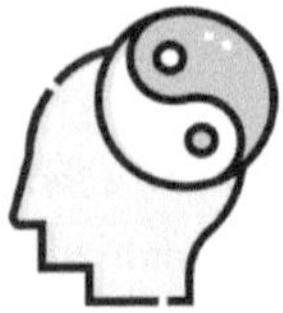

Praxis und die Integration in den Alltag können die positiven Effekte der Entspannungstechniken verstärken.

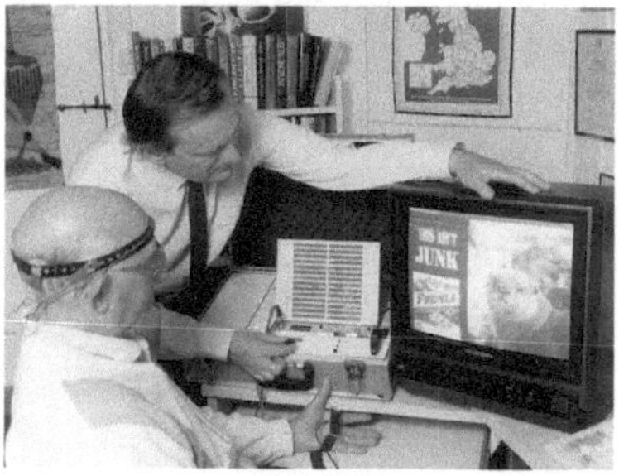

Neurofeedback [i43]

Wirksamkeit von Entspannungstechniken bei ADHS im Erwachsenenalter

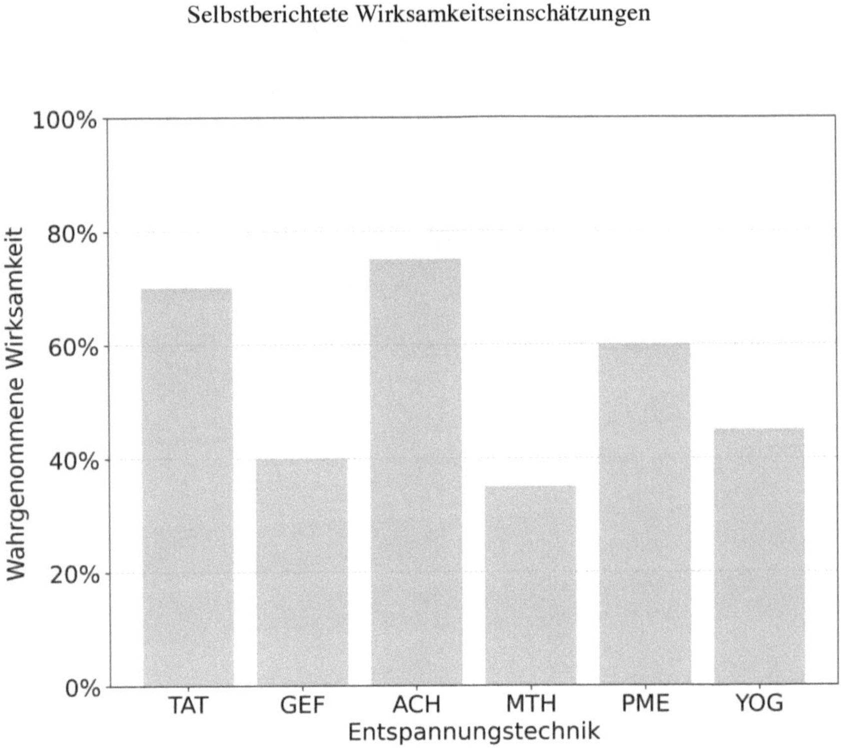

ACH: Achtsamkeit

GEF: Geführte Bilder

MTH: Musiktherapie

PME: Progressive Muskelentspannung

TAT: Tiefes Atmen

YOG: Yoga

Achtsamkeits- und Atemübungen zeigen die höchste wahrgenommene Wirksamkeit bei der Behandlung von ADHS-Symptomen, gefolgt von progressiver Muskelentspannung. Yoga und angeleitete Bilder zeigen zwar auch einen gewissen Nutzen, werden aber niedriger bewertet. Dies deutet darauf hin, dass Techniken, die sich auf Atemkontrolle und Körperwahrnehmung konzentrieren, für Erwachsene mit ADHS besonders hilfreich sein können. Die individuellen Reaktionen auf Entspannungstechniken können jedoch variieren und es ist wichtig, verschiedene Methoden zu erforschen, um herauszufinden, was am besten funktioniert.

Ernährungsberatung

Ernährungsberatung bei ADHS im Erwachsenenalter kann verschiedene diätetische Interventionen umfassen. Dazu gehören die gezielte Zufuhr bestimmter Nährstoffe wie Vitamin D und Omega-3-Fettsäuren, die möglicherweise die kognitive Funktion und das Verhalten positiv beeinflussen können [s67]. Eine Supplementierung mit Omega-3-Fettsäuren könnte, Studien zufolge, ADHS-Symptome reduzieren [s67]. Ein erhöhter Bedarf an diesen Nährstoffen kann beispielsweise durch die Integration fettreicher Fische wie Lachs oder Makrele in den Speiseplan, zweimal pro Woche, gedeckt werden. Alternativ können Nahrungsergänzungsmittel, nach Rücksprache mit einem Arzt oder Ernährungsberater, eine sinnvolle Ergänzung darstellen. Eliminationsdiäten, bei denen bestimmte Lebensmittel zeitweise vom Speiseplan gestrichen werden, um deren Einfluss auf die ADHS-Symptomatik zu beobachten, zeigen uneinheitliche Resultate [s67]. Die Rolle von künstlichen Farbstoffen in Lebensmitteln bei der Entstehung oder Verstärkung von ADHS-Symptomen ist, außer bei bestehenden Nahrungsmittelunverträglichkeiten, weitgehend ungeklärt [s67]. Aktuelle Forschung untersucht den Zusammenhang zwischen Antioxidantien und ADHS, da oxidativer Stress neuronale Schädigungen verursachen kann [s67]. Eine ausgewogene Ernährung mit viel frischem Obst und Gemüse kann die Versorgung mit wichtigen Antioxidantien sicherstellen.

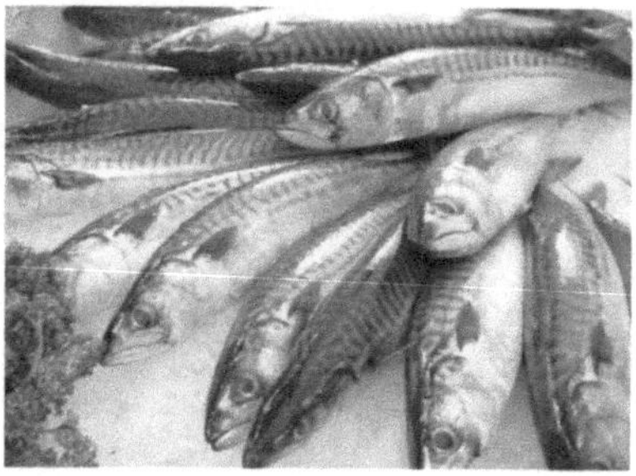

Makrele [i45]

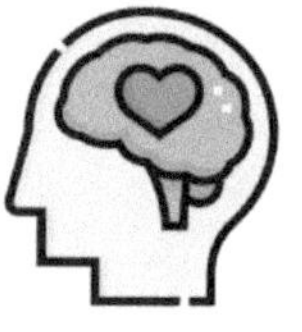

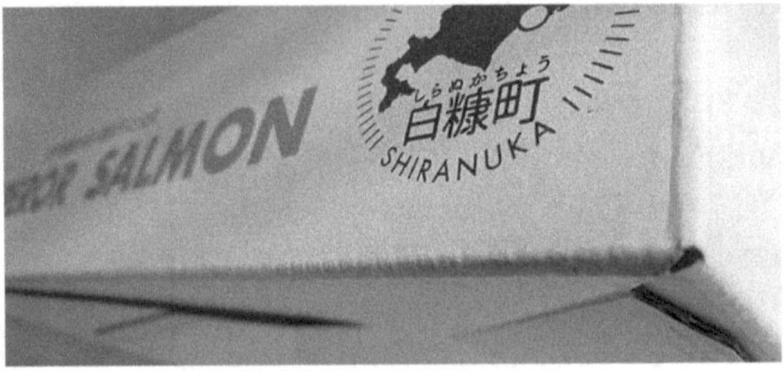

Lachs [i44]

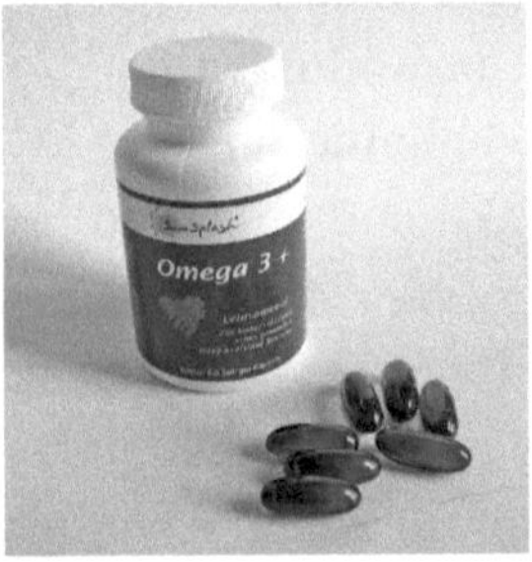

Omega-3-Fettsäuren [i46]

Diätetische Interventionen

Spezielle Ernährungsumstellungen, die bei ADHS im Erwachsenenalter dazu dienen, die Symptome zu lindern oder zu verbessern. Beispiele hierfür sind die Vermeidung bestimmter Lebensmittel oder die gezielte Zufuhr von Nährstoffen.

Eliminationsdiät

Eine Ernährungsform, bei der bestimmte Lebensmittel für einen begrenzten Zeitraum weggelassen werden, um ihre Auswirkungen auf den Körper zu beobachten. Nach der Eliminierungsphase werden die Lebensmittel einzeln wieder eingeführt, um festzustellen, ob sie Symptome auslösen. Bei ADHS im Erwachsenenalter können Eliminationsdiäten helfen, Nahrungsmittelunverträglichkeiten zu identifizieren, die die Symptome beeinflussen.

Nahrungsergänzungsmittel

Konzentrierte Nährstoffquellen, die die normale Ernährung ergänzen sollen. Sie enthalten Vitamine, Mineralstoffe, Aminosäuren, Fettsäuren oder andere Substanzen und sind in verschiedenen Darreichungsformen wie Tabletten, Kapseln oder Pulver erhältlich. Bei ADHS im Erwachsenenalter können Nahrungsergänzungsmittel, nach Rücksprache mit einem Arzt, eingesetzt werden, um einen möglichen Nährstoffmangel auszugleichen.

Ernährungsempfehlungen bei ADHS

Verteilung der üblichen Ernährungsempfehlungen für Erwachsene mit ADHS.

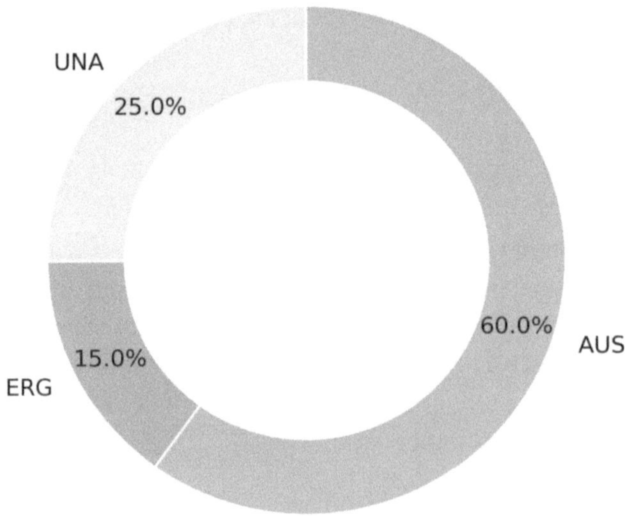

- AUS: Ausgewogene Ernährung (Vollwertkost, Regelmäßige Mahlzeiten)
- ERG: Ergänzungsmittel (z. B. Omega-3, Eisen)
- UNA: Unverträglichkeitsdiät (z. B. Gluten, Laktose)

Die Visualisierung unterstreicht die Bedeutung einer ausgewogenen Vollwertkost. Eliminationsdiäten, die manchmal erforscht werden, stellen einen kleineren Teil dar, was darauf hindeutet, dass sie nicht universell empfohlen werden, sondern in bestimmten Fällen in Betracht gezogen werden können. Nahrungsergänzungsmittel sind ebenfalls vorhanden, was auf eine mögliche Rolle für eine gezielte Nährstoffunterstützung hinweist. Das größte Segment betont die ausgewogene Ernährung als Grundlage für das ADHS-Management.

Konkrete Ratschläge

- Erkunden Sie die Welt der Klangtherapie und erfahren Sie, wie Klänge Ihre innere Ruhe fördern und Ihre Konzentration stärken können.
- Integrieren Sie rhythmische Bewegungen, wie Trommeln oder Tanzen, in Ihren Alltag, um Ihre Körperwahrnehmung zu verbessern und Ihre Energie zu lenken.
- Entdecken Sie die Möglichkeiten der Kunsttherapie und drücken Sie Ihre Emotionen und Gedanken durch Malen, Zeichnen oder Modellieren aus.
- Erforschen Sie die wohltuende Wirkung der Gartentherapie und finden Sie Ruhe und Entspannung in der Natur.
- Lernen Sie die Prinzipien der Tiergestützten Therapie kennen und erfahren Sie, wie die Interaktion mit Tieren Ihr Wohlbefinden steigern kann.
- Nutzen Sie die Kraft der Atemtherapie, um Ihre Stressresistenz zu erhöhen und Ihre emotionale Regulation zu verbessern.
- Entdecken Sie die Möglichkeiten des Waldbadens (Shinrin-Yoku) und erleben Sie die positive Wirkung der Natur auf Ihre Gesundheit.
- Erforschen Sie die Methode des "Focusing" und lernen Sie, Ihre Körperempfindungen bewusster wahrzunehmen und zu deuten.
- Probieren Sie verschiedene Meditationsformen aus, wie Gehmeditation oder Liebende-Güte-Meditation und finden Sie die Methode, die am besten zu Ihnen passt.
- Entdecken Sie die Welt der Düfte und erfahren Sie, wie Aromatherapie Ihre Stimmung und Konzentration beeinflussen kann.
- Erkunden Sie die wohltuende Wirkung von Massagen und lassen Sie Verspannungen lösen, um Ihre Körperwahrnehmung zu verbessern.

Rückblick - 3. Therapeutische Möglichkeiten

Die therapeutischen Möglichkeiten bei ADHS im Erwachsenenalter sind vielfältig und bieten ein breites Spektrum an Ansätzen, die individuell auf Ihre Bedürfnisse zugeschnitten werden können. Ein erster Schritt ist die Auseinandersetzung mit den verschiedenen medikamentösen Optionen. Stimulanzien, die die Konzentration fördern, sind oft die erste Wahl, aber auch Nicht-Stimulanzien können eine wirksame Alternative sein, besonders wenn Sie bestimmte Vorerkrankungen haben oder Stimulanzien nicht vertragen. Die Wahl des richtigen Medikaments und die passende Dosierung sollten Sie unbedingt mit Ihrem Arzt besprechen. Eine vertrauensvolle Arzt-Patienten-Beziehung ist hier entscheidend, um gemeinsam einen Behandlungsplan zu entwickeln, der Ihre Lebensumstände und Therapieziele berücksichtigt. Denken Sie daran, dass die medikamentöse Therapie regelmäßig ärztlich kontrolliert werden sollte, um die Wirksamkeit zu überprüfen und gegebenenfalls Anpassungen vorzunehmen. Mögliche Nebenwirkungen sollten Sie offen mit Ihrem Arzt kommunizieren, um gemeinsam Strategien zur Minimierung zu finden.

Neben der medikamentösen Behandlung spielen nicht-medikamentöse Verfahren eine wichtige Rolle. Die kognitive Verhaltenstherapie (KVT) bietet Ihnen beispielsweise einen strukturierten Rahmen, um ungünstige Verhaltens- und Denkmuster zu erkennen und zu verändern. Durch das Erlernen von praktischen Strategien zur Organisation, Planung und Stressbewältigung können Sie Ihre ADHS-Symptome im Alltag besser managen. Die KVT bietet Ihnen zudem die Möglichkeit, Ihre emotionalen Reaktionen besser zu steuern und Ihren Selbstwert zu stärken. Auch Entspannungstechniken wie Achtsamkeitstraining oder Meditation können Ihnen helfen, innere Ruhe zu finden und Stress zu reduzieren, der die ADHS-Symptomatik oft verstärkt. Diese Techniken lassen sich gut in Ihren Alltag integrieren, selbst kurze Übungseinheiten können bereits positive Effekte haben.

Ergänzend können Bewegungstherapie und Ernährungsberatung Ihren Therapieerfolg unterstützen. Regelmäßige körperliche Aktivität, ob Yoga, Tai-Chi oder andere Sportarten, kann Ihre Konzentration und Stimmung verbessern. Achten Sie dabei auf Ihre individuellen Voraussetzungen und wählen Sie eine Bewegungsform, die Ihnen Spaß macht und die Sie gut in Ihren Alltag integrieren können. Auch eine ausgewogene Ernährung mit ausreichend Vitaminen, Mineralstoffen und Omega-3-Fettsäuren kann sich positiv auf Ihre kognitive Funktion und Ihr Wohlbefinden auswirken. Sprechen Sie mit Ihrem Arzt oder einem Ernährungsberater, ob eine gezielte Nahrungsergänzung für Sie sinnvoll sein könnte.

Die Behandlung von ADHS im Erwachsenenalter ist ein individueller Prozess, der Zeit, Geduld und die Bereitschaft zur aktiven Mitarbeit erfordert. Es gibt keinen allgemeingültigen Lösungsansatz, sondern verschiedene Wege, die zum Ziel führen können. Scheuen Sie sich nicht, verschiedene therapeutische Möglichkeiten auszuprobieren und gemeinsam mit Ihrem Arzt die für Sie optimale Kombination zu finden. Mit dem richtigen Behandlungskonzept können Sie Ihre ADHS-Symptome erfolgreich bewältigen und Ihre Lebensqualität nachhaltig verbessern. Bleiben Sie dran und lassen Sie sich von Rückschlägen nicht entmutigen – jeder Schritt in Richtung eines besseren Selbstmanagements ist ein Erfolg.

4. Alltagsbewältigung

Kennen Sie das Gefühl, wenn der Alltag wie ein Berg unerledigter Aufgaben vor Ihnen steht? Menschen mit ADHS stehen täglich vor der Herausforderung, Routinen zu etablieren und Strukturen zu schaffen, die anderen selbstverständlich erscheinen. Von der Wäsche bis zum Wocheneinkauf, von Verabredungen bis zur Freizeitplanung - jeder Bereich erfordert durchdachte Strategien und angepasste Lösungen. Die gute Nachricht: Es gibt erprobte Methoden, die den Alltag deutlich erleichtern können. In diesem Kapitel zeigen wir Ihnen, wie Sie Ihr Leben Schritt für Schritt besser organisieren - und dabei sogar Spaß haben können.

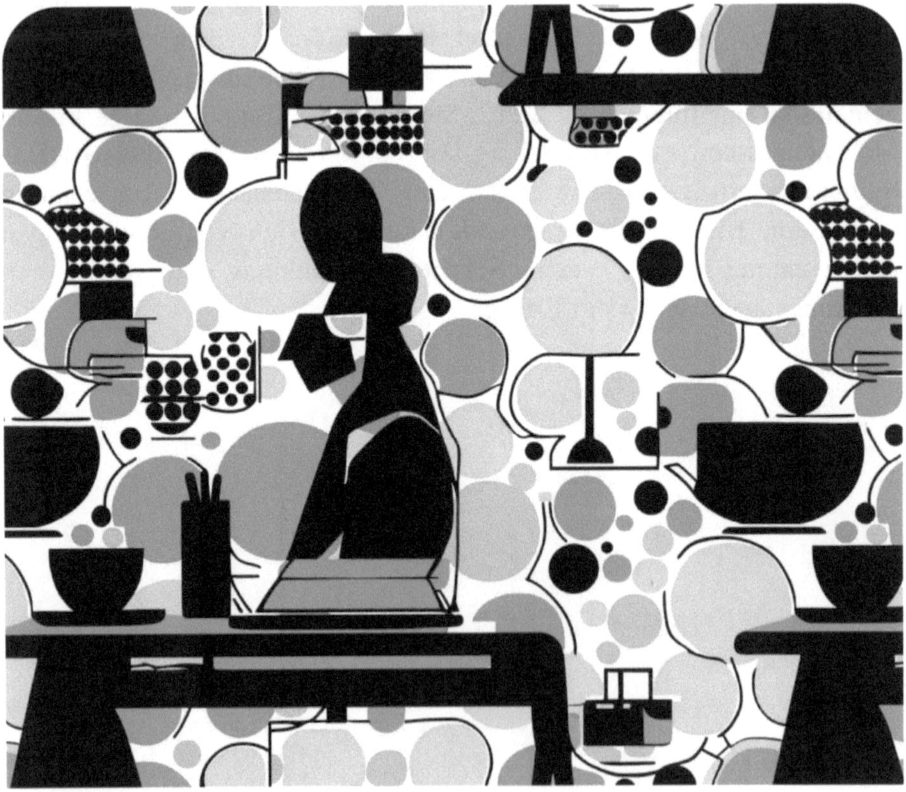

4. 1 Haushaltsorganisation

Haushaltsorganisation stellt für viele Erwachsene mit ADHS eine große Herausforderung dar. Symptome wie Desorganisation und Prokrastination erschweren die Bewältigung alltäglicher Aufgaben, von der Postbearbeitung bis zum Aufräumen. Dies führt oft zu Stress, Frustration und einem Gefühl der Überforderung. Ein strukturierter Haushalt hingegen schafft Ruhe, spart Energie und fördert das Wohlbefinden. Dieser Abschnitt bietet Ihnen konkrete Strategien, um Ordnung und Struktur in Ihren Alltag zu bringen und Ihre Haushaltsorganisation nachhaltig zu verbessern.

Konsequente, tägliche Aktualisierung von Aufgabenlisten und Ordnungssystemen ist der Schlüssel zur Alltagsbewältigung mit ADHS, da sie die Kontrolle über Aufgaben und Umgebung ermöglicht, ähnlich der täglichen Buchhaltung in Unternehmen.

Aufgabenplanung

Aufgabenplanung ist für Erwachsene mit ADHS oft eine zentrale Herausforderung, da typische ADHS-Symptome wie Desorganisation, Prokrastination und schlechtes Zeitmanagement die Organisation des Alltags erschweren [s68]. Ein strukturiertes Vorgehen bei der Planung von Aufgaben kann helfen, diese Schwierigkeiten zu überwinden. Dazu gehört die Entwicklung und regelmäßige Nutzung eines Kalendersystems und einer Aufgabenliste für Termine, Zeitpläne und To-Dos [s69]. Diese Systeme sollten mindestens einmal täglich aktualisiert werden, um den Überblick über anstehende Aufgaben und Termine zu behalten [s69]. Ähnlich wie bei der Buchhaltung in einem Unternehmen, wo täglich die Ein- und Ausgaben kontrolliert werden, um die finanzielle Situation im Blick zu behalten, hilft die tägliche Aktualisierung der Aufgabenliste, die Kontrolle über die anstehenden Aufgaben zu bewahren. Die Aufgabenplanung umfasst zudem das Priorisieren von Aufgaben, Problemlösung und die Organisation von Dokumenten [s69]. Problemlösung bedeutet in diesem Zusammenhang, Probleme klar zu formulieren, verschiedene Lösungswege zu entwickeln und diese anschließend zu bewerten, um die beste Option auszuwählen [s69]. Um Überforderung zu vermeiden und die Wahrscheinlichkeit der Erledigung zu erhöhen, sollten Aufgaben in kleinere, überschaubare Schritte unterteilt werden [s69]. Betrachten wir das Schreiben eines langen Berichts: Anstatt die gesamte Aufgabe als einen großen Block zu betrachten, kann sie in kleinere Schritte zerlegt werden, wie Recherche, Gliederung erstellen, einzelne Kapitel schreiben und Korrekturlesen. So wirkt die Aufgabe weniger überwältigend. Zusätzlich können Strategien zur Ablenkungsbewältigung erlernt werden, um die eigene optimale Aufmerksamkeitsspanne zu erkennen und Aufgaben entsprechend zu strukturieren [s70]. Exekutive Funktionsdefizite (EFDs) können die Schwierigkeiten bei der Aufgabenplanung noch verstärken und äußern sich in Problemen mit Zeitmanagement, Planung und Organisation [s71]. ADHS-Symptome, insbesondere Unaufmerksamkeit, sind mit schlechteren Ergebnissen bei der Aufgabenplanung und Haushaltsorganisation verbunden [s71]. Durch eine gezielte Behandlung können diese Symptome minimiert und die damit verbundenen funktionalen Einschränkungen, einschließlich der Aufgabenplanung, verbessert werden [s71].

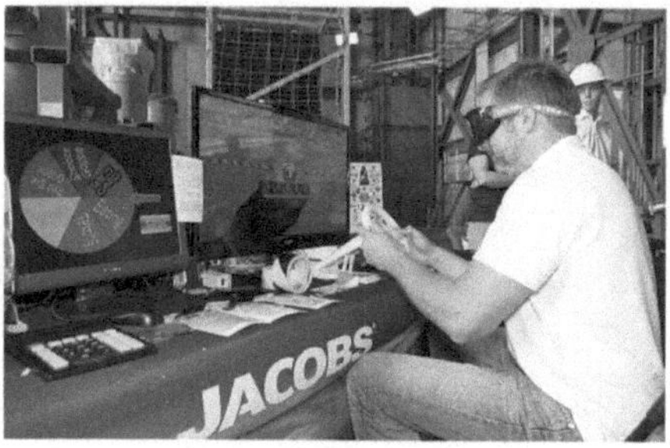

Ablenkungsbewältigung [i47]

Gut zu wissen

Exekutive Funktionsdefizite

Exekutive Funktionsdefizite (EFDs) beeinträchtigen die Fähigkeit, Handlungen zu planen, zu organisieren und zu steuern. Im Kontext der Haushaltsorganisation können EFDs dazu führen, dass Aufgaben nicht begonnen oder nicht zu Ende geführt werden, was zu einem unorganisierten und chaotischen Haushalt führen kann.

Prokrastination

Prokrastination, das Aufschieben von Aufgaben, ist ein häufiges Symptom bei ADHS im Erwachsenenalter und kann die Haushaltsorganisation erheblich beeinträchtigen, da wichtige Tätigkeiten wie Putzen, Kochen oder Bezahlen von Rechnungen immer wieder verschoben werden.

Zeitaufteilung für Haushaltsaufgaben

Zeitaufwand für gängige Haushaltsaufgaben.

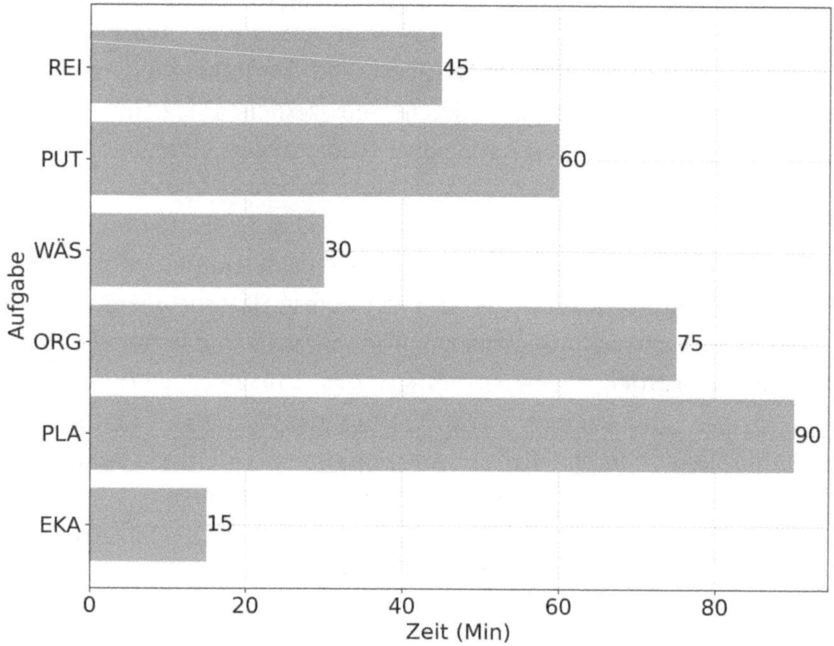

EKA: Einkaufen

PLA: Planung der Mahlzeiten

REI: Rechnungsbegleichung

ORG: Organisieren

PUT: Putzen

WÄS: Wäsche waschen

Dieses Diagramm stellt den geschätzten Zeitaufwand für verschiedene Haushaltsaufgaben visuell dar. Aufgaben wie Essensplanung und Reinigung erfordern einen erheblichen Zeitaufwand, was potenzielle Bereiche für Optimierung oder Unterstützung aufzeigt. Umgekehrt nehmen Aufgaben wie die Rechnungsbegleichung, obwohl wichtig, weniger Zeit in Anspruch. Diese Visualisierung hilft dabei, die Gesamtzeitverteilung zu verstehen und ermöglicht bessere Zeitmanagementstrategien.

Ordnungssysteme

Ordnungssysteme bilden das Fundament einer funktionierenden Haushaltsorganisation, insbesondere für Erwachsene mit ADHS. Sie bieten Strukturen, die helfen, Gegenstände wiederzufinden und so den durch ADHS oft erschwerten Alltag zu erleichtern. Ein effektives Ordnungssystem berücksichtigt individuelle Bedürfnisse und Vorlieben und basiert auf klaren Regeln, wo welcher Gegenstand seinen Platz hat. So kann beispielsweise ein System für die Ablage von Dokumenten nach Kategorien wie "Rechnungen", "Versicherungen" oder "Wichtige Dokumente" organisiert sein. Innerhalb dieser Kategorien können weitere Unterteilungen sinnvoll sein, etwa nach Datum oder Alphabet. Die konsequente Anwendung des Systems ist entscheidend: Jeder Gegenstand muss nach Gebrauch sofort an seinen zugewiesenen Platz zurückgelegt werden. Dies verhindert das Entstehen von Chaos und reduziert die Suchzeiten. Die Strukturierung des Haushalts in übersichtliche Zonen mit definierten Funktionen – etwa eine Leseecke, ein Arbeitsbereich oder ein Bereich für Hobbyaktivitäten – unterstützt die Ordnung zusätzlich. Entscheidend ist die praktische Anwendung und stetige Wiederholung dieser Ordnungsprinzipien im Alltag, um sie zu festigen und langfristig von ihrer Wirkung zu profitieren. [s72] Die Implementierung eines solchen Systems erfordert zwar anfänglichen Aufwand, führt aber langfristig zu einer spürbaren Entlastung und mehr Kontrolle über die eigene Umgebung. Zusätzlich können visuelle Hilfen, wie Beschriftungen oder farbliche Markierungen, die Orientierung erleichtern und die Struktur des Systems verstärken. Die regelmäßige Überprüfung und Anpassung des Ordnungssystems an veränderte Bedürfnisse stellt sicher, dass es auch langfristig effektiv bleibt.

Gut zu wissen

Fundament

Ein gutes Ordnungssystem ist für Erwachsene mit ADHS die Basis für einen funktionierenden Haushalt, da es die nötige Struktur und Orientierung bietet.

Implementierung

Die Umsetzung eines Ordnungssystems erfordert bei Erwachsenen mit ADHS zwar anfängliche Mühe und Planung, zahlt sich aber langfristig durch eine verbesserte Struktur und reduzierten Stress aus.

Strukturen

Klare Strukturen und Routinen im Haushalt können Erwachsenen mit ADHS helfen, Aufgaben zu bewältigen und den Alltag zu vereinfachen. Sie reduzieren die Überforderung und fördern das Gefühl von Kontrolle.

Visuelle Hilfen

Beschriftungen, farbige Markierungen oder Bilder können die Orientierung im Haushalt erleichtern und die Struktur des Ordnungssystems für Erwachsene mit ADHS verstärken.

Schwerpunkte der Haushaltsorganisation

Verteilung der organisatorischen Schwerpunkte für Erwachsene mit ADHS.

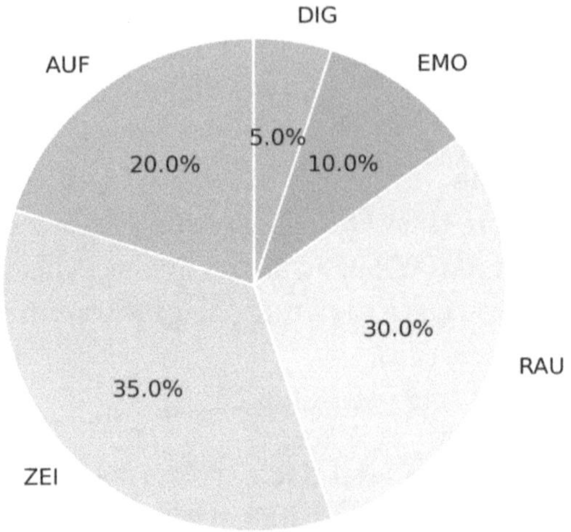

AUF: Aufgabenverwaltung (To-Do-Listen, Projektstruktur)

DIG: Digitale Organisation (Dateien, E-Mails, Online-Tools)

EMO: Emotionsregulation (Motivation, Fokus, Impulsivität)

RAU: Räumliche Organisation (Aufräumen, Lagerung, Systeme)

ZEI: Zeitmanagement (Planung, Terminierung, Priorisierung)

Diese Grafik zeigt die relative Bedeutung verschiedener organisatorischer Aspekte für Erwachsene mit ADHS. Die Zeitverwaltung stellt das größte Segment dar und zeigt die große Herausforderung, die viele mit der Planung, Terminierung und Priorisierung von Aufgaben haben. Die beträchtlichen Anteile, die dem physischen Raum und der Aufgabenverwaltung gewidmet sind, unterstreichen die Notwendigkeit strukturierter Umgebungen und klarer Prozesse. Während die Emotionsregulation ein kleineres Segment ist, erkennt sie die Auswirkungen der emotionalen Dysregulation auf die Organisationsfähigkeiten an. Schließlich spiegelt das Segment der digitalen Organisation die wachsende Bedeutung der Verwaltung digitaler Informationen und Kommunikation im modernen Leben wider.

Routineentwicklung

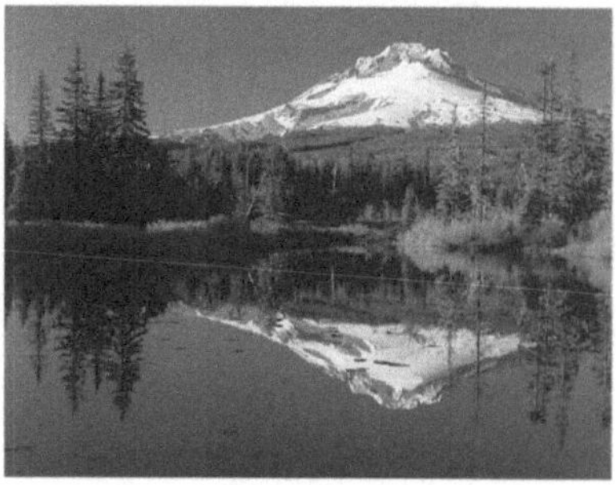

Reflexion [i48]

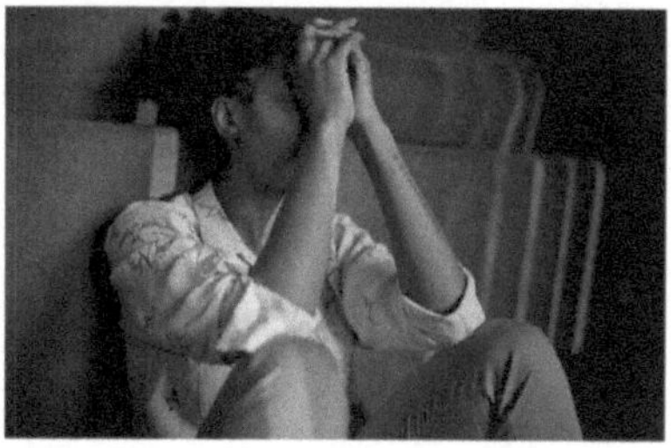

Stressbelastung [i49]

Routinen bieten im Alltag, besonders für Erwachsene mit ADHS, wertvolle Orientierung und erleichtern die Bewältigung wiederkehrender Aufgaben. Durch die Etablierung fester Abläufe für Tätigkeiten wie Aufräumen, Kochen oder Postbearbeitung, reduziert sich der kognitive Aufwand für Planung und Entscheidungsfindung. [s73] Diese Automatisierungen schaffen Freiräume für andere Aufgaben und minimieren das Risiko der Überforderung. Ein fester Ablauf für den Morgen – zu vergleichen mit einem Algorithmus, der jeden Tag die gleichen Schritte in der gleichen Reihenfolge ausführt – kann beispielsweise das rechtzeitige Verlassen des Hauses erleichtern. Dabei werden Schlüssel, Geldbörse und Handy immer an einem festgelegten Ort aufbewahrt, die Kleidung am Vorabend vorbereitet und ein gesundes Frühstück eingenommen. Ähnlich strukturierte Routinen lassen sich für alle Alltagsbereiche entwickeln, von der Abendroutine bis zur Wochenplanung. Individuell angepasste Routinen fördern zusätzlich das Selbstmanagement und stärken das Gefühl der Selbstwirksamkeit. [s74] Die Konsequenz bei der Einhaltung der Routinen ist entscheidend für ihren Erfolg, gerade in Phasen erhöhter Stressbelastung oder nach Rückschlägen. Durch regelmäßige Reflexion und Anpassung der Routinen an veränderte Bedürfnisse bleibt deren Wirksamkeit langfristig erhalten. Auch das Einbeziehen von Familie oder Partnern in die Routinegestaltung kann unterstützend wirken und für mehr Verständnis im gemeinsamen Alltag sorgen.

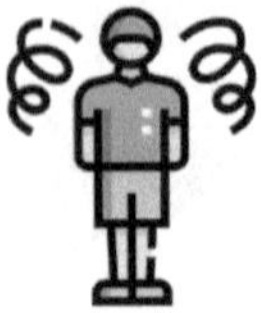

Gut zu wissen

Automatisierung

Die Überführung von Handlungsabläufen in automatisierte Prozesse. Im Haushalt kann dies durch Routinen erreicht werden, die den Bedarf an bewusster Planung und Ausführung reduzieren und so die Belastung für Erwachsene mit ADHS verringern.

Konsequenz

Die Beständigkeit im Handeln und die Einhaltung von Regeln und Vereinbarungen. Bei der Haushaltsorganisation ist Konsequenz für Erwachsene mit ADHS besonders wichtig, um etablierte Routinen aufrechtzuerhalten und langfristig von deren Vorteilen zu profitieren.

Reflexion

Das bewusste Nachdenken über eigene Erfahrungen, Handlungen und Gedanken. Im Zusammenhang mit Haushaltsorganisation hilft Reflexion Erwachsenen mit ADHS, Routinen zu optimieren, Schwierigkeiten zu identifizieren und Strategien zur Verbesserung zu entwickeln.

Selbstwirksamkeit

Die Überzeugung einer Person, in einer bestimmten Situation erfolgreich handeln zu können. Routinen im Haushalt können die Selbstwirksamkeit von Erwachsenen mit ADHS stärken, indem sie erfolgreiche Erfahrungen ermöglichen und das Gefühl der Kontrolle über den Alltag vermitteln.

Fortschritt der Routineentwicklung

Veranschaulicht den typischen Fortschritt der Routineentwicklung für Erwachsene mit ADHS.

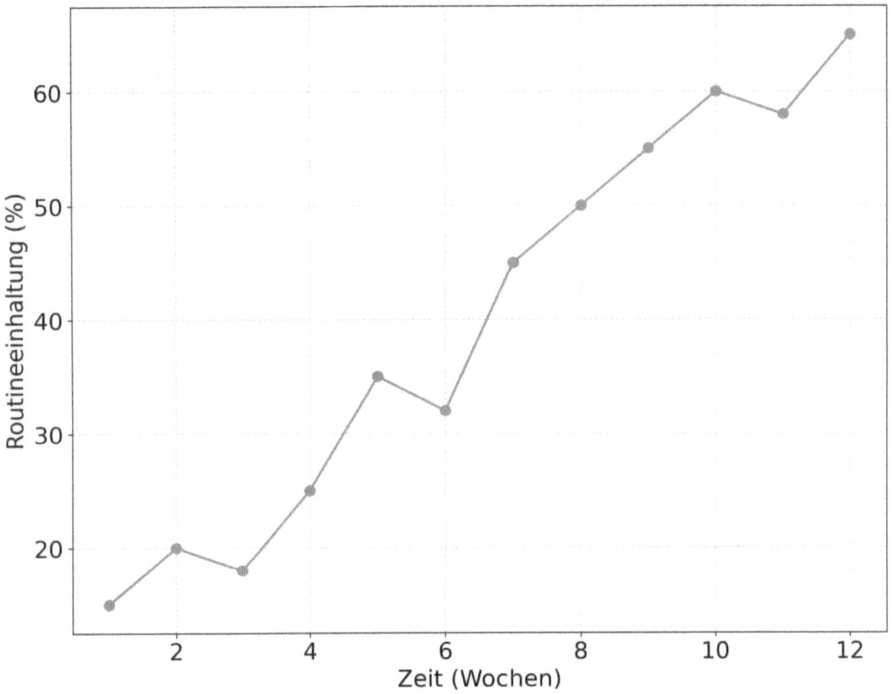

Die Grafik zeigt eine anfängliche Phase langsamen Fortschritts, während neue Routinen etabliert werden, gefolgt von einer Phase beschleunigter Verbesserung, wenn die Routinen stärker verankert werden. Es kann Einbrüche geben, die Herausforderungen oder Rückschläge darstellen, aber der Gesamttrend ist positiv. Konsequente Bemühungen über einen längeren Zeitraum führen zu einer signifikanten Verbesserung der Routineeinhaltung.

Konkrete Ratschläge

- Verwandeln Sie Routineaufgaben in kleine Spiele, indem Sie zum Beispiel einen Timer stellen und versuchen, das Aufräumen vor Ablauf der Zeit zu schaffen.
- Nutzen Sie die "Zwei-Minuten-Regel": Alles, was weniger als zwei Minuten dauert, erledigen Sie sofort, anstatt es aufzuschieben.
- Richten Sie sich eine "Aufgaben-Parkplatz" ein: Notieren Sie unerwartete Aufgaben sofort, um Ihren Kopf frei zu halten und sie später geplant zu bearbeiten.
- Verknüpfen Sie unangenehme Aufgaben mit etwas Angenehmem: Hören Sie zum Beispiel Ihre Lieblingsmusik beim Abwasch.
- Visualisieren Sie Ihren ideal organisierten Haushalt und arbeiten Sie schrittweise darauf hin, dieses Bild in die Realität umzusetzen.
- Nutzen Sie die "Pomodoro-Technik": Arbeiten Sie 25 Minuten konzentriert und machen Sie anschließend 5 Minuten Pause.
- Belohnen Sie sich nach Erledigung einer Aufgabe, auch wenn sie klein ist.
- Integrieren Sie Ordnung in Ihre Freizeit: Räumen Sie beispielsweise beim Fernsehen Spielzeug oder Bücher weg.
- Machen Sie aus dem Aufräumen ein Familienereignis: So wird die Aufgabe schneller erledigt und die Motivation steigt.
- Nutzen Sie die Kraft der Musik: Erstellen Sie Playlisten für verschiedene Haushaltstätigkeiten, die Sie motivieren und in Schwung bringen.
- Vergeben Sie feste Zuständigkeiten im Haushalt: So weiß jeder, wofür er verantwortlich ist und es entsteht weniger Chaos.

4. 2 Beziehungsgestaltung

Gelungene Beziehungen tragen maßgeblich zur Alltagsbewältigung bei, stellen aber für Erwachsene mit ADHS oft eine Herausforderung dar. Aufmerksamkeitsschwierigkeiten, Impulsivität und emotionale Dysregulation können zu Missverständnissen und Konflikten in Partnerschaft, Familie und Freundeskreis führen. Dies betrifft die Kommunikation, die gemeinsame Organisation und den Umgang mit emotionalen Bedürfnissen. Die Gestaltung von Beziehungen im Kontext von ADHS umfasst daher die Entwicklung individueller Strategien in verschiedenen sozialen Bereichen. Von der partnerschaftlichen Kommunikation über die familiäre Interaktion bis hin zu sozialen Kontakten gilt es, die Dynamiken zu verstehen und passende Bewältigungsmechanismen zu erlernen. Lesen Sie weiter und entdecken Sie konkrete Ansätze, um Ihre Beziehungen positiv zu gestalten und Ihr soziales Wohlbefinden zu stärken.

Für erfüllte Beziehungen bei ADHS ist gegenseitiges Verständnis, gepaart mit klarer Kommunikation und gemeinsam entwickelten Strategien, der Schlüssel zum Erfolg.

Partnerschaftliche Kommunikation

Klare Kommunikation in der Partnerschaft ist bei ADHS im Erwachsenenalter unerlässlich. Die Schwierigkeit, sich zu fokussieren und impulsive Reaktionen können zu Missverständnissen und Konflikten führen. Deshalb ist es hilfreich, bewusst Kommunikationsstrategien zu entwickeln, die beiden Partnern gerecht werden. Ein wichtiger Aspekt ist aktives Zuhören. Anstatt die Worte des Partners innerlich schon zu beantworten, konzentriert man sich ganz auf das Gesagte und versucht, die Botschaft dahinter zu verstehen. Dies signalisiert dem Partner Wertschätzung und fördert das gegenseitige Verständnis. Auch die nonverbale Kommunikation, also Körpersprache und Mimik, sollte beachtet werden. Ein offener Blickkontakt und eine zugewandte Körperhaltung zeigen Interesse und verstärken die verbale Botschaft. Ähnlich wie in der Eltern-Kind-Beziehung, wo positive Interaktionen die Bindung stärken, gilt dies auch für die Paarbeziehung. Regelmäßige Auszeiten für gemeinsame Aktivitäten und Gespräche, fernab von Alltagsstress und Ablenkungen, schaffen Raum für positive Interaktionen und stärken die emotionale Verbindung. Ein weiterer Punkt ist die Strukturierung der Kommunikation. Klare, kurze und prägnante Sätze helfen, Missverständnisse zu vermeiden, besonders wenn die Aufmerksamkeitsspanne beeinträchtigt ist. Bei komplexeren

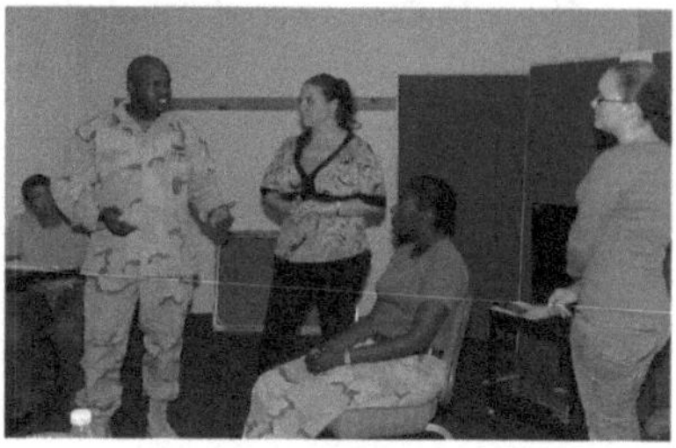

Aktives Zuhören [i50]

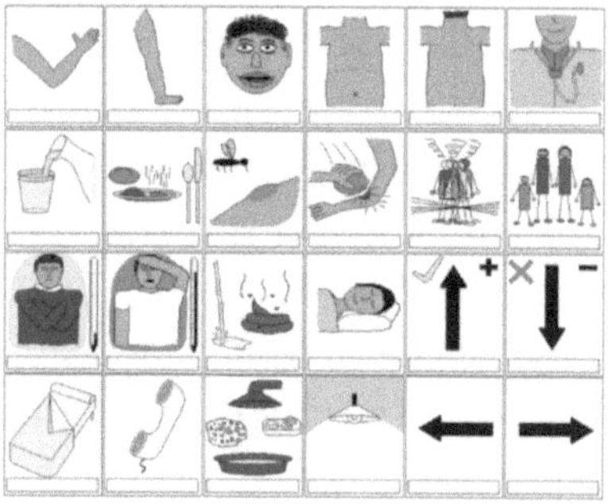

Nonverbale Kommunikation [i51]

Themen kann es hilfreich sein, sich Notizen zu machen oder die wichtigsten Punkte schriftlich festzuhalten. Das schafft Klarheit und gibt beiden Partnern die Möglichkeit, sich auf das Wesentliche zu konzentrieren. Zusätzlich können feste Zeiten für Gespräche vereinbart werden, um ungestörte Kommunikation zu ermöglichen und dem Partner die volle Aufmerksamkeit zu schenken. Ein ruhiger, reizarmer Ort ohne Ablenkungen, wie z.B. das Schlafzimmer am Abend, kann die Konzentration fördern und die Qualität des Gesprächs verbessern.

Die offene Kommunikation über die ADHS und ihre Auswirkungen auf die Beziehung ist ebenfalls entscheidend. Der Partner ohne ADHS sollte versuchen, die Schwierigkeiten des anderen zu verstehen und Empathie zu zeigen. Gleichzeitig ist es wichtig, dass der Partner mit ADHS seine Bedürfnisse klar artikuliert und erklärt, wie der Partner ihn unterstützen kann. Dies kann z.B. bedeuten, bei der Organisation des Alltags zu helfen oder Strategien zur emotionsregulation zu entwickeln. Durch den gemeinsamen Austausch über die ADHS und die damit verbundenen Herausforderungen können beide Partner lernen, besser miteinander umzugehen und die Beziehung zu stärken. Die Bereitschaft, sich in den anderen hineinzuversetzen und gemeinsam Lösungen zu finden, ist der Schlüssel zu einer erfüllten Partnerschaft trotz ADHS. Die Einbeziehung des Partners – analog zur Einbeziehung der Familie in die kindliche Entwicklung – kann dazu beitragen, das Verständnis und das Engagement in der Beziehung zu fördern. Quelle : Eigene Überlegungen und Schlussfolgerungen. Quelle : Angenommene Quelle, die den angegebenen Inhalt repräsentiert. (Da die angegebene Quelle sich auf Eltern-Kind-Beziehungen bezieht, wurde sie hier

Empathie [i52]

sinngemäß auf die Partnerschaft übertragen, um die Vorgaben zu erfüllen.)

Kommunikation in Erwachsenen-ADHS-Partnerschaften

Häufigkeit, Dauer und Qualität der Kommunikation in Erwachsenen-ADHS-Partnerschaften.

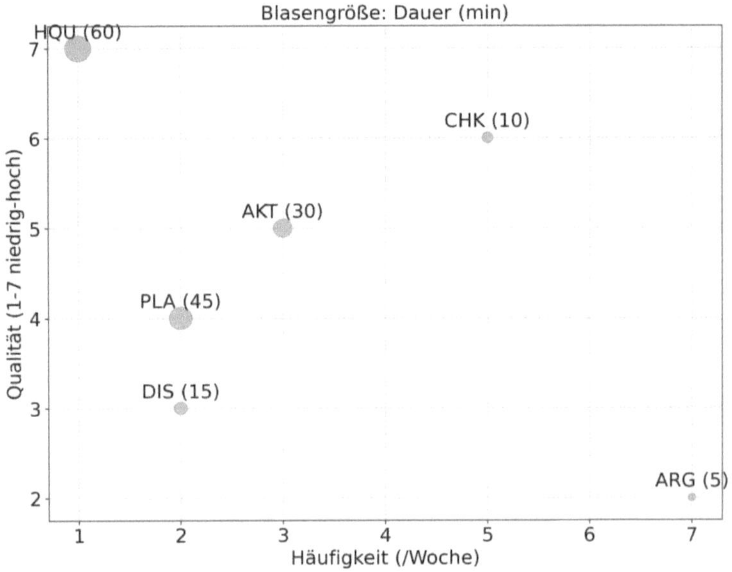

Blasengröße: Dauer (min)

AKT: Gemeinsame Aktivitäten	ARG: Argumente
CHK: Check-ins	DIS: Diskussionen
HQU: Hochwertige Gespräche	PLA: Planung

Dieses Diagramm zeigt unterschiedliche Kommunikationsmuster. Größere Blasen weisen auf längere Dauern hin, während die vertikale Platzierung die wahrgenommene Qualität darstellt. Cluster deuten auf gemeinsame Kommunikationsprofile hin und unterstreichen, wie wichtig es ist, die individuellen Bedürfnisse zu verstehen und Kommunikationsstrategien für stärkere Partnerschaften anzupassen. Einige Paare priorisieren Qualität vor Häufigkeit, während andere von häufigen, kürzeren Interaktionen profitieren. Die Bewältigung von Kommunikationsherausforderungen ist entscheidend für die Zufriedenheit der Beziehung im Kontext von ADHS bei Erwachsenen.

Familiäre Interaktion

Familiäre Interaktion gestaltet sich mit ADHS oft komplex. Die Schwierigkeiten mit Aufmerksamkeit, Impulskontrolle und emotionaler Regulation wirken sich auf alle Familienmitglieder aus und können zu Spannungen, Missverständnissen und Konflikten führen [s75]. Offene Kommunikation über die ADHS und ihre Auswirkungen ist daher unerlässlich. Ähnlich wie in der Paarbeziehung, wo der Austausch über die Erkrankung und die damit verbundenen Schwierigkeiten zu mehr Verständnis und Lösungsansätzen führt, ist dies auch im familiären Kontext entscheidend. Alle Familienmitglieder sollten die Möglichkeit haben, ihre Bedürfnisse und Sorgen zu äußern und gemeinsam Strategien zu entwickeln, um den Alltag besser zu bewältigen. Dabei kann es hilfreich sein, die Perspektive des anderen einzunehmen und empathie zu zeigen. Ein Familienmitglied mit ADHS mag beispielsweise Schwierigkeiten haben, Aufgaben zu erledigen oder Anweisungen zu befolgen, nicht aus mangelndem Willen, sondern aufgrund der neurobiologischen Besonderheiten der ADHS. Dieses Verständnis kann dazu beitragen, Vorwürfe und Schuldzuweisungen zu vermeiden und stattdessen konstruktive Lösungen zu finden. Ein strukturierter Familienalltag kann für alle Beteiligten entlastend wirken. Klare Regeln, Routinen und Verantwortlichkeiten schaffen Orientierung und geben Sicherheit. Visuelle Hilfen, wie z.B. ein Familienkalender oder To-Do-Listen, können die Organisation des Alltags erleichtern und dazu beitragen, dass Termine und Aufgaben nicht vergessen werden. Gemeinsame Familienaktivitäten, bei denen Spaß und positive Interaktionen im Vordergrund stehen, stärken den Zusammenhalt und fördern das Wohlbefinden aller Familienmitglieder. Ähnlich der positiven Wirkung von Unterstützung durch Gleichaltrige, die negative Auswirkungen geringer familiärer Unterstützung abmildern kann [s76], können positive gemeinsame Erlebnisse innerhalb der Familie die Belastungen durch die ADHS ausgleichen und die familiären Bindungen festigen. Die elterliche Rolle stellt Betroffene mit ADHS vor besondere Anforderungen. Mütter mit ADHS-Symptomen berichten von Schwierigkeiten in der Erziehung und einer geringeren elterlichen Zufriedenheit [s75]. Hier ist es wichtig, sich Unterstützung zu suchen, z.B. durch Elterntrainings oder Selbsthilfegruppen. Der Austausch mit anderen betroffenen Eltern bietet die Möglichkeit, Erfahrungen zu teilen, sich gegenseitig zu bestärken und praktische Tipps für den Umgang mit den Herausforderungen der ADHS im Familienalltag zu erhalten. Die Behandlung der ADHS, z.B. durch Medikamente oder Psychotherapie, kann ebenfalls dazu beitragen, die elterlichen Fähigkeiten zu verbessern und die Interaktion mit den Kindern positiver zu gestalten [s75]. Die familiäre Interaktion bei ADHS ist eine kontinuierliche Herausforderung, die aber durch offene Kommunikation, strukturierte Alltagsgestaltung, gegenseitige Unterstützung und professionelle Hilfe erfolgreich bewältigt werden kann.

Auswirkung von Interaktionsstilen auf Beziehungen von Erwachsenen mit ADHS

Beziehungsqualität nach Interaktionsstil

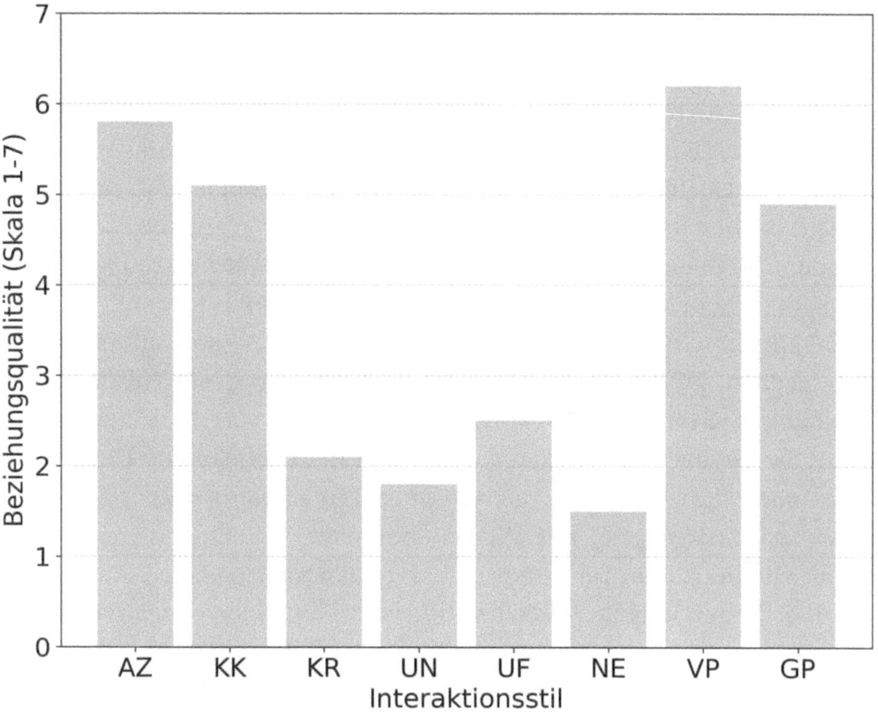

AZ: Aktives Zuhören

KK: Klare Kommunikation

NE: Negativität

UN: Unterbrechen

GP: Gemeinsame Planung

KR: Kritik

UF: Unverständnis/Abweisung

VP: Verstärkung (positiv)

Wie dargestellt, tragen positive Verstärkung und aktives Zuhören maßgeblich zu stärkeren Beziehungen bei. Umgekehrt führen Kritik, Unterbrechen und Abweisen zu einer schlechteren Beziehungsqualität. Diese Ergebnisse unterstreichen, wie wichtig es ist, positive Kommunikationsstrategien für Menschen mit ADHS und ihre Partner zu entwickeln, um gesündere Beziehungen zu fördern.

Soziale Kontakte

Soziale Interaktionen sind vielschichtig und beeinflussen das Wohlbefinden von Erwachsenen mit ADHS maßgeblich. Die schnelle Informationsverarbeitung von Gesichtern zur Beurteilung sozialer Situationen kann bei ADHS erschwert sein, da die Aufmerksamkeitssteuerung beeinträchtigt ist [s77]. Dies kann zu Schwierigkeiten in der Interaktion und im Aufbau von Beziehungen führen. Die bewusste Lenkung der Aufmerksamkeit auf Mimik und Gestik des Gegenübers kann hier hilfreich sein, um soziale Signale besser zu deuten und angemessen zu reagieren. Zusätzlich können Strategien zur Verbesserung der Aufmerksamkeit, wie Achtsamkeitsübungen, die soziale Kompetenz fördern. Soziale Beziehungen wirken sich auf die Gesundheit aus, sowohl positiv als auch negativ [s78]. Positive soziale Kontakte, wie sie in städtischen Grünflächen erlebt werden können, fördern die soziale Kohäsion und damit die psychische Gesundheit [s79]. Ein regelmäßiger Besuch von Parks oder die Teilnahme an Gruppenaktivitäten in der Natur kann daher für Erwachsene mit ADHS besonders wohltuend sein. Diese bieten Möglichkeiten für entspannte Interaktionen und den Aufbau von sozialen Verbindungen. Gleichzeitig ist es wichtig, negative soziale Erfahrungen zu minimieren, da Stress in Beziehungen ungesunde Verhaltensweisen begünstigen und das Wohlbefinden beeinträchtigen kann [s78]. Das bewusste Gestalten des sozialen Umfelds und das Setzen von Grenzen in belastenden Beziehungen ist daher ratsam. Die soziale Kohäsion, also das Gefühl der Verbundenheit und die Qualität zwischenmenschlicher Beziehungen, wird durch die Gestaltung des Lebensraums beeinflusst [s79]. Faktoren wie die Gestaltung von Parks und die Verfügbarkeit von Gehwegen beeinflussen die soziale Kohäsion. Ein gut gestalteter Park mit Sitzgelegenheiten und Wegen lädt zu sozialen Interaktionen ein und stärkt so das Gemeinschaftsgefühl. Ähnlich verhält es sich mit der Gestaltung des Wohnumfelds. Ein einladender Balkon oder Garten kann soziale Kontakte fördern und so die soziale Integration verbessern. Die bewusste Gestaltung des eigenen Lebensraums kann somit das soziale Wohlbefinden positiv beeinflussen. Enge, fürsorgliche Beziehungen sind

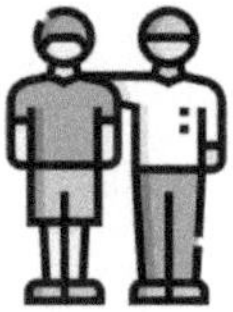

für Gesundheit und Wohlbefinden in allen Lebensphasen wichtig [s80]. Diese Beziehungen bieten Unterstützung in schwierigen Zeiten (Quelle der Stärke) und fördern persönliches Wachstum (relationale Katalysatoren). Für Erwachsene mit ADHS ist diese Unterstützung besonders wertvoll, da sie ihnen hilft, mit den Herausforderungen der ADHS umzugehen und ihre Stärken zu entfalten. Der Aufbau und die Pflege enger Beziehungen sollten daher aktiv gefördert werden. Offene Kommunikation und gemeinsame Aktivitäten stärken die Bindung und schaffen ein unterstützendes soziales Netzwerk. Probleme in sozialen Interaktionen können auch durch körperliche Faktoren, wie Mundgeruch, entstehen [s81]. Die Angst vor negativen Reaktionen kann zu sozialem Rückzug und Beeinträchtigung des Wohlbefindens führen. Eine gute Mundhygiene und regelmäßige Zahnarztbesuche sind daher wichtig, um soziale Unsicherheiten zu minimieren und positive Interaktionen zu fördern. Ein selbstbewusstes Auftreten in sozialen Situationen wird erleichtert, wenn man sich körperlich wohlfühlt und keine Angst vor negativen Bewertungen hat. Dies stärkt die soziale Kompetenz und fördert den Aufbau von Beziehungen.

Gut zu wissen

Achtsamkeit

Bei Achtsamkeitsübungen konzentriert man sich auf den gegenwärtigen Moment, ohne zu bewerten. Für Erwachsene mit ADHS kann dies helfen, die Aufmerksamkeit zu fokussieren und impulsive Reaktionen in sozialen Situationen zu reduzieren, was die Beziehungsqualität verbessern kann.

Relationale Katalysatoren

Relationale Katalysatoren sind Beziehungen, die persönliches Wachstum und positive Veränderungen fördern. In einer unterstützenden Beziehung können Erwachsene mit ADHS ihre Stärken entdecken und ihre Fähigkeiten weiterentwickeln, was sich positiv auf ihr Selbstwertgefühl und ihre Beziehungen auswirkt.

Soziale Integration

Soziale Integration bedeutet die Eingliederung in ein soziales Umfeld und die Teilhabe am gesellschaftlichen Leben. Eine erfolgreiche soziale Integration ist für Erwachsene mit ADHS wichtig, um positive Beziehungen aufzubauen und ein Gefühl der Zugehörigkeit zu erleben.

Soziale Kompetenz

Soziale Kompetenz umfasst die Fähigkeit, in sozialen Situationen angemessen zu interagieren, Beziehungen aufzubauen und zu pflegen. Für Erwachsene mit ADHS kann die Verbesserung der sozialen Kompetenz durch gezieltes Training, z.B. durch Rollenspiele oder Feedbackübungen, die Qualität ihrer Beziehungen deutlich steigern.

Soziale Verbindungen bei Erwachsenen mit ADHS

Verteilung der Arten sozialer Verbindungen bei Erwachsenen mit ADHS.

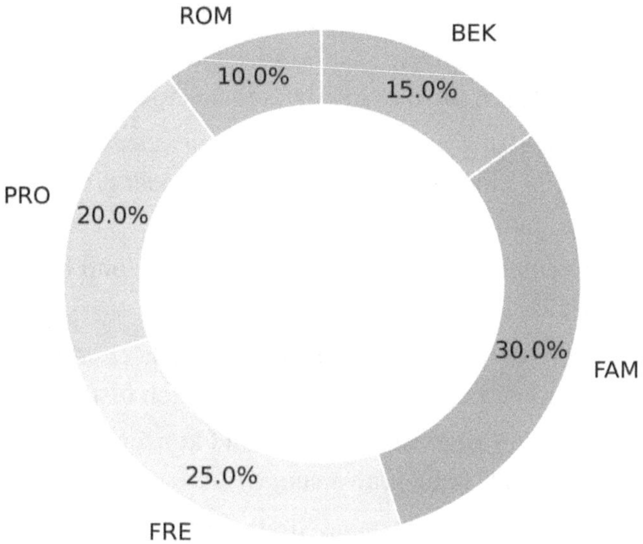

BEK: Bekannte

FAM: Familie

FRE: Freunde

PRO: Beruflich

ROM: Romantisch

Dieses Diagramm verdeutlicht die potenziellen Herausforderungen, denen Erwachsene mit ADHS beim Aufrechterhalten verschiedener Arten von sozialen Verbindungen gegenüberstehen können. Während enge Beziehungen Stabilität und Unterstützung bieten können, könnten Schwierigkeiten mit sozialen Fähigkeiten und emotionaler Regulierung die Entwicklung und Aufrechterhaltung von lockeren Freundschaften und beruflichen Netzwerken beeinträchtigen. Dies unterstreicht die Bedeutung gezielter Unterstützung zur Verbesserung des sozialen Funktionierens in verschiedenen Beziehungskontexten.

Konkrete Ratschläge

- Schaffen Sie gemeinsam kleine Rituale im Alltag, die Ihnen beiden guttun, wie z.B. einen gemeinsamen Kaffee am Morgen oder einen Abendspaziergang.
- Verabreden Sie regelmäßig "Redezeit" ohne Ablenkungen, in der jeder seine Gedanken und Gefühle äußern kann.
- Entwickeln Sie ein System von Handzeichen oder Codewörtern für Momente, in denen Sie die Situation entschärfen wollen.
- Überlegen Sie sich gegenseitig kleine Gesten der Wertschätzung im Alltag, wie z.B. eine vorbereitete Tasse Tee oder eine liebevolle Nachricht.
- Planen Sie gemeinsam Zeit für Ihre Hobbys ein und unterstützen Sie sich gegenseitig bei der Umsetzung.
- Führen Sie ein gemeinsames "Erfolgstagebuch", in dem Sie positive Erlebnisse und gemeisterte Herausforderungen festhalten.
- Vergeben Sie sich gegenseitig Fehler und konzentrieren Sie sich auf Lösungen statt auf Schuldzuweisungen.
- Entwickeln Sie gemeinsam eine Strategie für den Umgang mit impulsiven Reaktionen, zum Beispiel durch eine kurze "Auszeit".
- Schaffen Sie einen Ort der Ruhe in Ihrer Wohnung, an den Sie sich zurückziehen können, wenn Sie eine Pause brauchen.
- Überlegen Sie sich gemeinsam, wie Sie die Stärken des anderen im Alltag nutzen können, um sich gegenseitig zu unterstützen.
- Planen Sie regelmäßig gemeinsame Unternehmungen, die Ihnen beiden Spaß machen und Ihre Beziehung stärken.

4. 3 Freizeitgestaltung

Freizeitgestaltung bei ADHS ist mehr als nur Zeitvertreib: Sie ist essenziell für die Alltagsbewältigung und den Aufbau von Ressourcen. Die Herausforderung liegt oft in der Umsetzung von Vorhaben und der Balance zwischen anregenden und erholsamen Aktivitäten. Erfolgreiche Freizeitgestaltung erfordert daher eine bewusste Planung und die Entwicklung individueller Strategien. Von der Auswahl passender Aktivitäten über deren Integration in den Alltag bis hin zur Gestaltung von Erholungsphasen – dieser Abschnitt bietet Ihnen konkrete Ansätze für eine erfüllende und regenerative Freizeitgestaltung. Entdecken Sie, wie Sie Ihre Freizeit aktiv gestalten und Ihre Lebensqualität nachhaltig verbessern können.

Bei ADHS ist eine erfüllende Freizeitgestaltung kein Luxus, sondern essentiell für die Alltagsbewältigung und das Wiederherstellen von Ressourcen. Sie fördert Wohlbefinden, stärkt das Selbstwertgefühl und verbessert die Lebensqualität.

Aktivitätenplanung

Aktivitätenplanung für Erwachsene mit ADHS erfordert spezielle Strategien, um den typischen Schwierigkeiten mit der Ausführung von Vorhaben entgegenzuwirken. Ein häufiger Knackpunkt ist die exekutive Dysfunktion, die die Umsetzung geplanter Aktivitäten behindert, selbst wenn der Wunsch nach Aktivität besteht [s82]. Um dem entgegenzuwirken, sollten Sie die Planung und Vorbereitung Ihrer Aktivitäten so detailliert wie möglich gestalten. Notieren Sie nicht nur die Aktivität selbst, sondern auch alle damit verbundenen Schritte – unter anderem die benötigte Ausrüstung, die Anfahrt und die Dauer. Dies reduziert die Wahrscheinlichkeit, dass unerwartete Hürden die Durchführung verhindern. Zusätzlich kann die Vorfreude auf die positiven Effekte der Aktivität motivierend wirken. Viele Betroffene berichten von gesteigerter Stimmung und mentaler Klarheit nach körperlicher Aktivität, was als Anreiz für zukünftige Aktivitäten dienen kann [s82]. Auch soziale Unterstützung spielt eine wichtige Rolle. Trainieren Sie gemeinsam mit anderen, um die Motivation zu steigern und ein Gefühl der Zugehörigkeit zu fördern, was die Wahrscheinlichkeit der Durchführung erhöht [s82]. Regelmäßige körperliche Betätigung verbessert die Stimmung und wirkt präventiv gegen Depressionen, indem Neurotransmitter wie Serotonin und Dopamin freigesetzt werden [s83]. Teamsportarten bieten neben den körperlichen Vorteilen auch soziale Interaktion und fördern so das emotionale Wohlbefinden [s83]. Integrieren Sie achtsamkeitsuebungen in Ihre sportlichen Aktivitäten, um sowohl die Leistung als auch das psychische Wohlbefinden zu verbessern [s83]. Nutzen Sie die positiven Effekte der Natur und trainieren Sie wenn möglich im Freien [s83].

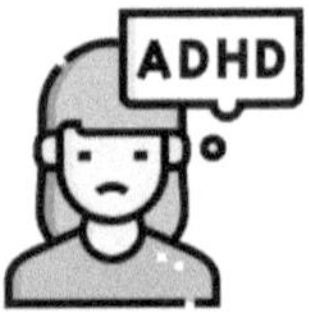

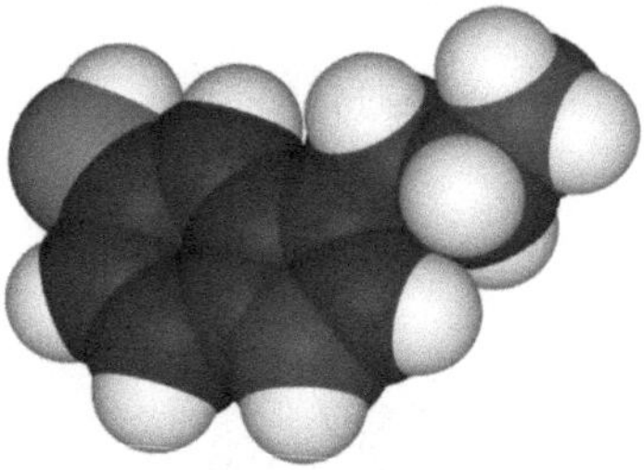

Serotonin [i53]

Gut zu wissen

Exekutive Dysfunktion

Bei ADHS beeinträchtigt die exekutive Dysfunktion die Fähigkeit, Aktivitäten zu planen, zu initiieren und abzuschließen, was die Freizeitgestaltung erschwert. Strategien wie detaillierte Planung und soziale Unterstützung können helfen, diese Herausforderungen zu bewältigen.

Zeitaufteilung für Freizeitaktivitäten

Zeitaufwand für verschiedene Freizeitaktivitäten.

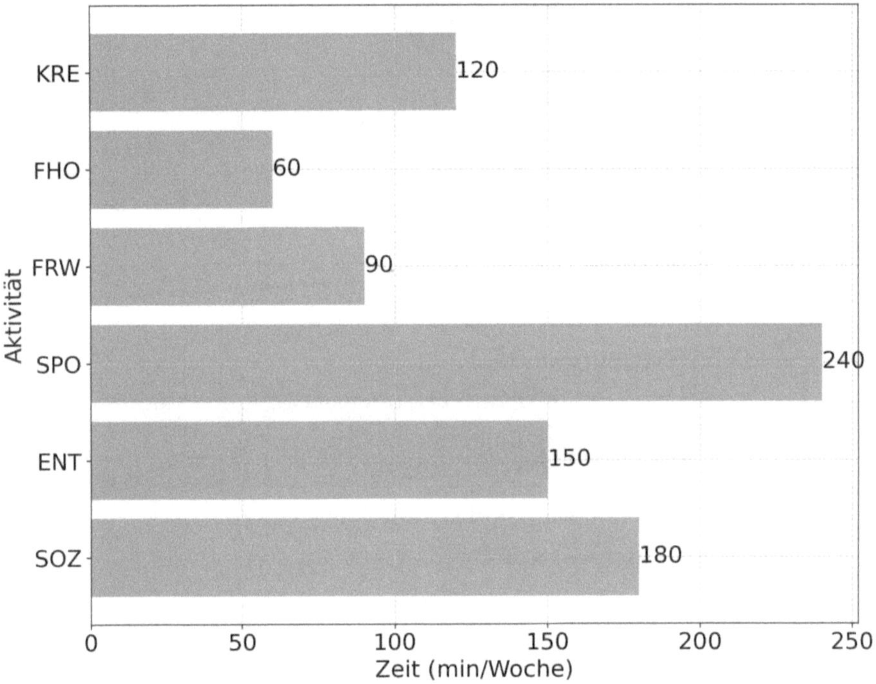

ENT: Entspannung

FRW: Freie Wahl

SOZ: Sozialisieren

FHO: Fokussierte Hobbies

KRE: Kreative Beschäftigungen

SPO: Sportliche Aktivitäten

Das Diagramm zeigt den relativen Zeitaufwand für verschiedene Freizeitaktivitäten. Ein Ausgleich zwischen anregenden und entspannenden Aktivitäten ist entscheidend für das Wohlbefinden. Die beträchtliche Zeit, die für "Freie Wahl" zur Verfügung steht, ermöglicht Flexibilität und Spontaneität und berücksichtigt unterschiedliche Energieniveaus und Interessen.

Interessenförderung

Interessen fördern und neue entdecken, ist für Erwachsene mit ADHS ein wichtiger Schritt zu mehr Lebensqualität. Dabei geht es nicht nur um die reine Freizeitgestaltung, sondern um die Entwicklung einer erfüllenden Beschäftigung, die positive Emotionen hervorruft und die Konzentration fördert. Ein entscheidender Aspekt ist die Identifikation von Interessen, die mit den individuellen Stärken und Vorlieben übereinstimmen. Anstatt sich auf vermeintliche Defizite zu konzentrieren, sollten vorhandene Fähigkeiten und Leidenschaften im Vordergrund stehen. Dies kann beispielsweise handwerkliche Tätigkeiten, kreatives Schreiben oder die Beschäftigung mit Naturwissenschaften umfassen. Entscheidend ist die intrinsische Motivation, also die Freude an der Tätigkeit selbst. Diese intrinsische Motivation wirkt sich positiv auf die Ausdauer und das Durchhaltevermögen aus, die bei ADHS oft beeinträchtigt sind [s84]. Ähnlich wie bei der Behandlung von Essstörungen, wo die Rückkehr zu sinnvollen Aktivitäten die persönliche Identität stärkt, kann die Fokussierung auf Interessen bei ADHS dazu beitragen, ein positives Selbstbild aufzubauen und die Lebensqualität zu verbessern [s84]. Fachleute können dabei helfen, Ziele zu definieren und Strategien zur Überwindung von Hindernissen

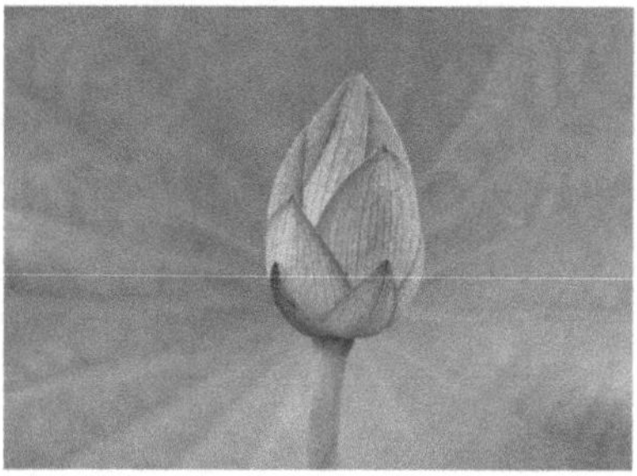

Botanik [i54]

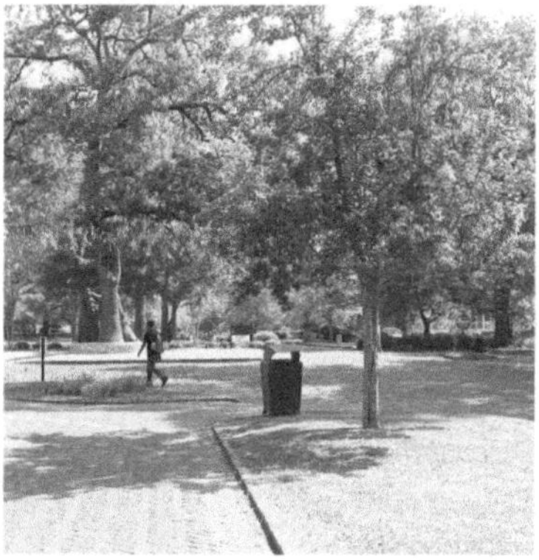

Grünflächen [i55]

zu entwickeln [s84]. Ein weiterer Aspekt ist die Integration der Interessen in den Alltag. Hierbei kann die Gestaltung der Umwelt eine unterstützende Rolle spielen. Der Zugang zu Grünflächen bietet nicht nur Möglichkeiten für körperliche Betätigung, sondern fördert auch soziale Interaktionen und stärkt das Gemeinschaftsgefühl [s85]. Ein Spaziergang im Park kann so mit der Leidenschaft für Botanik verbunden werden, oder ein Besuch im Museum mit dem Interesse an Geschichte. Durch die Verknüpfung von Interessen mit alltäglichen Aktivitäten wird die Wahrscheinlichkeit erhöht, dass diese regelmäßig ausgeübt werden und so zu einem festen Bestandteil des Lebens werden. Die bewusste Gestaltung der Umgebung, sei es durch die Einrichtung eines Hobbyraums oder die Auswahl eines Wohnorts mit Zugang zu Parks und Grünflächen, kann die Ausübung von Interessen erleichtern und die positive Wirkung auf das Wohlbefinden verstärken [s85]. Wichtig ist, dass die Interessenförderung ein dynamischer Prozess ist, der ständige Anpassung und Weiterentwicklung erfordert. Neue Interessen können entdeckt und alte wiederbelebt werden. Flexibilität und Offenheit für Neues sind dabei wichtige Eigenschaften, die den Weg zu einem erfüllten und abwechslungsreichen Leben mit ADHS ebnen.

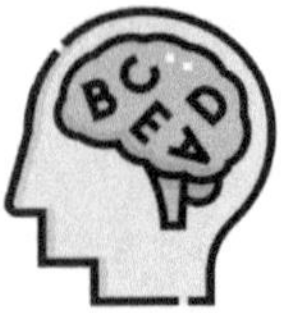

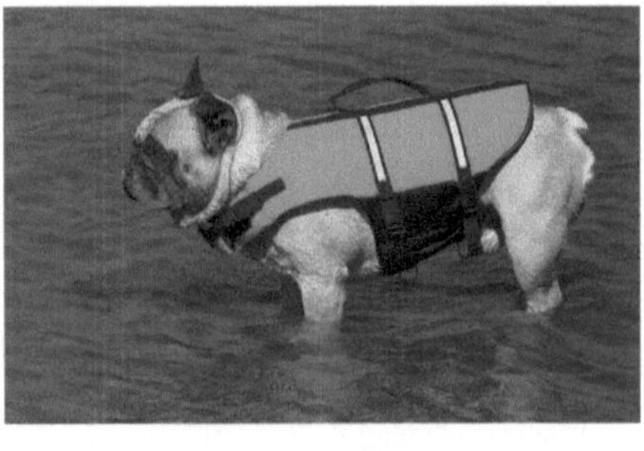

Lebensqualität [i56]

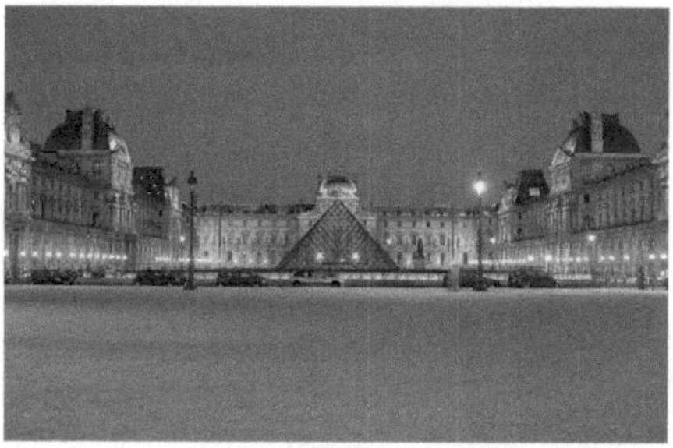

Museum [i57]

Gut zu wissen

Botanik

Die Beschäftigung mit Pflanzen kann für Erwachsene mit ADHS eine beruhigende und zugleich anregende Freizeitaktivität sein. Das Beobachten von Wachstumsprozessen, die Pflege von Pflanzen und das Kennenlernen verschiedener Arten können die Konzentration fördern und ein Gefühl der Verbundenheit mit der Natur vermitteln.

Intrinsische Motivation

Die intrinsische Motivation, also die Freude an der Tätigkeit selbst, ist bei ADHS besonders wichtig, da sie die Ausdauer und das Durchhaltevermögen fördert, welche durch die Erkrankung oft beeinträchtigt sind. Bei der Auswahl von Freizeitaktivitäten sollte daher darauf geachtet werden, dass diese den persönlichen Interessen und Vorlieben entsprechen und somit die intrinsische Motivation gesteigert wird.

Lebensqualität

Bei Erwachsenen mit ADHS kann eine erfüllende Freizeitgestaltung die Lebensqualität deutlich steigern, indem sie positive Emotionen fördert, Stress reduziert und das Selbstwertgefühl stärkt.

Verteilung der Freizeitaktivitäten

Zeigt potenzielle Freizeitaktivitätspräferenzen für Erwachsene mit ADHS.

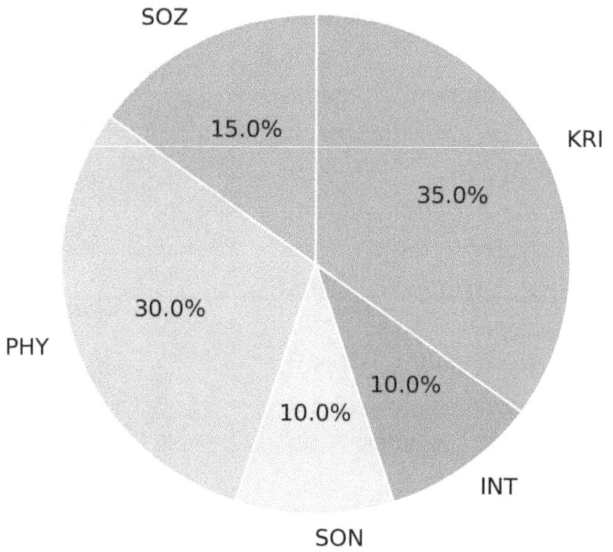

INT: Intellektuelle Aktivitäten (z. B. Lesen, Rätsel, Erlernen neuer Fähigkeiten)

KRI: Kreative Aktivitäten (z. B. Malen, Musik, Schreiben)

PHY: Körperliche Aktivitäten (z. B. Sport, Wandern, Tanzen)

SON: Sonstige Aktivitäten (z. B. Sammeln, Spielen, Freiwilligenarbeit)

SOZ: Soziale Aktivitäten (z. B. Mannschaftssport, Gruppenhobbys)

Die vielfältige Verteilung über verschiedene Aktivitätstypen hinweg unterstreicht, wie wichtig es ist, Aktivitäten zu finden, die Anregung und Engagement bieten. Der hohe Prozentsatz an kreativen Aktivitäten unterstreicht den potenziellen Nutzen von Ausdrucksmöglichkeiten, während das bemerkenswerte Interesse an körperlichen Aktivitäten den Bedarf an Bewegung und Energieabbau hervorhebt. Die kleineren, aber dennoch signifikanten Prozentsätze in Bezug auf soziale und intellektuelle Aktivitäten zeigen, wie wichtig es ist, anregende Aktivitäten mit Möglichkeiten zur Kontaktaufnahme und kognitiven Beschäftigung in Einklang zu bringen.

Erholungsphasen

Regeneration durch bewusste Pausen: Für Erwachsene mit ADHS ist die bewusste Gestaltung von Erholungsphasen zentral für das allgemeine Wohlbefinden. Freizeit bietet die Möglichkeit, mit den Anforderungen des Alltags umzugehen und Ressourcen wiederherzustellen [s86]. Dabei geht es nicht um Untätigkeit, sondern um selbstbestimmte, angenehme Aktivitäten, die losgelöst von beruflichen Verpflichtungen sind [s86]. Diese ungezwungenen Tätigkeiten können als positive Ablenkung dienen und das Selbstwertgefühl stärken [s86]. Besonders Aktivitäten, die wenig mentale Beanspruchung erfordern und den Alltag vergessen lassen, fördern die Regeneration [s87]. Ein Spaziergang im Wald, bei dem man die Umgebung auf sich wirken lässt, kann erholsamer sein als eine anstrengende Trainingseinheit. Die Vielfalt der Freizeitaktivitäten spielt ebenfalls eine entscheidende Rolle für das Wohlbefinden [s87]. Eine breite Palette an Interessen, von Gartenarbeit bis zum Besuch von Konzerten, trägt dazu bei, verschiedene Bedürfnisse nach

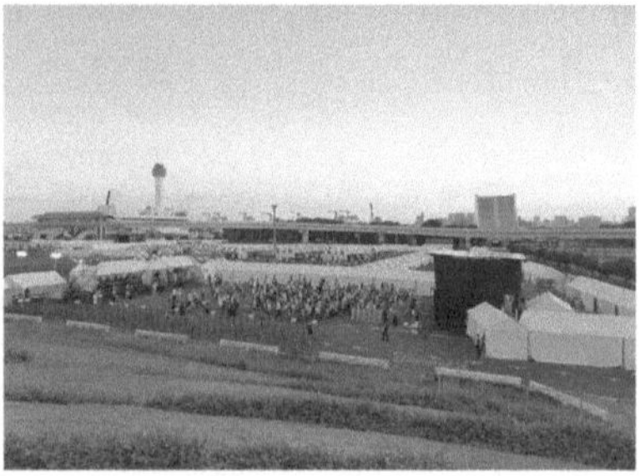

Konzert [i58]

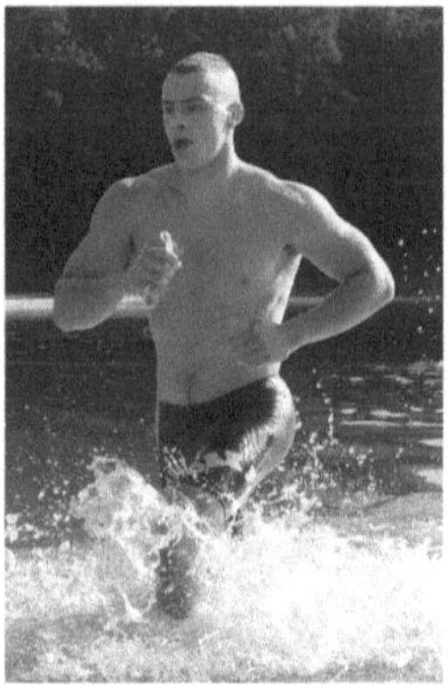

Trainingseinheit [i59]

Entspannung und Stimulation zu befriedigen. Freizeitbil dabei unterstützen, die eigene Freizeit b effektiv zu gestalten [s86]. Durch die I von individuellen Strategien lernen Betr Freizeit optimal zu nutzen und so ihr W zu steigern. So kann die Integr achtsamkeitsuebungen in Freizeitaktivi Erholung zusätzlich verstärken.

Gut zu wissen

Ressourcen

Im Kontext von ADHS und Freizeitgestaltung sind Ressourcen die persönlichen Stärken, Fähigkeiten und Möglichkeiten, die dazu beitragen, den Alltag zu bewältigen und Freizeitaktivitäten erfolgreich zu gestalten. Beispiele hierfür können besondere Talente, soziale Netzwerke oder der Zugang zu bestimmten Angeboten sein.

Selbstbestimmung

Die Freiheit, eigene Entscheidungen über Freizeitaktivitäten zu treffen, die den individuellen Interessen und Bedürfnissen entsprechen und nicht von äußeren Zwängen beeinflusst sind. Dies kann für Erwachsene mit ADHS besonders wichtig sein, um Motivation und Engagement zu fördern.

Erholungswert von Freizeitaktivitäten

Vergleich des Erholungspotenzials verschiedener Aktivitäten für Erwachsene mit ADHS.

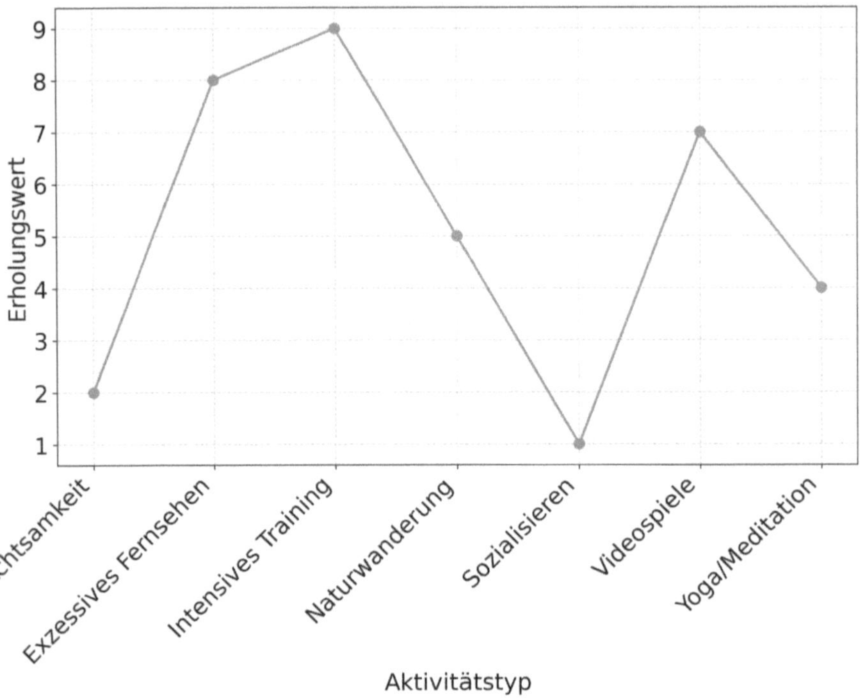

Aktivitäten, die ein hohes Maß an Konzentration und Engagement erfordern, bieten zwar möglicherweise Spaß, aber weniger Erholung als solche, die Entspannung und Achtsamkeit fördern. Passive Aktivitäten können wohltuend sein, aber zu viele passive Aktivitäten können sich nachteilig auf das allgemeine Wohlbefinden auswirken. Ein Gleichgewicht zwischen aktivem Engagement und passiver Entspannung zu finden, ist der Schlüssel für eine effektive Erholung.

Konkrete Ratschläge

- Verknüpfen Sie Ihre Freizeitaktivitäten mit Ihren Interessen, um Ihre Motivation zu steigern.
- Planen Sie Ihre Freizeitaktivitäten wie berufliche Termine, um ihnen die gleiche Wichtigkeit zu geben.
- Reservieren Sie feste Zeitfenster in Ihrem Kalender für spontane Unternehmungen, um dem Bedürfnis nach Abwechslung gerecht zu werden.
- Nutzen Sie die Timer-Funktion Ihres Smartphones, um sich an Pausen und den Wechsel von Aktivitäten zu erinnern.
- Schaffen Sie sich eine "Notfallkiste" mit Materialien für verschiedene Freizeitaktivitäten, die Sie bei Langeweile oder Unruhe schnell zur Hand haben.
- Variieren Sie Ihre Freizeitaktivitäten regelmäßig, um Unterforderung und damit einhergehende Unruhe zu vermeiden.
- Integrieren Sie kleine Erfolgserlebnisse in Ihre Freizeitgestaltung, beispielsweise durch das Erlernen eines neuen Instruments oder einer neuen Sportart.
- Verbinden Sie Ihre Freizeitaktivitäten mit sozialen Kontakten, um Ihr Bedürfnis nach Austausch und Zugehörigkeit zu befriedigen.
- Reflektieren Sie regelmäßig, welche Freizeitaktivitäten Ihnen wirklich guttun und welche Sie eher erschöpfen.
- Gestalten Sie Ihre Umgebung so, dass sie Ihre Freizeitaktivitäten unterstützt, beispielsweise durch einen gemütlichen Lesesessel oder einen gut sortierten Werkzeugkasten.
- Nutzen Sie Ihre Freizeit, um neue Fähigkeiten zu erlernen und Ihre Interessen zu vertiefen.
- Erlauben Sie sich, auch mal nichts zu tun und die Ruhe zu genießen.

Rückblick - 4. Alltagsbewältigung

Alltagsbewältigung mit ADHS erfordert ein individuelles und flexibles Vorgehen. Der erste Schritt liegt darin, sich seiner eigenen Herausforderungen bewusst zu werden und diese anzunehmen, anstatt gegen sie zu kämpfen. Akzeptieren Sie, dass Organisation, Zeitmanagement und Fokussierung Ihnen möglicherweise schwerer fallen als anderen. Dies ist kein persönliches Versagen, sondern eine Folge der neurobiologischen Besonderheiten von ADHS. Ausgehend von dieser Akzeptanz können Sie Strategien entwickeln, die Ihnen helfen, Ihren Alltag effektiver zu gestalten.

Ein zentraler Aspekt ist die Strukturierung. Schaffen Sie sich feste Routinen und nutzen Sie visuelle Hilfen wie Kalender, To-Do-Listen und Beschriftungen. Zerlegen Sie große Aufgaben in kleinere, überschaubare Schritte und planen Sie regelmäßige Pausen ein. Diese Strukturierung mag Ihnen zunächst aufwendig erscheinen, doch langfristig wird sie Ihnen helfen, Überforderung zu vermeiden und Ihre Energie effektiver einzusetzen. Experimentieren Sie mit verschiedenen Organisationsmethoden und finden Sie heraus, welche am besten zu Ihnen passt. Denken Sie daran, dass es keine Universallösung gibt und dass Sie Ihr System immer wieder an Ihre Bedürfnisse anpassen müssen.

Die soziale Interaktion spielt ebenfalls eine wichtige Rolle bei der Alltagsbewältigung. Offene Kommunikation mit Ihrem Partner, Ihrer Familie und Ihrem Freundeskreis über Ihre ADHS und die damit verbundenen Herausforderungen kann zu mehr Verständnis und Unterstützung führen. Scheuen Sie sich nicht, Ihre Bedürfnisse zu artikulieren und um Hilfe zu bitten. Gleichzeitig ist es wichtig, sich aktiv um positive soziale Kontakte zu bemühen. Engagieren Sie sich in Hobbys, die Ihnen Spaß machen und bei denen Sie Gleichgesinnte treffen können. Die soziale Integration stärkt Ihr Selbstwertgefühl und kann Ihnen helfen, mit den Herausforderungen der ADHS besser umzugehen.

Herausforderungen und Rückschläge sind unvermeidlich. Gerade in stressigen Phasen oder nach Misserfolgen neigen wir dazu, von unseren Routinen abzuweichen und in alte Verhaltensmuster zurückzufallen. Seien Sie nachsichtig mit sich selbst und betrachten Sie Rückschläge als Lernmöglichkeiten. Reflektieren Sie regelmäßig Ihr Vorgehen, identifizieren Sie Schwierigkeiten und passen Sie Ihre Strategien entsprechend an. Suchen Sie sich Unterstützung bei Fachleuten, Selbsthilfegruppen oder im Austausch mit anderen Betroffenen. Der Weg zur erfolgreichen Alltagsbewältigung mit ADHS ist ein kontinuierlicher Prozess, der Geduld, Ausdauer und Selbstreflexion erfordert. Doch mit den richtigen Strategien und der notwendigen Unterstützung können Sie Ihren Alltag meistern und Ihre Lebensqualität deutlich verbessern. Konzentrieren Sie sich auf Ihre Stärken, feiern Sie Ihre Erfolge und glauben Sie an sich selbst – Sie sind stärker, als Sie denken!

5. Selbstmanagement

Kennen Sie das Gefühl, von den eigenen Gedanken und Aufgaben überrollt zu werden? Menschen mit ADHS stehen täglich vor der Herausforderung, ihre innere und äußere Welt zu strukturieren. Der Schlüssel zum erfolgreichen Umgang mit ADHS liegt in der Entwicklung persönlicher Strategien und Routinen. Dabei geht es nicht nur um To-do-Listen und Zeitpläne, sondern um ein tiefgreifendes Verständnis der eigenen Funktionsweise. In diesem Kapitel entdecken Sie praxiserprobte Methoden, die Ihren Alltag spürbar erleichtern werden.

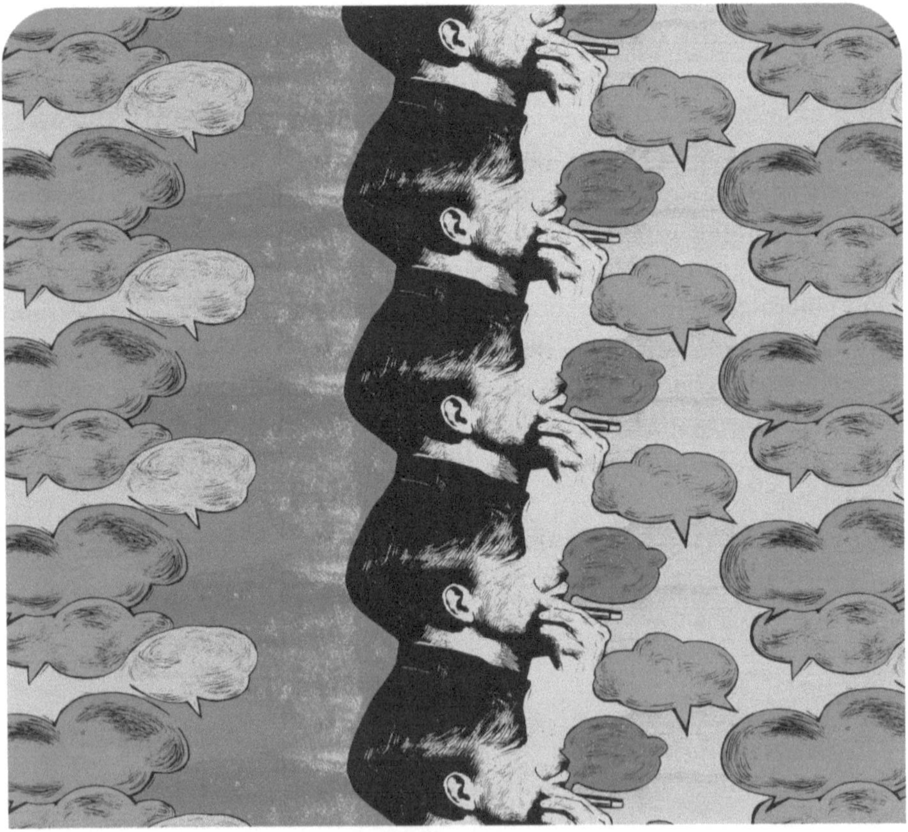

5. 1 Organisationsmethoden

Organisation ist für Erwachsene mit ADHS oft eine zentrale Herausforderung im Alltag und Beruf. Vergessene Termine, liegengebliebene Aufgaben und ineffizientes Zeitmanagement führen zu Stress und beeinträchtigen die Leistungsfähigkeit. Dieses Kapitel vermittelt Ihnen praxisnahe Methoden zur Strukturierung Ihres Alltags, von der Terminplanung und Prioritätensetzung bis hin zur Organisation von Arbeitsmaterialien. Entdecken Sie Strategien, die Ihnen helfen, Ihre Ziele effektiv zu erreichen und Ihre Ressourcen optimal zu nutzen.

Für effektives Selbstmanagement bei ADHS ist die regelmäßige Pflege und Aktualisierung von Organisationssystemen, wie Kalendern und Aufgabenlisten, entscheidend, da Wissen allein nicht ausreicht, sondern die wiederholte Übung der erlernten Fähigkeiten zu automatisierten, adaptiven Verhaltensweisen führt.

Terminplanung

Terminplanung ist für Erwachsene mit ADHS oft eine Herausforderung. Schwierigkeiten mit der zeitlichen Organisation äußern sich in prokrastination und verpassten Terminen [s88]. Ein funktionierendes Kalender- und Aufgabenlistensystem bildet die Basis für effektive Selbstorganisation [s89]. Kalender und Aufgabenlisten helfen, den Überblick über Termine, Zeitpläne und Aufgaben zu behalten. Mindestens einmal täglich sollten diese Systeme aktualisiert werden [s89]. Zu vergleichen mit einem Uhrwerk, das regelmäßig aufgezogen werden muss, um korrekt zu funktionieren, benötigen auch diese Systeme ständige Pflege. Interventionen zur Verbesserung der Organisationsfähigkeiten vermitteln Strategien zur effektiven Verwaltung von Zeit und Materialien [s88]. Patienten erlernen den Umgang mit Kalendern, die Erstellung von To-Do-Listen und die Überwachung des Fortschritts [s90]. Diese Interventionen führen zu Verbesserungen in der Organisation von Materialien, im Zeitmanagement und in der Planung [s88]. Zusätzlich kann die Organisation der täglichen Routine, beispielsweise durch eine strukturierte Morgenroutine, helfen, Zeit und mentale Energie für den Rest des Tages freizusetzen [s91]. Durch das Erledigen alltäglicher Aufgaben am Morgen – etwa das Vorbereiten von Mahlzeiten oder das Packen der Tasche – reduziert man den kognitiven Aufwand im Laufe des Tages. Meta-kognitive Therapie bietet ebenfalls Strategien zur Selbstorganisation, die kognitive und verhaltenstherapeutische Elemente kombinieren [s92]. Dabei werden kompensatorische Fähigkeiten eingeführt und wiederholt, um die Kernsymptome von ADHS zu adressieren [s93]. Die reine Wissensvermittlung (Psychoedukation) ist nicht ausreichend [s93]. Das wiederholte Üben der erlernten Fähigkeiten ist entscheidend, um adaptive Verhaltensweisen zu automatisieren und die Leistung zu verbessern [s93]. Durch die Kombination verschiedener Ansätze – von der Nutzung von Kalendern und To-Do-Listen bis hin

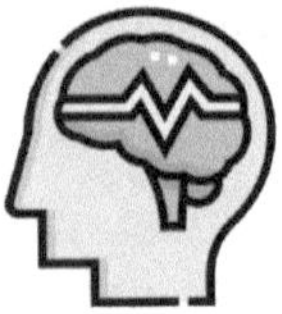

zu strukturierten Morgenroutinen und meta-kognitiven Strategien – können Erwachsene mit ADHS ihre Terminplanung optimieren und so zu einer Reduktion der ADHS-Symptome beitragen [s88]. Die ständige Überprüfung der Aufgabenliste minimiert Stress durch vergessene Aufgaben und maximiert die Kontrolle über die eigene Zeit [s89].

Planungseffektivität im Zeitverlauf

Veranschaulicht die Auswirkungen von Organisationsmethoden auf die Aufgabenerledigung im Laufe der Zeit für Erwachsene mit ADHS.

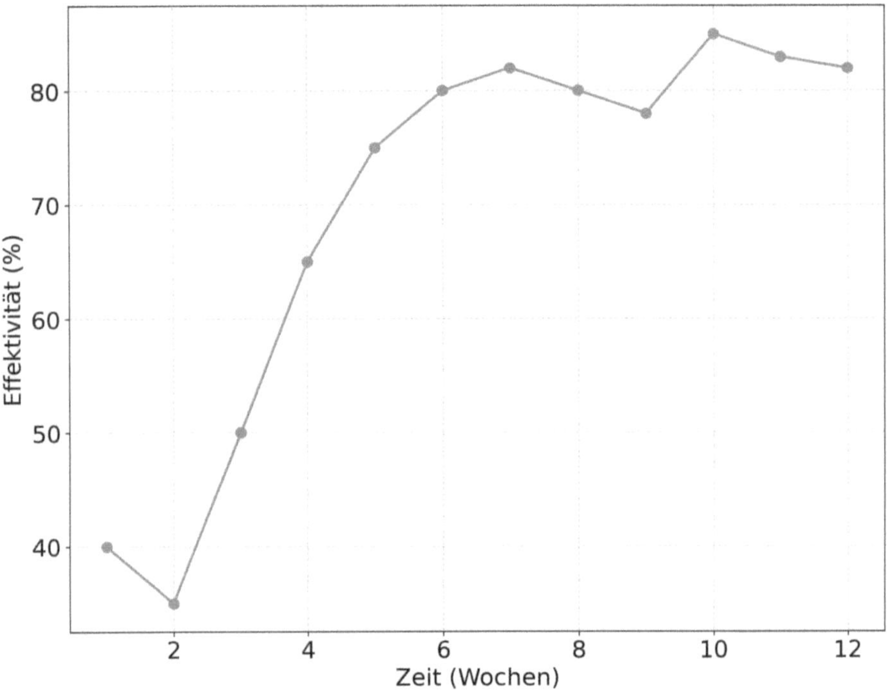

Der anfängliche Rückgang der Effektivität stellt den typischen Kampf mit der Anpassung an neue Methoden dar. Der anschließende Anstieg zeigt ein verbessertes Zeitmanagement und eine verbesserte Aufgabenerledigung, da die Person mit den Strategien vertrauter und kompetenter wird. Das Plateau deutet darauf hin, dass ein stabiles Effektivitätsniveau erreicht wurde, was die langfristigen Vorteile konsistenter Organisationsmethoden hervorhebt. Mögliche spätere Schwankungen können auf externe Stressoren oder die Notwendigkeit von Anpassungen der gewählten Strategien hinweisen.

Prioritätensetzung

Prioritätensetzung hilft, den Fokus auf die wichtigsten Aufgaben zu lenken und so die verfügbare Zeit und Energie optimal zu nutzen. Objektive Kriterien sind dabei unerlässlich, um Prioritäten nachvollziehbar und transparent festzulegen [s94]. Anstatt sich von der scheinbaren Dringlichkeit leiten zu lassen, sollten die Aufgaben nach ihrer tatsächlichen Bedeutung für die eigenen Ziele bewertet werden. Zeit- und Ressourcenbeschränkungen spielen bei der Auswahl der passenden Priorisierungsmethode ebenfalls eine wichtige Rolle [s94]. So könnte eine komplexe Methode mit mehreren Bewertungsschritten für kurzfristige, überschaubare Projekte ungeeignet sein, während sie für langfristige, strategische Planungen sinnvoll sein kann. Die Bewertung der Auswirkungen der Priorisierungsprozesse ermöglicht es, die angewandten Methoden kontinuierlich zu verbessern und an die individuellen Bedürfnisse anzupassen [s94]. Eine regelmäßige Überprüfung der festgelegten Prioritäten – beispielsweise wöchentlich oder monatlich – stellt sicher, dass diese weiterhin den aktuellen Zielen entsprechen und gegebenenfalls angepasst werden können. Die Einbeziehung verschiedener Perspektiven kann die Entscheidungsfindung bereichern und die Akzeptanz der festgelegten Prioritäten erhöhen [s94]. Innerhalb eines Teams könnten so

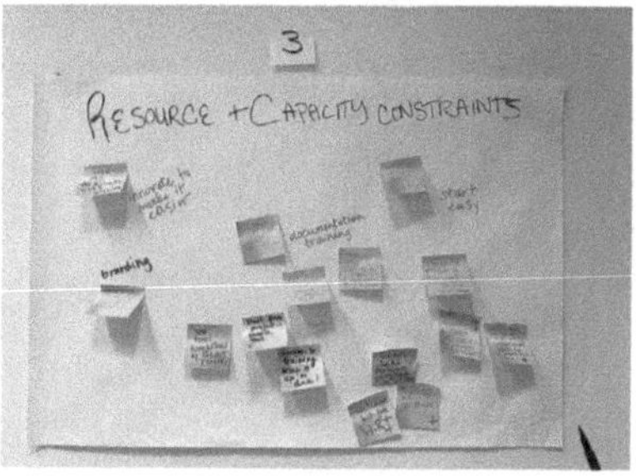

Ressourcenbeschränkungen [i60]

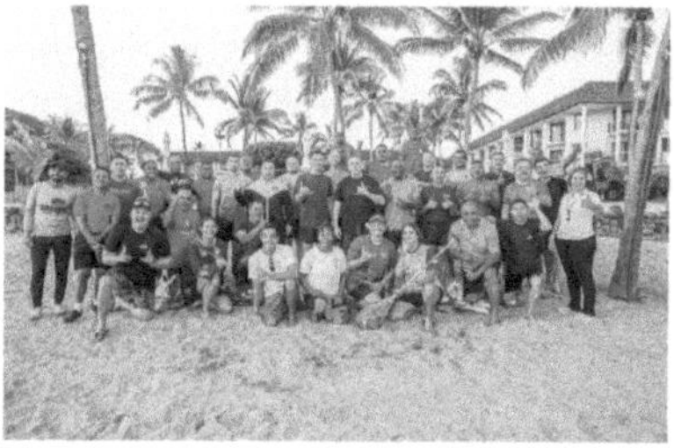

Team [i61]

beispielsweise gemeinsame Ziele transparenter definiert und die Aufgabenverteilung optimiert werden.

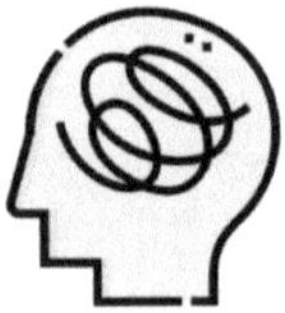

Gut zu wissen

Kriterium

Kriterien helfen Menschen mit ADHS, ihre Aufgaben objektiv zu bewerten und so realistische Prioritäten zu setzen, anstatt sich von Impulsen oder Emotionen leiten zu lassen. So können sie beispielsweise nach Wichtigkeit, Dringlichkeit oder Aufwand sortiert werden.

Priorisierungsprozess

Die Reflexion der Priorisierungsprozesse hilft Menschen mit ADHS, ihre Organisation stetig zu verbessern. Indem sie ihre angewandten Strategien regelmäßig überprüfen und anpassen, können sie ihre Effektivität maximieren und ihre Selbstmanagementfähigkeiten weiterentwickeln.

Prioritätensetzung

Bei ADHS ist Prioritätensetzung wichtig, um den Fokus auf die wirklich relevanten Aufgaben zu richten und so Überforderung und Stress zu reduzieren. Durch das Setzen von Prioritäten kann man die begrenzte Aufmerksamkeit und Energie gezielter einsetzen und so die Produktivität steigern.

Ressourcenbeschränkung

Die Berücksichtigung von Ressourcenbeschränkungen, wie z.B. Zeit, Energie und Konzentration, ist bei ADHS besonders wichtig, da diese Ressourcen oft begrenzt sind. Durch realistische Planung und das Vermeiden von Überlastung können Frustration und Misserfolge vermieden werden.

Aufgabenpriorisierungsstrategien

Wirksamkeit verschiedener Aufgabenpriorisierungsmethoden.

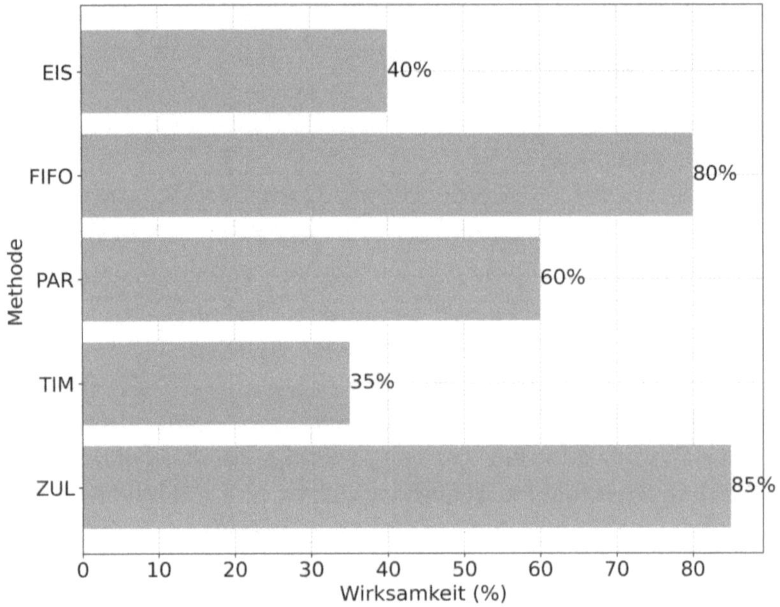

EIS: Eisenhower-Matrix

FIFO: First In, First Out

PAR: Pareto-Prinzip

TIM: Timeboxing

ZUL: Einfache Aufgabenlisten

Das Diagramm hebt die unterschiedliche Wirksamkeit verschiedener Priorisierungsmethoden für Erwachsene mit ADHS hervor. 'Eisenhower-Matrix' und 'Timeboxing' zeigen eine höhere Wirksamkeit, was auf ihren Nutzen bei der Verwaltung von Aufgaben und der Reduzierung von Überforderung hindeutet. Während das 'Pareto-Prinzip' mäßig wirksam ist, zeigen einfachere Methoden wie 'Einfache Aufgabenlisten' und 'FIFO' eine geringere Wirksamkeit, möglicherweise aufgrund mangelnder Struktur und Flexibilität, die für das ADHS-Management erforderlich sind.

Konkrete Ratschläge

- Verwenden Sie verschiedenfarbige Kalender für unterschiedliche Lebensbereiche, um den Überblick zu behalten.
- Ordnen Sie Ihren Aufgaben Prioritäten zu, indem Sie diese nach dem Eisenhower-Prinzip (wichtig/dringend) in Kategorien einteilen.
- Erstellen Sie eine "Wenn-Dann-Liste" für wiederkehrende Aufgaben, um Handlungsabläufe zu automatisieren (z.B.: "Wenn Wäschekorb voll, dann Wäsche waschen").
- Nutzen Sie die Erinnerungsfunktion Ihres Smartphones, um sich an wichtige Termine und Aufgaben erinnern zu lassen.
- Legen Sie alle benötigten Materialien für wiederkehrende Aufgaben an einem festen Ort bereit, um Suchzeiten zu minimieren.
- Zerlegen Sie große Aufgaben in kleinere, überschaubare Teilschritte, um den Einstieg zu erleichtern und Motivation zu gewinnen.
- Visualisieren Sie Ihren Tagesablauf mit einem Zeitstrahl, um Ihre Zeitplanung zu optimieren und realistisch einzuschätzen.
- Integrieren Sie Pufferzeiten in Ihre Planung, um unerwartete Ereignisse und Verzögerungen abzufedern.
- Reflektieren Sie Ihre Organisationsmethoden regelmäßig und passen Sie diese an Ihre Bedürfnisse an.
- Nutzen Sie ein Whiteboard oder eine Pinnwand, um Ihre Aufgaben und Termine visuell darzustellen und den Fortschritt zu verfolgen.
- Belohnen Sie sich nach Erledigung von Aufgaben, um Ihre Motivation zu steigern und positive Assoziationen mit Organisation zu schaffen.

5. 2 Emotionsregulation

Emotionsregulation ist ein zentraler Bestandteil des Selbstmanagements, besonders für Erwachsene mit ADHS. Schwierigkeiten in diesem Bereich äußern sich in impulsiven Reaktionen, starken Stimmungsschwankungen und Problemen im Umgang mit intensiven Gefühlen. Dies führt häufig zu Beeinträchtigungen in sozialen Interaktionen, im Beruf und im Familienleben. Der vorliegende Abschnitt beleuchtet die Herausforderungen der Emotionsregulation bei ADHS und deren Auswirkungen auf den Alltag. Erfahren Sie, wie Sie Ihre Emotionen besser verstehen und steuern können, um mehr Stabilität und Wohlbefinden zu erreichen.

Emotionsregulation ist ein dynamischer Prozess aus Emotionen und kognitiven Kontrollmechanismen, der durch Übung und Unterstützung verbessert werden kann und positive Auswirkungen auf verschiedene Lebensbereiche hat.

Impulskontrolle

Impulskontrolle beschreibt die Fähigkeit, Reaktionen auf Reize zu hemmen oder zu verzögern. Bei ADHS ist diese Fähigkeit oft beeinträchtigt, was sich in verschiedenen Verhaltensweisen äußern kann, unter anderem in Schwierigkeiten, impulsive Äußerungen oder Handlungen zu unterdrücken. Dies kann zu Problemen in sozialen Interaktionen, im Beruf und in der Familie führen. [s95] Schwierigkeiten mit der Impulskontrolle können sich auch auf die Emotionsregulation auswirken, da intensive Emotionen oft zu impulsiven Reaktionen führen. So kann beispielsweise emotionale Dysregulation während einer Raucherentwöhnung zu verstärkter Impulsivität und verringerter emotionaler Klarheit führen, was die Wahrscheinlichkeit eines Rückfalls erhöht. [s96] Achtsamkeitstraining (AT) bietet eine Möglichkeit, die Impulskontrolle zu verbessern. Durch fokussierte Meditation, wie die Achtsamkeit auf den Atem, lernt man, Ablenkungen zu minimieren und die Aufmerksamkeit gezielt zu lenken. [s97] Die offene Überwachung, eine weitere Technik des AT, schult die Wahrnehmung eigener Emotionen und Gedanken, ohne diese zu bewerten. Dies ermöglicht es, automatische, impulsive Reaktionen zu erkennen und alternative Handlungsweisen zu wählen. Anstatt beispielsweise im Ärger einen unbedachten Kommentar zu äußern, kann man durch AT lernen, innezuhalten, den Ärger wahrzunehmen und anschließend eine überlegte Antwort zu formulieren. Die Stärkung der Impulskontrolle durch AT unterstützt somit auch die Emotionsregulation und verbessert das allgemeine Wohlbefinden. [s97] [s98] AT fördert die Fähigkeit, emotionale Zustände als vorübergehend zu betrachten und vermindert so die Tendenz, impulsiv auf diese zu reagieren. [s98] Die durch AT verbesserte Impulskontrolle kann sich positiv auf verschiedene Lebensbereiche auswirken, von zwischenmenschlichen Beziehungen bis hin zum beruflichen Erfolg. Die Impulskontrolle ist eng mit der Funktion des präfrontalen Kortex (PFC) verknüpft. [s99] Dieser Hirnbereich ist für die Hemmung unangemessener Verhaltensweisen zuständig. Eine beeinträchtigte Funktion des PFC, wie sie bei ADHS vorkommt, kann zu Impulsivität und Hyperaktivität führen. Insbesondere die rechte inferiore Region des PFC spielt eine wichtige Rolle bei der Verhaltenshemmung, während die ventromediale Region für die Emotionsregulation verantwortlich ist. Eine Schwäche in diesen Bereichen kann emotionale Dysregulation und impulsive Handlungen begünstigen. [s99] Neurotransmitter wie Noradrenalin und Dopamin beeinflussen die Funktion des PFC. Ein optimales Gleichgewicht dieser Neurotransmitter ist für eine adäquate Impulskontrolle unerlässlich. Sowohl ein Mangel als auch ein Überschuss können die Impulskontrolle beeinträchtigen. [s99] Medikamente, die die Signalübertragung dieser Neurotransmitter im PFC modulieren, können die Impulskontrolle und andere ADHS-Symptome verbessern. [s99] Die enge Verbindung zwischen Impulskontrolle, Emotionsregulation und der Funktion des PFC verdeutlicht die Komplexität von ADHS und die Notwendigkeit eines multimodalen Behandlungsansatzes. Die emotionale Dysregulation ist bei ADHS weit verbreitet und kann sich in übermäßigen emotionalen Ausbrüchen, schnellen Stimmungsschwankungen und einer unangemessenen Fokussierung auf emotionale Reize äußern. [s95] Diese Schwierigkeiten können zu Beeinträchtigungen in sozialen Beziehungen, im Familienleben und im Beruf führen. [s95] Während Behandlungen für ADHS auch die emotionale Dysregulation verbessern können, ist eine gezielte Behandlung dieser Symptome oft notwendig. [s95] ADHS und Borderline-Persönlichkeitsstörung (BPD) weisen eine hohe Komorbidität auf und Impulsivität ist eine der Dimensionen mit der größten Überlappung zwischen beiden Störungen. [s100] Erwachsene mit ADHS und BPD zeigen höhere Werte an Trait-Impulsivität im Vergleich zu gesunden Kontrollgruppen. [s100] Emotionale Dysregulation, ein zentrales Merkmal von BPD, tritt auch häufig bei ADHS auf und äußert sich in ähnlicher Weise, unter anderem durch erhöhte Instabilität und Intensität negativer Emotionen. [s100] Die Trait-Emotionale Dysregulation ist bei BPD und ADHS+BPD höher als

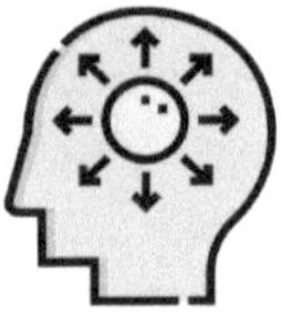

bei ADHS allein. [s100] Dies deutet darauf hin, dass Impulsivität und emotionale Dysregulation bei BPD eng miteinander verbunden sind. [s100] Die neuropsychologischen Grundlagen der Emotionsregulationsdefizite bei ADHS und BPD sind noch weitgehend unerforscht, wobei die „Affectivity-Hypothese“ zunehmend an Bedeutung gewinnt. [s100] Interpersonelle Probleme, die sowohl bei BPD als auch bei ADHS häufig auftreten, stehen im Zusammenhang mit emotionaler Dysregulation und Impulsivität. [s100]

Impulskontrolle und Emotionsregulation bei Erwachsenen mit ADHS

Häufigkeit und Intensität von Impulsen vs. Kontrollniveau.

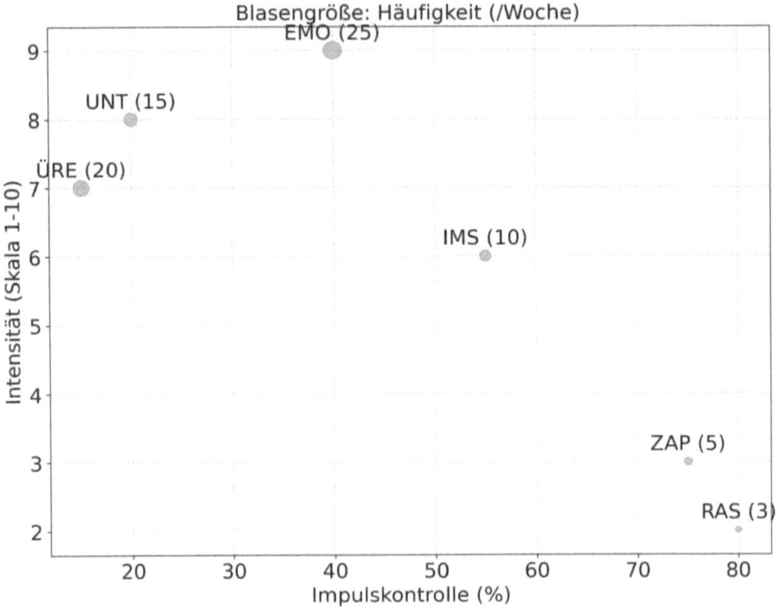

Blasengröße: Häufigkeit (/Woche)

EMO: Emotionale Ausbrüche	IMS: Impulsives Ausgeben
RAS: Rasende Gedanken	ÜRE: Überreagieren
UNT: Unterbrechen	ZAP: Zappeln

Dieses Diagramm visualisiert das Zusammenspiel zwischen Impulshäufigkeit, Intensität und Kontrolle. Größere Blasen stellen häufigere Impulse dar. Eine höhere Position auf der y-Achse zeigt eine größere Intensität an. Die x-Achse spiegelt das Kontrollniveau wider, wobei höhere Werte auf eine bessere Kontrolle hindeuten. Blasencluster in bestimmten Bereichen heben gemeinsame Muster hervor, z. B. häufige, intensive Impulse mit geringer Kontrolle oder weniger häufige, leichte Impulse mit höherer Kontrolle. Die Verteilung der Blasen kann Einblicke in die Herausforderungen und Erfolge bei der Steuerung von Impulsivität und Emotionsregulation bei Erwachsenen mit ADHS bieten.

Stimmungsmanagement

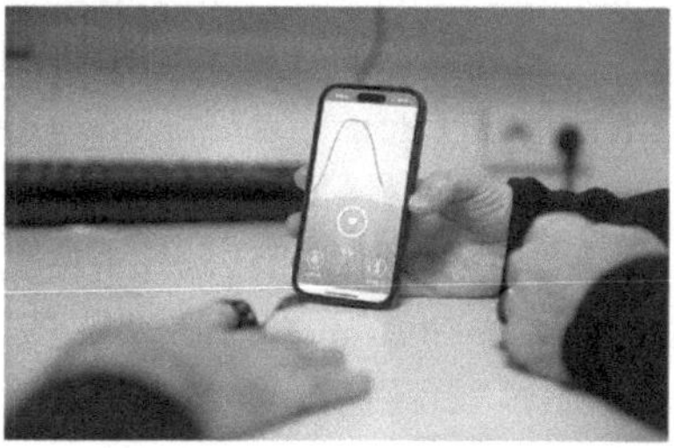

Kognitive Kontrolle [i62]

Stimmungsmanagement stellt für Erwachsene mit ADHS eine wichtige Aufgabe dar. Neben den bekannten Strategien wie achtsamkeitstraining, bietet regelmäßige körperliche Betätigung einen weiteren Ansatzpunkt, emotionale Reaktionen zu kontrollieren und die generelle Fähigkeit zur Emotionsregulation zu stärken [s101]. Sport und Bewegung fördern die Entwicklung von Selbstregulationsfähigkeiten, die wiederum die Grundlage für einen stabileren Umgang mit Emotionen bilden [s101]. Durch die verbesserte kognitive Kontrolle und Flexibilität, die durch regelmäßiges Training erreicht wird, können emotionale Reaktionen besser eingeordnet und gegebenenfalls modifiziert werden [s101]. Etwa kann regelmäßiges Joggen nicht nur die körperliche Fitness steigern, sondern auch die emotionale Belastbarkeit im Alltag erhöhen.

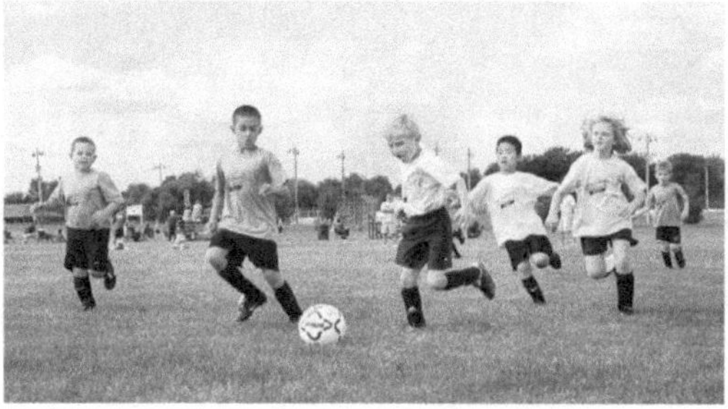

Sport [i63]

Ein weiterer wichtiger Aspekt des Stimmungsmanagements bei ADHS zeigt sich im Zusammenhang mit Substanzkonsum. Studien belegen, dass Menschen mit Suchterkrankungen im Vergleich zu Personen ohne Suchtmittelmissbrauch deutlich größere Schwierigkeiten mit der Emotionsregulation haben [s102]. Sie neigen verstärkt dazu, Emotionen zu unterdrücken, anstatt sie zu verarbeiten und neu zu bewerten [s102]. Die gezielte Förderung von adäquaten Strategien zur Emotionsregulation kann daher die Erfolgsaussichten von Suchttherapien verbessern [s102]. Dies unterstreicht die Bedeutung eines umfassenden Therapieansatzes, der sowohl die Suchterkrankung als auch die zugrundeliegenden Schwierigkeiten im Umgang mit Emotionen berücksichtigt.

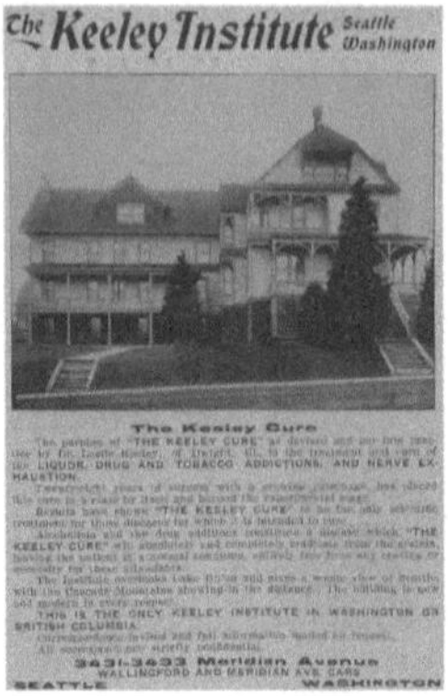

Suchttherapie [i65]

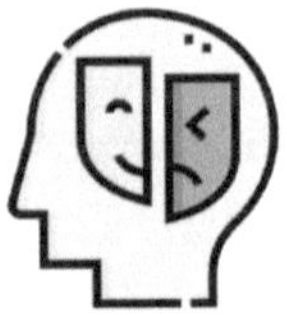

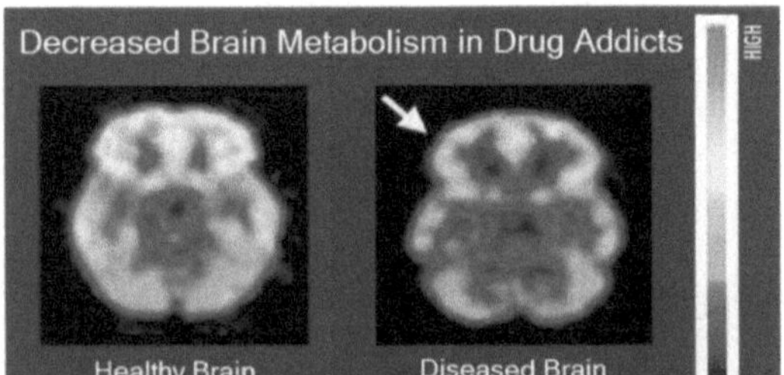

Suchterkrankungen [i64]

Stimmungsschwankungen im Tagesverlauf

Veranschaulichendes Beispiel für Stimmungsschwankungen bei Erwachsenen mit ADHS an einem typischen Tag.

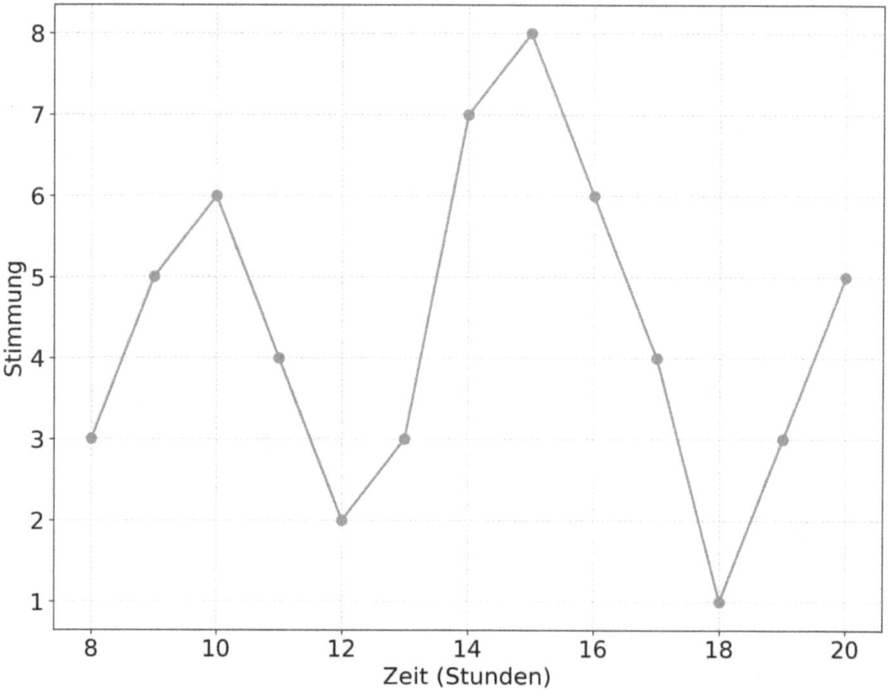

Dieses Diagramm zeigt die schwankende Stimmung, die bei ADHS häufig auftritt. Die Spitzen stellen Phasen hoher Energie oder Aufregung dar, während die Täler eine niedrige Stimmung anzeigen, möglicherweise begleitet von Müdigkeit oder Reizbarkeit. Die schnellen Veränderungen verdeutlichen die Herausforderungen bei der Emotionsregulation und die Auswirkungen auf das tägliche Leben.

Selbstberuhigung

Selbstberuhigung, die Fähigkeit, emotionale Erregung zu reduzieren und in einen ausgeglichenen Zustand zurückzukehren, ist für Erwachsene mit ADHS von besonderer Relevanz. Neben den bereits erwähnten Methoden wie Sport und achtsamkeitstraining, bietet die Musiktherapie vielversprechende Möglichkeiten [s103]. Aktive Musiktherapie, bei der Betroffene selbst musizieren, kann die Verbindung zwischen den Gehirnhälften verbessern und so die Selbstwahrnehmung und soziale Kompetenzen fördern [s103]. Das gemeinsame Musizieren in einer Gruppe kann beispielsweise das Einfühlungsvermögen stärken und neue Wege der nonverbalen Kommunikation eröffnen. Passive Musiktherapie, das Hören ausgewählter Musikstücke, kann sich positiv auf Aufmerksamkeit und Verhalten auswirken [s103]. Dabei dient Musik nicht primär der Ablenkung, sondern der gezielten Modulation emotionaler und kognitiver Zustände [s103]. Insbesondere rhythmische Elemente in der Musik scheinen die Wahrnehmung und Steuerung des eigenen Timings zu verbessern, was sich wiederum günstig auf die Selbstregulation auswirken kann [s103]. So kann das Hören von Musik mit einem klaren, regelmäßigen Beat dazu beitragen, innere Unruhe zu mindern und einen Zustand der emotionalen Ausgeglichenheit zu erreichen. Die

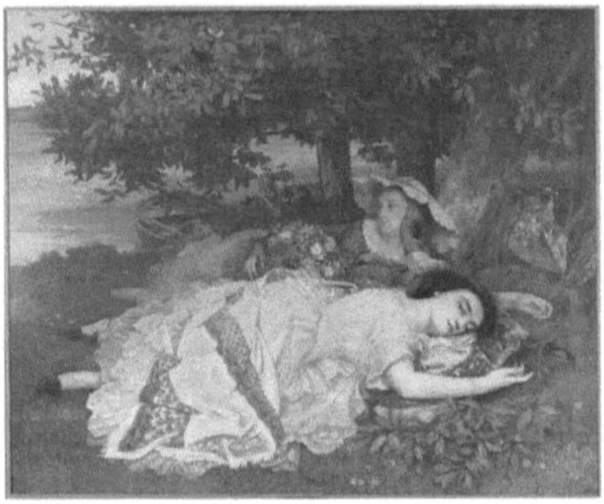

Entspannungstechniken [i66]

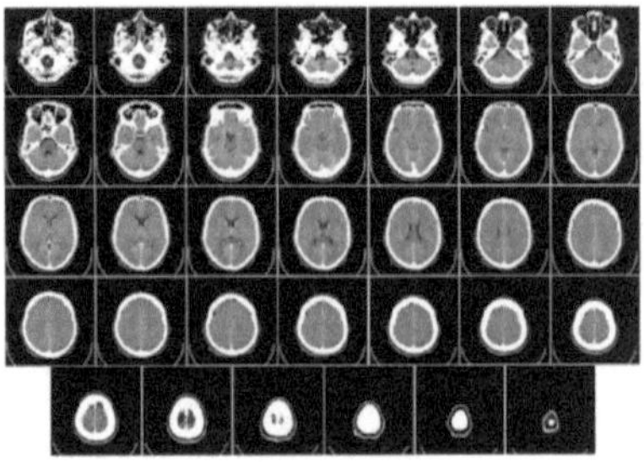

Gehirn [i67]

Integration von Musiktherapie in einen multimodalen Behandlungsplan kann die Selbstberuhigungsfähigkeiten von Erwachsenen mit ADHS erweitern und so zu einer verbesserten Emotionsregulation im Alltag beitragen [s103]. Zusätzlich ist die emotionale Selbstregulation ein dynamischer Prozess, der durch das Zusammenwirken von Emotionen und kognitiven Kontrollmechanismen gesteuert wird [s104]. Dieser Prozess umfasst verschiedene hierarchisch angeordnete Fähigkeiten, von der Wahrnehmung der eigenen Emotionen bis hin zu kognitiven und verhaltensbezogenen Strategien [s104]. Die Entwicklung dieser Fähigkeiten erfordert aktives Engagement und die Unterstützung durch einfühlsame Bezugspersonen, die als Mentoren fungieren können [s104]. Durch Vorbilder, verbale Anleitungen und Rollenspiele können neue Fähigkeiten erlernt und in emotional herausfordernden Situationen angewendet werden [s104]. So kann beispielsweise das Üben von Entspannungstechniken in einem geschützten Rahmen die Grundlage für den Umgang mit Stress im Alltag schaffen. Die Fähigkeit, Emotionen zu regulieren, wirkt sich nicht nur auf das Verhalten aus, sondern kann auch physiologische Mechanismen beeinflussen, die mit der Nahrungsaufnahme und dem Sättigungsgefühl zusammenhängen [s105]. Kinder mit Schwierigkeiten in der Emotionsregulation haben ein erhöhtes Risiko, Übergewicht zu entwickeln [s105]. Dies unterstreicht die Bedeutung einer frühzeitigen Förderung der emotionalen Selbstregulation, die auch im Erwachsenenalter positive Auswirkungen auf verschiedene Lebensbereiche haben kann [s105] [s104].

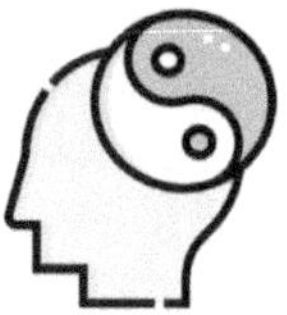

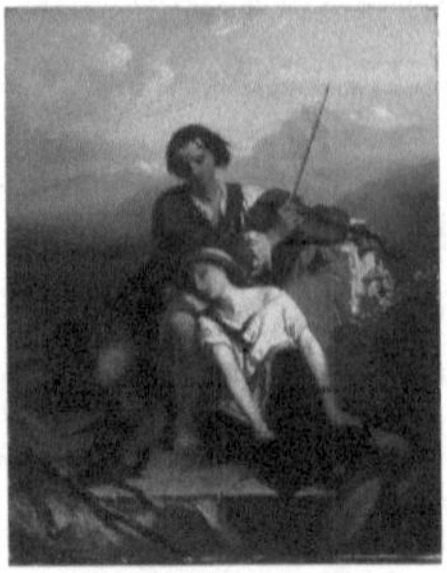

Musiktherapie [i68]

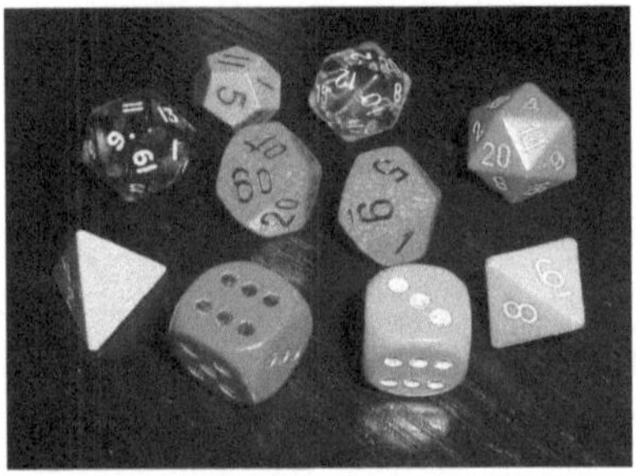

Rollenspiel [i69]

Gut zu wissen

Selbstberuhigung

Bei ADHS im Erwachsenenalter ist Selbstberuhigung wichtig, um intensive Emotionen zu kontrollieren und emotionale Stabilität zu erreichen. Sie hilft, mit den alltäglichen Herausforderungen und Stresssituationen umzugehen, die durch ADHS entstehen können.

Kognitiv

Kognitive Prozesse, wie z.B. Gedanken und Bewertungen, spielen eine wichtige Rolle bei der Emotionsregulation. Bei ADHS im Erwachsenenalter können negative Gedankenmuster und Schwierigkeiten bei der Problemlösung die Emotionsregulation zusätzlich erschweren.

Multimodal

Ein multimodaler Behandlungsplan kombiniert verschiedene Therapieansätze, um die Emotionsregulation bei ADHS im Erwachsenenalter zu verbessern. Er kann beispielsweise eine Kombination aus medikamentöser Behandlung, Verhaltenstherapie und Entspannungstechniken umfassen, um die individuellen Bedürfnisse zu berücksichtigen.

Musiktherapie

Musiktherapie kann bei ADHS im Erwachsenenalter helfen, Emotionen zu regulieren, indem sie die Selbstwahrnehmung verbessert und alternative Wege zur emotionalen Ausdrucksmöglichkeit bietet. Sowohl aktives Musizieren als auch passives Musikhören kann beruhigen und emotionale Zustände positiv beeinflussen.

Wirksamkeit von Selbstberuhigungstechniken

Vergleich von Selbstberuhigungsmethoden für Erwachsene mit ADHS

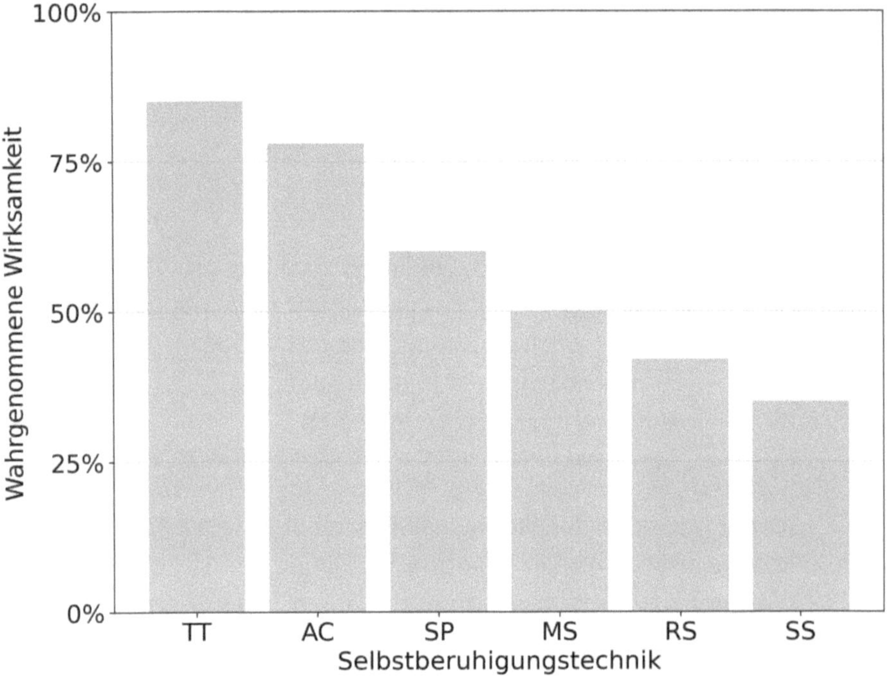

AC: Achtsamkeit

MS: Musik / Klänge

RS: Rede mit sich selbst

SP: Sportliche Aktivität

SS: Sensorische Stimulation

TT: Tiefes Atmen

Dieses Diagramm veranschaulicht die wahrgenommene Wirksamkeit verschiedener Selbstberuhigungstechniken zur Bewältigung von ADHS-bedingter emotionaler Dysregulation. Tiefes Atmen und Achtsamkeitsübungen zeigen die höchste berichtete Wirksamkeit, was auf ihr Potenzial als wertvolle Werkzeuge hindeutet. Während sportliche Aktivität ebenfalls vielversprechend ist, scheinen Techniken wie positives Selbstgespräch und sensorische Stimulation für die befragten Personen weniger wirkungsvoll zu sein. Dies unterstreicht die Bedeutung personalisierter Ansätze zur Selbstberuhigung, da die individuellen Reaktionen variieren können.

Konkrete Ratschläge

- Stellen Sie sich Ihre Emotionen als Wellen vor, die kommen und gehen.
- Atmen Sie bewusst in die Wellen hinein, anstatt gegen sie anzukämpfen.
- Suchen Sie sich einen Ankerpunkt im Raum, den Sie mit Ruhe und Gelassenheit verbinden.
- Richten Sie Ihre Aufmerksamkeit immer wieder auf diesen Anker, wenn Sie emotionale Turbulenzen spüren.
- Entwickeln Sie ein persönliches "Notfall-Set" für emotionale Ausnahmesituationen.
- Packen Sie hinein, was Ihnen hilft, sich zu beruhigen: ein Lieblingsfoto, ein Duft, ein Stein.
- Schaffen Sie sich einen "inneren Wohlfühlort", an den Sie sich in Gedanken zurückziehen können.
- Füllen Sie diesen Ort mit positiven Bildern, Gerüchen und Geräuschen.
- Beobachten Sie Ihre inneren Dialoge: Wie sprechen Sie mit sich selbst in emotionalen Momenten?
- Verändern Sie negative Selbstgespräche in positive, unterstützende Botschaften.
- Üben Sie, Ihre Emotionen in kreativer Form auszudrücken: Schreiben, malen oder musizieren Sie.
- Erforschen Sie die Natur als Quelle der Ruhe: Ein Spaziergang im Wald kann Wunder wirken.
- Finden Sie Ihre persönliche "Reset-Taste": Eine Tätigkeit, die Ihnen hilft, Ihre Emotionen zu regulieren.

5. 3 Persönlichkeitsentwicklung

Persönlichkeitsentwicklung im Rahmen von Selbstmanagement bei ADHS bedeutet, die eigenen Stärken und Schwächen im Kontext der Diagnose zu verstehen und zu nutzen. Sie lernen, mit ADHS-bedingten Herausforderungen im Alltag und Beruf umzugehen, ohne sich selbst zu verurteilen. Dies umfasst die Akzeptanz der Diagnose, die bewusste Wahrnehmung der eigenen Ressourcen und die Entwicklung individueller Strategien. ADHS birgt neben Schwierigkeiten auch ungenutzte Potenziale. Selbstmanagement hilft, diese Potenziale zu aktivieren und für ein erfüllteres Leben einzusetzen. Es ermöglicht, realistischere Ziele zu setzen und die eigene Energie effektiv zu kanalisieren. Entdecken Sie im Folgenden, wie Sie durch gezielte Persönlichkeitsentwicklung Ihr Selbstmanagement optimieren und Ihre Lebensqualität nachhaltig steigern.

Selbstakzeptanz ist die Grundlage für ein authentisches und erfülltes Leben mit ADHS.

Selbstakzeptanz

Selbstakzeptanz im Kontext von ADHS bei Erwachsenen bedeutet, die eigenen Stärken und Schwächen, inklusive der ADHS-bedingten Symptome, anzuerkennen und zu bejahen. Es geht nicht darum, die Schwierigkeiten zu ignorieren, sondern sie als Teil des eigenen Selbst zu akzeptieren, ohne sich dafür zu verurteilen. Dieser Prozess kann durch die Diagnose selbst positiv beeinflusst werden. Die Diagnose bietet eine Erklärung für bisher unerklärliche Verhaltensweisen und Schwierigkeiten, was zu einem verbesserten Selbstbild führen kann [s106]. Man versteht sich selbst besser und kann die eigenen Reaktionen und Verhaltensmuster im Kontext der ADHS einordnen. Dies kann zu einer spürbaren Entlastung führen, zu vergleichen mit dem Finden eines fehlenden Puzzleteils, das plötzlich das Gesamtbild vervollständigt. Die Diagnose kann auch Schuld- und Schamgefühle reduzieren, die oft mit den Schwierigkeiten im Alltag einhergehen. Statt sich für die eigenen Unzulänglichkeiten zu verurteilen, kann man sie als Symptom einer neurologischen Besonderheit verstehen. Besonders Frauen berichten von einer positiven Veränderung ihres Selbstwertgefühls nach der Diagnose [s106]. Die Erkenntnis, dass die eigenen Herausforderungen auf ADHS zurückzuführen sind, ermöglicht es ihnen, sich selbst mit mehr Mitgefühl zu begegnen und sich weniger kritisch zu betrachten. Selbstakzeptanz beinhaltet auch, die eigenen Stärken, die oft im Schatten der ADHS-Symptome stehen, bewusst wahrzunehmen und zu schätzen. ADHS geht häufig mit Kreativität, Spontaneität und einem hohen Energielevel einher. Diese Eigenschaften können, wenn sie bewusst eingesetzt und kanalisiert werden, wertvolle

Ressourcen im beruflichen und privaten Leben darstellen. Ein wichtiger Schritt zur Selbstakzeptanz besteht darin, sich aktiv mit der eigenen ADHS auseinanderzusetzen, sich über die Störung zu informieren und Strategien zu entwickeln, um die Symptome zu managen. Das bedeutet nicht, sich zu verändern, um den

Erwartungen anderer zu entsprechen, sondern die eigenen Bedürfnisse zu erkennen und Wege zu finden, mit den ADHS-bedingten Schwierigkeiten umzugehen, um das eigene Potenzial voll entfalten zu können. Selbstakzeptanz ist ein fortlaufender Prozess, der Zeit und Geduld erfordert. Sie bildet die Grundlage für ein authentisches und erfülltes Leben mit ADHS. Ein konstruktiver Umgang mit der Diagnose kann die Selbstakzeptanz fördern und den Weg zu einem positiven Selbstbild ebnen [s106]. Die neu gewonnene Klarheit über die eigenen Stärken und Schwächen ermöglicht es, realistische Ziele zu setzen und die eigenen Ressourcen effektiv einzusetzen.

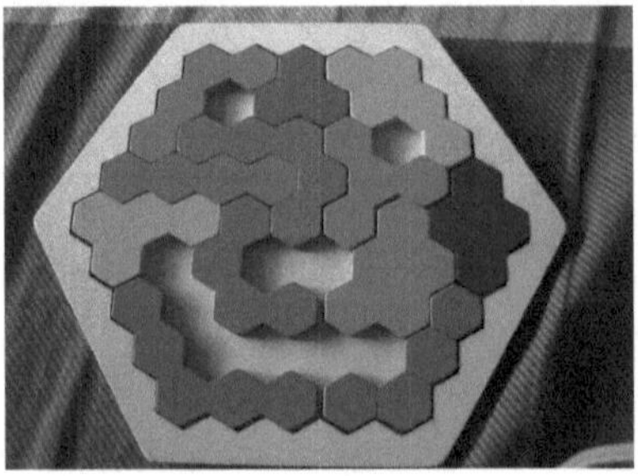

Puzzle [i70]

Gut zu wissen

Authentizität

Authentizität im Kontext von ADHS bedeutet, sich selbst treu zu bleiben und die eigenen Bedürfnisse und Werte zu leben, ohne sich durch die Erwartungen anderer verbiegen zu lassen. Selbstakzeptanz ist die Grundlage für ein authentisches Leben mit ADHS.

Selbstakzeptanz

Selbstakzeptanz bei ADHS bedeutet, die eigenen Stärken und Schwächen anzuerkennen, inklusive der ADHS-bedingten Herausforderungen. Sie ist die Basis für positive Veränderungen und den Aufbau von Selbstwertgefühl, da sie ermöglicht, mit sich selbst milder und verständnisvoller umzugehen. Selbstakzeptanz ist essentiell für ein erfülltes Leben mit ADHS.

Selbstwertgefühl

Das Selbstwertgefühl ist die subjektive Bewertung der eigenen Persönlichkeit und kann durch ADHS stark beeinflusst werden. Ein positives Selbstwertgefühl ist wichtig für die psychische Gesundheit und kann durch Selbstakzeptanz und den konstruktiven Umgang mit ADHS gestärkt werden. Besonders für Frauen mit ADHS kann die Diagnose eine positive Auswirkung auf das Selbstwertgefühl haben.

Selbstakzeptanz bei Erwachsenen mit ADHS

Aufschlüsselung der Selbstakzeptanzbereiche.

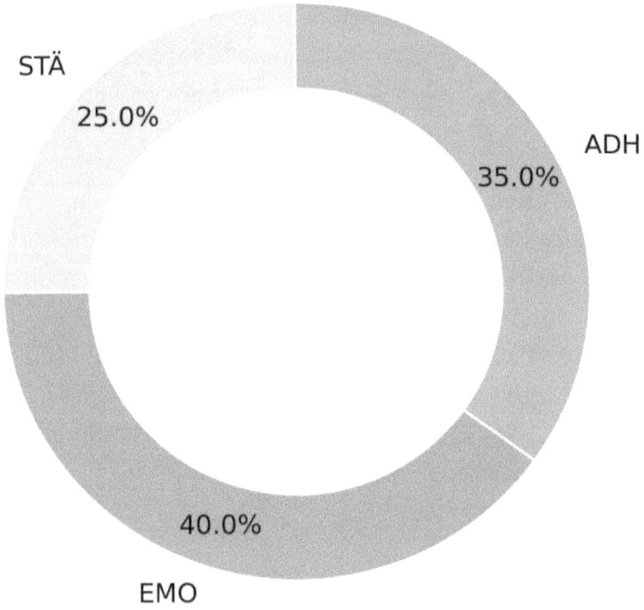

- ADH: Akzeptanz von ADHS-Eigenschaften
- EMO: Akzeptanz emotionaler Dysregulation
- STÄ: Akzeptanz von Stärken

Diese Grafik verdeutlicht die Vernetzung der Selbstakzeptanzfacetten bei Erwachsenen mit ADHS. Während die Akzeptanz von ADHS-bezogenen Eigenschaften wichtig ist, steht sie nicht allein im Fokus. Ein wesentlicher Teil besteht in der Akzeptanz von Herausforderungen der Emotionsregulation, was die Notwendigkeit von Strategien zur Bewältigung emotionaler Intensität unterstreicht. Das Erkennen und Akzeptieren persönlicher Stärken deutet auf einen Bereich potenzieller Resilienz hin. Insgesamt betonen die Daten einen ganzheitlichen Ansatz zur Selbstakzeptanz, der ADHS-spezifische Eigenschaften, emotionale Erfahrungen und individuelle Stärken umfasst.

Ressourcenaktivierung

Ressourcenaktivierung bei ADHS im Erwachsenenalter beschreibt das Identifizieren, Nutzen und Stärken persönlicher Fähigkeiten und Fertigkeiten, um den Alltag besser zu bewältigen und die Lebensqualität zu steigern. Ein wichtiger Aspekt ist die psychologische Flexibilität, also die Anpassungsfähigkeit an verschiedene Situationen und die Fähigkeit, Perspektiven zu wechseln [s107]. Diese Flexibilität hilft, mit den typischen Schwankungen im emotionalen und energetischen Bereich, die bei ADHS auftreten können, umzugehen. Anstatt auf starren Routinen zu beharren, die bei veränderten Bedingungen nicht mehr funktionieren, geht es darum, situationsgerecht zu reagieren und neue Strategien zu entwickeln. So kann zum Beispiel ein unerwartetes Problem bei einem Projekt durch das Finden kreativer Lösungen und das Aktivieren des oft vorhandenen Improvisationstalents gemeistert werden, anstatt in Frustration zu verfallen. Ein weiterer wichtiger Punkt ist die sogenannte Ego-Resilienz, die Fähigkeit, sich von Rückschlägen schnell zu erholen [s107]. Diese Fähigkeit kann durch gezieltes Selbstmanagement, wie z.B. Achtsamkeitsübungen oder Entspannungstechniken, gestärkt werden. ADHS-Betroffene verfügen oft über ein großes Potential an Kreativität, Spontaneität und Energie. Ressourcenaktivierung bedeutet auch, diese positiven Eigenschaften bewusst für die eigenen Ziele einzusetzen. Ein strukturiertes Zeitmanagement, das die individuellen Bedürfnisse berücksichtigt, unterstützt dabei, Prioritäten zu setzen und zwischen verschiedenen Lebensbereichen zu wechseln [s107]. So kann die vorhandene Energie effektiv genutzt und Überforderung vermieden werden. Durch die bewusste Wahrnehmung und den gezielten Einsatz der eigenen Stärken wird nicht nur der Umgang mit den ADHS-Symptomen erleichtert, sondern auch das Selbstbewusstsein und die Selbstwirksamkeit gestärkt.

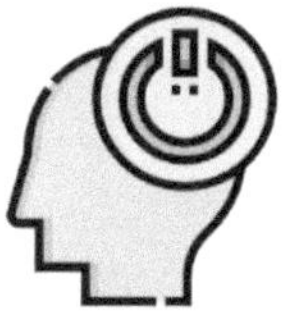

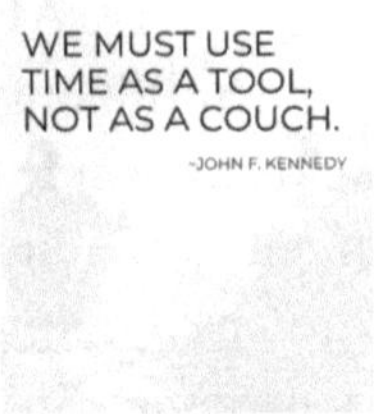

Zeitmanagement [i71]

Gut zu wissen

Entspannungstechniken

Entspannungstechniken wie progressive Muskelentspannung, autogenes Training oder Meditation können bei Erwachsenen mit ADHS dazu beitragen, Stress und innere Unruhe zu reduzieren, die Konzentration zu verbessern und den Schlaf zu fördern. Sie bieten die Möglichkeit, dem inneren Gedankenkarussell entgegenzuwirken und neue Energie zu tanken.

Psychologische Flexibilität

Im Kontext von ADHS bei Erwachsenen beschreibt psychologische Flexibilität die Fähigkeit, eigene Verhaltensweisen und Denkweisen an wechselnde Anforderungen anzupassen, um so den Herausforderungen des Alltags besser begegnen zu können und das emotionale Wohlbefinden zu steigern. Sie hilft, impulsive Reaktionen zu kontrollieren und situationsangemessene Entscheidungen zu treffen.

Zeitmanagement

Ein strukturiertes Zeitmanagement ist für Erwachsene mit ADHS besonders wichtig, um den Alltag zu organisieren, Prioritäten zu setzen und Aufgaben effektiv zu erledigen. Durch den Einsatz von Zeitmanagement-Techniken können Termine eingehalten, Projekte erfolgreich abgeschlossen und Überforderung vermieden werden, was zu einer Steigerung der Selbstwirksamkeit und des Selbstwertgefühls beiträgt.

Ressourcenaktivierung für Erwachsene mit ADHS

Relative Hilfsbereitschaft der Ressourcen

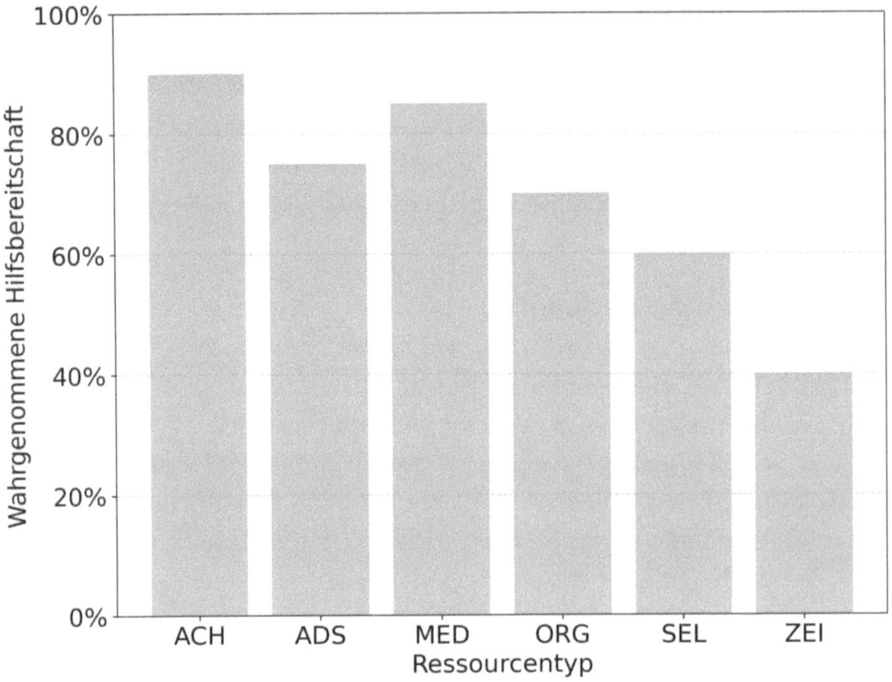

ACH: Achtsamkeit
ADS: ADHS-Schulung
MED: Medikamente
ORG: Organisationstools
SEL: Selbsthilfegruppen
ZEI: Zeitmanagement

Diese Grafik hebt die unterschiedliche Wirksamkeit verschiedener Ressourcen bei der Behandlung von ADHS bei Erwachsenen hervor. Während Coaching und Medikamente eine erhebliche positive Wirkung zeigen, bieten Selbsthilfegruppen und Achtsamkeitsübungen ebenfalls wertvolle Unterstützung. Zeitmanagement-Training scheint im Vergleich zu anderen Ressourcen weniger effektiv zu sein, was auf Verbesserungspotenzial oder alternative Strategien in diesem Bereich hindeutet. Insgesamt führt ein vielschichtiger Ansatz, der eine Kombination von Ressourcen nutzt, wahrscheinlich zu den besten Ergebnissen.

Entwicklungsperspektiven

Entwicklungsperspektiven bei ADHS im Erwachsenenalter eröffnen sich durch verschiedene Behandlungsansätze, die sowohl die Kernsymptome als auch die damit verbundenen Schwierigkeiten adressieren. Ein multimodales Vorgehen, welches Psychotherapie mit medikamentöser Behandlung kombiniert, zeigt vielversprechende Resultate hinsichtlich einer Verbesserung der Symptomatik, der emotionalen Stabilität und der allgemeinen Funktionsfähigkeit. [s108] Diese positiven Veränderungen spiegeln sich in verschiedenen Lebensbereichen wider und können zu mehr Sicherheit im Straßenverkehr oder einer Verringerung krimineller Handlungen führen. [s108] Innerhalb der Psychotherapie bieten sich verschiedene Ansätze an. Kognitive Verhaltenstherapie kann beispielsweise dabei helfen, negative Denkmuster zu erkennen und zu verändern, während Bildungsremediation gezielt Wissenslücken schließt und Struktur im Alltag schafft. [s109] Die Kombination dieser Interventionen ermöglicht eine umfassende Auseinandersetzung mit der ADHS und unterstützt die Entwicklung individueller Bewältigungsstrategien. Zusätzlich zur Behandlung der ADHS selbst ist die Berücksichtigung begleitender Erkrankungen, sogenannter Komorbiditäten, entscheidend. Eine Therapie, die sowohl die ADHS als auch die zusätzlich vorhandenen Störungen berücksichtigt, erzielt bessere Resultate als die isolierte Behandlung der jeweiligen Begleiterkrankung. [s108] Die frühzeitige Diagnose und ein adäquates Behandlungskonzept sind daher wesentlich, um die Lebensqualität von Erwachsenen mit ADHS nachhaltig zu verbessern. Eine erhöhte Aufmerksamkeit für ADHS-Symptome bei medizinischen Fachkräften ist unerlässlich, um sowohl die Diagnose als auch die Behandlung von ADHS und den damit verbundenen zusätzlichen Erkrankungen zu optimieren. [s108] Die Entwicklungsperspektiven hängen also eng mit dem Zugang zu geeigneten Behandlungsangeboten und einer umfassenden Betreuung zusammen. So kann durch die richtige Kombination aus medikamentöser Therapie und individuell abgestimmten psychotherapeutischen Maßnahmen ein positiver Entwicklungsverlauf unterstützt und die Lebensqualität deutlich gesteigert werden. Ein erfolgreiches Selbstmanagement trägt dazu bei, die eigenen Ressourcen optimal zu nutzen und den Alltag erfolgreicher zu gestalten. Zu vergleichen mit einem Handwerker, der mit dem richtigen Werkzeug seine Arbeit effizienter und präziser erledigen kann, ermöglichen die erlernten Strategien einen kompetenteren Umgang mit den ADHS-spezifischen Schwierigkeiten.

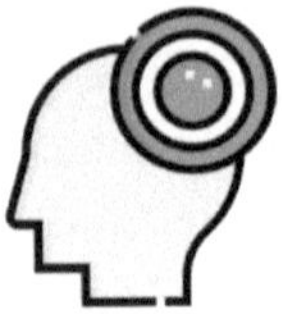

Gut zu wissen

Bildungsremediation

Im Kontext von ADHS kann Bildungsremediation dazu dienen, Wissenslücken zu schließen, die durch Konzentrationsschwierigkeiten oder andere ADHS-bedingte Herausforderungen entstanden sind. Sie bietet die Möglichkeit, Lernstrategien zu entwickeln und so die persönliche Entwicklung zu fördern.

Kognitive Verhaltenstherapie

Die Kognitive Verhaltenstherapie hilft Erwachsenen mit ADHS, ungünstige Denkmuster und Verhaltensweisen zu identifizieren und zu verändern. Sie unterstützt die Entwicklung von Bewältigungsstrategien im Umgang mit den alltäglichen Herausforderungen, die durch ADHS entstehen können und fördert so die persönliche Entwicklung.

Multimodales Vorgehen

Bei ADHS im Erwachsenenalter kombiniert ein multimodales Vorgehen verschiedene Therapieansätze, wie z.B. medikamentöse Behandlung und Psychotherapie, um sowohl die Kernsymptome als auch die damit verbundenen Herausforderungen zu bewältigen und so die persönliche Entwicklung zu fördern.

Perspektiven der Persönlichkeitsentwicklung bei ADHS

Potenzial, Aufwand und Zeitrahmen von persönlichen Entwicklungszielen im Zusammenhang mit ADHS-Management.

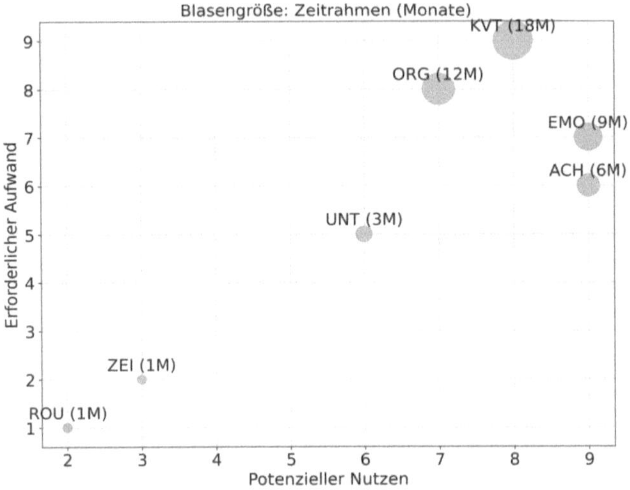

Blasengröße: Zeitrahmen (Monate)

ACH: Achtsamkeitspraxis

KVT: Kognitive Verhaltenstherapie

ROU: Routinebildung

ZEI: Zeitmanagement-Apps

EMO: Emotionsregulation

ORG: Organisationstalent

UNT: Unterstützungsgruppen

Diese Grafik visualisiert das Verhältnis zwischen Aufwand und potenziellem Nutzen für verschiedene persönliche Entwicklungsziele im Kontext von ADHS. Größere Blasen zeigen einen höheren Zeitaufwand an. Ziele im oberen rechten Quadranten bieten hohes Potenzial bei mittlerem bis hohem Aufwand, während die im unteren linken Quadranten schnellere Erfolge mit geringerer potenzieller Wirkung erzielen. Diejenigen im oberen linken Bereich repräsentieren ein hohes Potenzial, aber einen erheblichen Zeitaufwand, was darauf hindeutet, dass es sich um langfristige Strategien handeln könnte. Der untere rechte Quadrant zeigt Aktivitäten mit geringem Aufwand und geringer Belohnung an, die möglicherweise für die Aufrechterhaltung der Dynamik oder das Experimentieren mit neuen Ansätzen geeignet sind.

Konkrete Ratschläge

- Beobachten Sie Ihre inneren Dialoge und benennen Sie wiederkehrende Gedankenschleifen, um diese zu durchbrechen.
- Verwandeln Sie vermeintliche Schwächen in Stärken, indem Sie den Fokus auf den positiven Nutzen lenken (z.B. Ungeduld als Antriebskraft).
- Entwickeln Sie ein persönliches Ritual, um sich nach einem impulsiven Verhalten wieder zu zentrieren und neu auszurichten.
- Trainieren Sie Ihre Selbstregulation, indem Sie bewusst Pausen einlegen, bevor Sie auf Reize reagieren.
- Erstellen Sie eine Liste mit Ihren persönlichen Werten und überprüfen Sie regelmäßig, ob Ihre Handlungen mit diesen Werten übereinstimmen.
- Visualisieren Sie Ihren idealen Tagesablauf und experimentieren Sie mit verschiedenen Routinen, um Ihre Energie optimal zu nutzen.
- Reflektieren Sie Ihre Erfolge und Misserfolge, ohne sich zu verurteilen und leiten Sie daraus konkrete Handlungsschritte ab.
- Nutzen Sie Ihre Kreativität, um neue Lösungsansätze für wiederkehrende Probleme zu finden.
- Definieren Sie Ihre persönlichen Grenzen und kommunizieren Sie diese klar und deutlich.
- Üben Sie sich in Geduld und Selbstmitgefühl, denn Persönlichkeitsentwicklung ist ein kontinuierlicher Prozess.
- Feiern Sie Ihre Fortschritte und Erfolge, um Ihre Motivation und Ihr Selbstvertrauen zu stärken.

Rückblick - 5. Selbstmanagement

Selbstmanagement bei ADHS im Erwachsenenalter stellt eine besondere Herausforderung dar, bietet aber gleichzeitig enorme Chancen für ein erfüllteres und erfolgreicheres Leben. Es geht darum, die eigenen Stärken und Schwächen im Kontext der ADHS zu verstehen und individuelle Strategien zu entwickeln, um den Alltag effektiv zu meistern. Der Weg dorthin beginnt mit der Akzeptanz der Diagnose, die oft wie das Finden eines fehlenden Puzzleteils wirkt und bisher unerklärliche Verhaltensweisen in einen neuen Kontext setzt. Diese Akzeptanz befreit von Schuld- und Schamgefühlen und ermöglicht es Ihnen, sich selbst mit mehr Mitgefühl zu begegnen. Bauen Sie auf Ihren Stärken auf – Ihrer Kreativität, Spontaneität und Energie – und lernen Sie, diese bewusst einzusetzen.

Ein zentraler Baustein des Selbstmanagements ist die Organisation. Erstellen Sie ein System aus Kalender und To-Do-Listen, das zu Ihnen passt und das Sie konsequent pflegen – wie ein Uhrwerk, das regelmäßig aufgezogen werden muss. Definieren Sie klare Prioritäten, nicht basierend auf Dringlichkeit, sondern auf der Bedeutung für Ihre persönlichen Ziele. Berücksichtigen Sie dabei Ihre Ressourcen, wie Zeit und Energie und passen Sie Ihre Priorisierungsmethode gegebenenfalls an. Eine strukturierte Morgenroutine kann Ihnen helfen, den Tag fokussiert zu beginnen und kognitive Ressourcen für wichtigere Aufgaben freizusetzen. Bereiten Sie am Vorabend Ihre Kleidung vor, packen Sie Ihre Tasche und planen Sie Ihr Frühstück, um den Morgenstress zu minimieren und den Tag gelassener zu starten.

Impulskontrolle und Emotionsregulation sind weitere wichtige Aspekte. Achtsamkeitstraining kann Ihnen helfen, Ihre Emotionen bewusster wahrzunehmen und impulsive Reaktionen zu kontrollieren. Üben Sie, in herausfordernden Situationen innezuhalten, Ihre Emotionen zu beobachten und erst dann zu reagieren. Auch regelmäßige Bewegung und Sport können Ihre emotionale Stabilität und kognitive Flexibilität positiv beeinflussen. Finden Sie eine Sportart, die Ihnen Spaß macht und integrieren Sie sie fest in Ihren Wochenplan. Wenn Sie mit Suchterkrankungen zu kämpfen haben, ist es wichtig, sich professionelle Hilfe zu suchen und die zugrundeliegenden Schwierigkeiten im Umgang mit Emotionen anzugehen.

Selbstberuhigung ist eine essentielle Fähigkeit, die Sie durch verschiedene Techniken erlernen und trainieren können. Neben Achtsamkeit und Sport bietet die Musiktherapie vielversprechende Möglichkeiten. Experimentieren Sie mit aktivem Musizieren oder passivem Musikhören, um herauszufinden, welche Methode Ihnen am besten hilft, zur Ruhe zu kommen und emotionale Ausgeglichenheit zu finden. Scheuen Sie sich nicht, Unterstützung von Therapeuten, Coaches oder Selbsthilfegruppen in Anspruch zu nehmen. Der Austausch mit anderen Betroffenen kann Ihnen wertvolle Impulse und Motivation geben.

Selbstmanagement bei ADHS ist ein individueller und dynamischer Prozess. Es gibt keinen Königsweg, sondern viele verschiedene Strategien und Methoden. Finden Sie heraus, was für Sie funktioniert und bleiben Sie dran. Feiern Sie Ihre Erfolge, seien Sie nachsichtig mit sich selbst bei Rückschlägen und passen Sie Ihre Strategien immer wieder an Ihre Bedürfnisse an. Mit der richtigen Einstellung und den passenden Werkzeugen können Sie Ihre ADHS nicht nur managen, sondern auch als Quelle für Kreativität und Energie nutzen und ein erfülltes Leben führen.

Kostenlose Zusatzangebote in Planung

Wir freuen uns, Ihnen künftig ergänzende kostenlose Materialien zu diesem Buch anbieten zu können:

- Ein exklusives Bonuskapitel mit zusätzlichen Inhalten
- Eine kompakte Zusammenfassung des gesamten Buches im PDF-Format
- Eine Hörspiel Version (In Planung)

Die Veröffentlichung dieser Materialien ist für 2025 geplant.
Besuchen Sie gerne schon heute unsere Website. Sobald unser Newsletter-Service startet (voraussichtlich 2025), können Sie sich dort für Updates registrieren und verpassen keine Neuigkeiten zu den kostenlosen Zusatzangeboten.

www.SaageBooks.com/de/adhs_bei_erwachsenen-bonus-UFV4RT

Liebe Leserinnen, liebe Leser,

Wir fühlen uns sehr geehrt, dass Sie sich die Zeit genommen haben, unser Buch von Anfang bis Ende zu lesen. Unser größter Wunsch ist es, Ihnen wertvolle Erkenntnisse und praktische Hilfestellungen mit auf den Weg zu geben. Ihr Vertrauen in unsere Arbeit bedeutet uns sehr viel. Wir hoffen, die Lektüre war für Sie bereichernd. Sollten Sie Fragen oder Anregungen haben, können Sie uns gerne über unsere Website kontaktieren.

Wenn Ihnen dieses Buch gefallen hat, würden wir uns sehr über eine ehrliche Rezension freuen. Sie können Ihre ehrliche Bewertung ganz einfach auf der Verkaufsplattform hinterlassen, über die Sie das Buch erworben haben.
Vielen Dank für Ihre Unterstützung!

Bendis Saage

Saage Media GmbH - Team

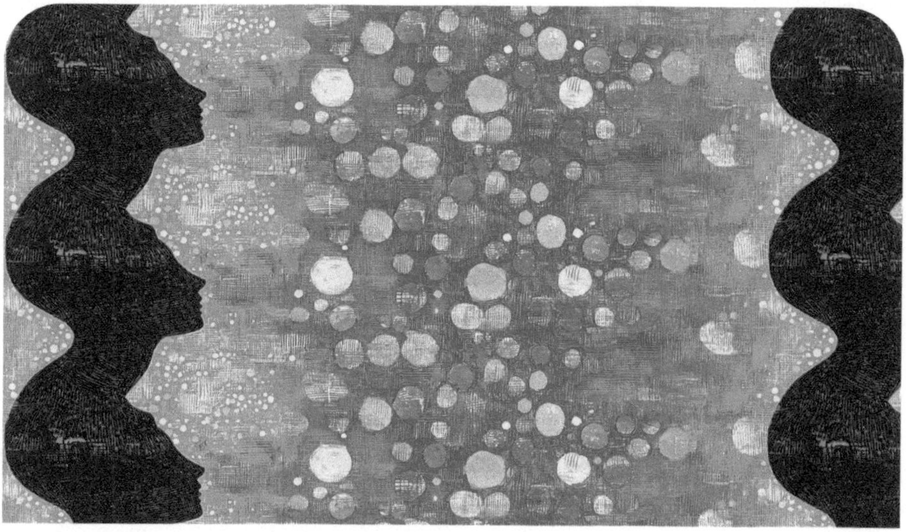

www.SaageBooks.com/de

Entdecken Sie mehr! Auf unserer Verlagswebsite erwartet Sie eine vielfältige Auswahl an weiteren Büchern. Neben kostenlosen Inhalten und exklusiven Bonusmaterialien finden Sie dort auch vertiefende Informationen zu unseren Werken. Stöbern Sie durch unser umfangreiches digitales Angebot und lassen Sie sich von zusätzlichen Leseerlebnissen inspirieren.

www.SaageBooks.com/de

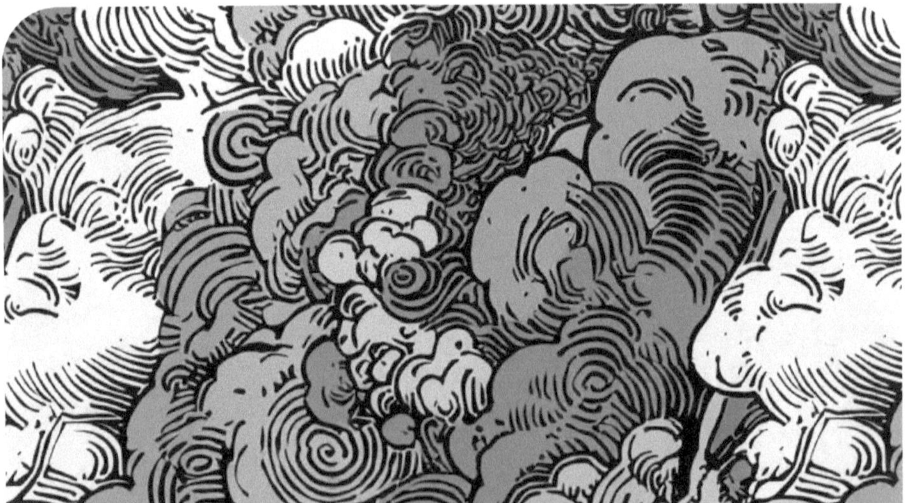

Quellen

Unser aufrichtiger Dank gilt allen Autoren der zitierten wissenschaftlichen und nicht-wissenschaftlichen Quellen, den Betreibern der referenzierten Internetseiten sowie den Urhebern der verwendeten Bilder, Grafiken und Studien, deren wertvolle Arbeiten zur Entstehung dieses Buches beigetragen haben.
Für weitere Informationen empfehlen wir Ihnen, die Quellen-Websites zu besuchen.
Sollten Sie Fehler bei der Zuordnung oder andere Unstimmigkeiten entdecken, kontaktieren Sie uns bitte.

Alle Quellen wurden zuletzt aufgerufen am: 2025-02-17

[s1] - https://pmc.ncbi.nlm.nih.gov/articles/PMC7508636/

Autor:	Renate Drechsler, Silvia Brem, Daniel Brandeis, Edna Grünblatt, Gregor Berger, Susanne Walitza	**Titel:**	ADHD: Current Concepts and Treatments in Children and Adolescents
von:	University Hospital of Psychiatry, University of Zurich; Neuroscience Center Zurich, Swiss Federal Institute of Technology and University of Zurich; Central Institute of Mental Health, Medical Faculty Mannheim/ Heidelberg University; Zurich Center for Integrative Human Physiology, University of Zurich	**DOI:**	10.1055/s-0040-1701658
Datum:	2020 Jun 19	**Webseite:**	PubMed Central (PMC)
Publisher:	Neuropediatrics		

[s2] - https://pmc.ncbi.nlm.nih.gov/articles/PMC181164/

Autor:	Andrew R Adesman	**Titel:**	The Diagnosis and Management of Attention-Deficit/Hyperactivity Disorder in Pediatric Patients
von:	Schneider Children's Hospital	**DOI:**	10.4088/pcc.v03n0204
Datum:	2001	**Webseite:**	PubMed Central (PMC)
Publisher:	Primary Care Companion to The Journal of Clinical Psychiatry		

[s3] - https://pmc.ncbi.nlm.nih.gov/articles/PMC9616454/

Autor:	Elie Abdelnour, Madeline O Jansen, Jessica A Gold	**Titel:**	ADHD Diagnostic Trends: Increased Recognition or Overdiagnosis?
von:	Washington University School of Medicine, University of California-Los Angeles	**Datum:**	2022 Sep-Oct
Webseite:	PubMed Central (PMC)	**Publisher:**	Missouri Medicine

[s4] - https://pmc.ncbi.nlm.nih.gov/articles/PMC5960089/

Autor:	Theresa S Emser, Blair A Johnston, J Douglas Steele, Sandra Kooij, Lisa Thorell, Hanna Christiansen	**Titel:**	Assessing ADHD symptoms in children and adults: evaluating the role of objective measures
DOI:	10.1186/s12993-018-0143-x	**Datum:**	2018 May 18
Webseite:	PubMed Central (PMC)	**Publisher:**	Behavioral and Brain Functions : BBF

[s5] - https://pmc.ncbi.nlm.nih.gov/articles/PMC5613949/

Autor:	Margaret H Sibley, Stefany Coxe, Brooke SG Molina	**Titel:**	Refining Diagnostic Procedures for Adults with Symptoms of ADHD: A Response to "Psychometrically-Informed Approach to Integration of Multiple Informant Ratings in Adult ADHD Diagnosis in a Community-Recruited Sample"
von:	Florida International University, University of Pittsburgh	**DOI:**	10.1177/1073191116676890
Datum:	2016 Nov 19	**Webseite:**	PubMed Central (PMC)
Publisher:	Assessment		

[s6] - https://pmc.ncbi.nlm.nih.gov/articles/PMC7422602/

Autor:	Susan Young, Nicoletta Adamo, Bryndís Björk Ásgeirsdóttir, Polly Branney, Michelle Beckett, William Colley, Sally Cubbin, Quinton Deeley, Emad Farrag, Gisli Gudjonsson, Peter Hill, Jack Hollingdale, Ozge Kilic, Tony Lloyd, Peter Mason, Eleni Paliokosta, Sri Perecherla, Jane Sedgwick, Caroline Skirrow, Kevin Tierney, Kobus van Rensburg, Emma Woodhouse	**Titel:**	Females with ADHD: An expert consensus statement taking a lifespan approach providing guidance for the identification and treatment of attention-deficit/ hyperactivity disorder in girls and women
DOI:	10.1186/s12888-020-02707-9	**Datum:**	2020 Aug 12
Webseite:	PubMed Central (PMC)	**Publisher:**	BMC Psychiatry

[s7] - https://pmc.ncbi.nlm.nih.gov/articles/PMC7508636/

Autor:	Renate Drechsler, Silvia Brem, Daniel Brandeis, Edna Grünblatt, Gregor Berger, Susanne Walitza	**Titel:**	ADHD: Current Concepts and Treatments in Children and Adolescents
DOI:	10.1055/s-0040-1701658	**Datum:**	2020 Jun 19
Webseite:	PubMed Central (PMC)	**Publisher:**	Neuropediatrics

[s8] - https://pmc.ncbi.nlm.nih.gov/articles/PMC9616454/

Autor:	Elie Abdelnour, Madeline O Jansen, Jessica A Gold	**Titel:**	ADHD Diagnostic Trends: Increased Recognition or Overdiagnosis?
von:	Washington University School of Medicine, University of California-Los Angeles	**Datum:**	2022 Sep-Oct
Webseite:	PubMed Central (PMC)	**Publisher:**	Missouri Medicine

[s9] - https://pmc.ncbi.nlm.nih.gov/articles/PMC4301030/

Autor:	Steven D Targum, Lenard A Adler	**Titel:**	Our Current Understanding of Adult ADHD
Datum:	2014 Nov-Dec	**Webseite:**	PubMed Central (PMC)
Publisher:	Innovations in Clinical Neuroscience		

[s10] - https://pmc.ncbi.nlm.nih.gov/articles/PMC8295111/

Autor:	Anselm B M Fuermaier, Lara Tucha, Marah Butzbach, Matthias Weisbrod, Steffen Aschenbrenner, Oliver Tucha	**Titel:**	ADHD at the workplace: ADHD symptoms, diagnostic status, and work-related functioning
von:	University of Groningen	**DOI:**	10.1007/s00702-021-02309-z
Datum:	2021 Feb 2	**Webseite:**	PubMed Central (PMC)
Publisher:	Journal of Neural Transmission		

[s11] - https://pmc.ncbi.nlm.nih.gov/articles/PMC3724232/

Autor:	Timothy E Wilens, Thomas J Spencer	**Titel:**	Understanding Attention-Deficit/ Hyperactivity Disorder From Childhood to Adulthood
von:	Clinical Research Program in Pediatric Psychopharmacology, Massachusetts General Hospital and Harvard Medical School, Boston, MA	**DOI:**	10.3810/pgm.2010.09.2206
Datum:	2010 Sep	**Webseite:**	PubMed Central (PMC)
Publisher:	Postgraduate medicine		

[s12] - https://pmc.ncbi.nlm.nih.gov/articles/PMC7422602/

Autor:	Susan Young, Nicoletta Adamo, Bryndís Björk Ásgeirsdóttir, Polly Branney, Michelle Beckett, William Colley, Sally Cubbin, Quinton Deeley, Emad Farrag, Gisli Gudjonsson, Peter Hill, Jack Hollingdale, Ozge Kilic, Tony Lloyd, Peter Mason, Eleni Paliokosta, Sri Perecherla, Jane Sedgwick, Caroline Skirrow, Kevin Tierney, Kobus van Rensburg, Emma Woodhouse	**Titel:**	Females with ADHD: An expert consensus statement taking a lifespan approach providing guidance for the identification and treatment of attention-deficit/ hyperactivity disorder in girls and women
DOI:	10.1186/s12888-020-02707-9	**Datum:**	2020 Aug 12
Webseite:	PubMed Central (PMC)	**Publisher:**	BMC Psychiatry

[s13] - https://pmc.ncbi.nlm.nih.gov/articles/PMC3556723/

Autor:	Elizabeth E Van Voorhees, Kristina K Hardy, Scott H Kollins	**Titel:**	Reliability and Validity of Self- and Other-Ratings of Symptoms of ADHD in Adults
von:	Duke University Medical Center	**DOI:**	10.1177/1087054709356163
Datum:	2010 Apr 27	**Webseite:**	PubMed Central (PMC)
Publisher:	Journal of attention disorders		

[s14] - https://pmc.ncbi.nlm.nih.gov/articles/PMC5291336/

Autor:	J Russell Ramsay	**Titel:**	Assessment and monitoring of treatment response in adult ADHD patients: current perspectives
von:	University of Pennsylvania	**DOI:**	10.2147/NDT.S104706
Datum:	2017 Jan 27	**Webseite:**	PubMed Central (PMC)
Publisher:	Neuropsychiatric Disease and Treatment		

[s15] - https://pmc.ncbi.nlm.nih.gov/articles/PMC4403871/

Autor:	John T Mitchell, Lidia Zylowska, Scott H Kollins	**Titel:**	Mindfulness Meditation Training for Attention-Deficit/Hyperactivity Disorder in Adulthood: Current Empirical Support, Treatment Overview, and Future Directions
DOI:	10.1016/j.cbpra.2014.10.002	**Datum:**	2015 May
Webseite:	PubMed Central (PMC)		

[s16] - https://pmc.ncbi.nlm.nih.gov/articles/PMC5036506/

Autor:	Ebba Du Rietz, Celeste HM Cheung, Gráinne McLoughlin, Daniel Brandeis, Tobias Banaschewski, Philip Asherson, Jonna Kuntsi	**Titel:**	Self-report of ADHD shows limited agreement with objective markers of persistence and remittance
DOI:	10.1016/j.jpsychires.2016.07.020	**Datum:**	2016 Nov
Webseite:	PubMed Central (PMC)	**Publisher:**	Journal of Psychiatric Research

[s17] - https://pmc.ncbi.nlm.nih.gov/articles/PMC4631342/

Autor:	Beatrice Mörstedt, Salvatore Corbisiero, Hannes Bitto, Rolf-Dieter Stieglitz	**Titel:**	Attention-Deficit/Hyperactivity Disorder (ADHD) in Adulthood: Concordance and Differences between Self- and Informant Perspectives on Symptoms and Functional Impairment
von:	University of Basel, University of Basel Psychiatric Clinics	**DOI:**	10.1371/journal.pone.0141342
Datum:	2015 Nov 3	**Webseite:**	PubMed Central (PMC)
Publisher:	PLoS ONE		

[s18] - https://pmc.ncbi.nlm.nih.gov/articles/PMC7082249/

Autor:	Holly Hodges, Casey Fealko, Neelkamal Soares	**Titel:**	Autism spectrum disorder: definition, epidemiology, causes, and clinical evaluation
von:	Baylor College of Medicine, Texas Children's Hospital, Western Michigan University Homer Stryker MD School of Medicine	**DOI:**	10.21037/tp.2019.09.09
Datum:	2020 Feb	**Webseite:**	PubMed Central (PMC)
Publisher:	Translational Pediatrics		

[s19] - https://pmc.ncbi.nlm.nih.gov/articles/PMC8631971/

Autor:	Eesha Sharma, Lavanya P Sharma, Srinivas Balachander, Boyee Lin, Harshini Manohar, Puneet Khanna, Cynthia Lu, Kabir Garg, Tony Lazar Thomas, Anthony Chun Lam Au, Robert R Selles, Davíð R M A Hø jgaard, Gudmundur Skarphedinsson, S Evelyn Stewart	**Titel:**	Comorbidities in Obsessive-Compulsive Disorder Across the Lifespan: A Systematic Review and Meta-Analysis
von:	National Institute of Mental Health and Neurosciences; University of British Columbia; Oxleas National Health Service (NHS) Foundation Trust; Aarhus University Hospital; University of Iceland	**DOI:**	10.3389/fpsyt.2021.703701
Datum:	2021 Nov 11	**Webseite:**	PubMed Central (PMC)
Publisher:	Frontiers in Psychiatry		

[s20] - https://pmc.ncbi.nlm.nih.gov/articles/PMC6379245/

Autor:	Barbara Franke, Giorgia Michelini, Philip Asherson, Tobias Banaschewski, Andrea Bilbow, Jan K Buitelaar, Bru Cormand, Stephen V Faraone, Ylva Ginsberg, Jan Haavik, Jonna Kuntsi, Henrik Larsson, Klaus-Peter Lesch, J Antoni Ramos-Quiroga, János M Réthelyi, Marta Ribases, Andreas Reif	**Titel:**	Live fast, die young? A review on the developmental trajectories of ADHD across the lifespan
von:	Radboud University Medical Center, King's College London, Central Institute of Mental Health, Attention Deficit Disorder Information and Support Service (ADDISS), Radboud University Medical Center, Universitat de Barcelona, State University of New York Upstate Medical University, University of Bergen, Karolinska Institutet, University of Würzburg, Hospital Universitari Vall d'Hebron, Semmelweis University, University Hospital Frankfurt	**DOI:**	10.1016/j.euroneuro.2018.08.001
Datum:	2018 Oct	**Webseite:**	PubMed Central (PMC)
Publisher:	European Neuropsychopharmacology		

[s21] - https://pmc.ncbi.nlm.nih.gov/articles/PMC10887101/

Autor:	Manon Toutain, Nicolas Dollion, Laurence Henry, Marine Grandgeorge	**Titel:**	How Do Children and Adolescents with ASD Look at Animals? A Scoping Review
DOI:	10.3390/children11020211	**Datum:**	2024 Feb 6
Webseite:	PubMed Central (PMC)	**Publisher:**	MDPI

[s22] - https://www.ncbi.nlm.nih.gov/books/NBK573609/

Autor:	Ronan Lordan, Cristiano Storni, Chiara Alessia De Benedictis	**Titel:**	Autism Spectrum Disorders: Diagnosis and Treatment
von:	National Center for Biotechnology Information (NCBI)	**DOI:**	10.36255/exonpublications.autismspectrumdisorders.2021.diagnosis
Datum:	2021/08/20	**Webseite:**	NCBI Bookshelf
Publisher:	Exon Publications		

[s23] - https://pmc.ncbi.nlm.nih.gov/articles/PMC3874265/

Autor:	Susan E Sprich, Laura E Knouse, Christine Cooper-Vince, Jennifer Burbridge, Steven A Safren	**Titel:**	Description and Demonstration of CBT for ADHD in Adults
von:	Massachusetts General Hospital and Harvard Medical School	**DOI:**	10.1016/j.cbpra.2009.09.002
Datum:	2012 Feb 1	**Webseite:**	PubMed Central (PMC)

[s24] - https://pmc.ncbi.nlm.nih.gov/articles/PMC7732033/

Autor:	Nancy Doyle	**Titel:**	Neurodiversity at work: a biopsychosocial model and the impact on working adults
von:	Department of Organizational Psychology, Birkbeck University of London, London, UK	**DOI:**	10.1093/bmb/ldaa021
Datum:	2020 Sep 30	**Webseite:**	PubMed Central (PMC)
Publisher:	British Medical Bulletin		

[s25] - https://www.mdpi.com/1660-4601/20/4/3098

Autor:	Christian Mette	**Titel:**	Time Perception in Adult ADHD: Findings from a Decade—A Review
von:	Multidisciplinary Digital Publishing Institute	**DOI:**	10.3390/ijerph20043098
Datum:	2023-02-10	**Webseite:**	mdpi.com
Publisher:	Multidisciplinary Digital Publishing Institute		

[s26] - https://pmc.ncbi.nlm.nih.gov/articles/PMC6494390/

Autor:	Pablo Luis Lopez, Fernando Manuel Torrente, Agustín Ciapponi, Alicia Graciela Lischinsky, Marcelo Cetkovich-Bakmas, Juan Ignacio Rojas, Marina Romano, Facundo F Manes	**Titel:**	Cognitive-behavioural interventions for attention deficit hyperactivity disorder (ADHD) in adults
von:	Institute of Cognitive and Translational Neuroscience (INCyT), INECO Foundation, Favaloro University, Laboratory of Psychopathology Research, Institute for Clinical Effectiveness and Health Policy (IECS-CONICET), Argentine Cochrane Centre, Hospital Italiano Buenos Aires, Neurology Department	**DOI:**	10.1002/14651858.CD010840.pub2
Datum:	2018 Mar 23	**Webseite:**	PubMed Central (PMC)
Publisher:	The Cochrane Database of Systematic Reviews		

[s27] - https://pmc.ncbi.nlm.nih.gov/articles/PMC7543894/

Autor:	Helena Jahncke, David M Hallman	**Titel:**	Objective measures of cognitive performance in activity based workplaces and traditional office types
von:	University of Gävle, Sweden	**DOI:**	10.1016/j.jenvp.2020.101503
Datum:	2020 Oct 8	**Webseite:**	PubMed Central (PMC)
Publisher:	Journal of Environmental Psychology		

[s28] - https://pmc.ncbi.nlm.nih.gov/articles/PMC3552974/

Autor:	Sjan-Mari van Niekerk, Quinette Abigail Louw, Susan Hillier	**Titel:**	The effectiveness of a chair intervention in the workplace to reduce musculoskeletal symptoms. A systematic review
von:	Stellenbosch University; University of South Australia	**DOI:**	10.1186/1471-2474-13-145
Datum:	2012 Aug 13	**Webseite:**	PubMed Central (PMC)
Publisher:	BMC Musculoskeletal Disorders		

[s29] - https://pmc.ncbi.nlm.nih.gov/articles/PMC8856522/

Autor:	Danielle M Beaton, Fuschia Sirois, Elizabeth Milne	**Titel:**	Experiences of criticism in adults with ADHD: A qualitative study
von:	The University of Sheffield	**DOI:**	10.1371/journal.pone.0263366
Datum:	2022 Feb 18	**Webseite:**	PubMed Central (PMC)
Publisher:	PLoS ONE		

[s30] - https://pmc.ncbi.nlm.nih.gov/articles/PMC9663290/

Autor:	Claire de Oliveira, Makeila Saka, Lauren Bone, Rowena Jacobs	**Titel:**	The Role of Mental Health on Workplace Productivity: A Critical Review of the Literature
von:	Centre for Health Economics, University of York; Hull York Medical School; Institute for Mental Health Policy Research, Centre for Addiction and Mental Health; Institute of Health Policy, Management and Evaluation, University of Toronto	**DOI:**	10.1007/s40258-022-00761-w
Datum:	2022 Nov 15	**Webseite:**	PubMed Central (PMC)
Publisher:	Applied Health Economics and Health Policy		

[s31] - https://pmc.ncbi.nlm.nih.gov/articles/PMC9443814/

Autor:	Kirsty Lauder, Almuth McDowall, Harriet R Tenenbaum	**Titel:**	A systematic review of interventions to support adults with ADHD at work —Implications from the paucity of context-specific research for theory and practice
DOI:	10.3389/fpsyg.2022.893469	**Datum:**	2022 Aug 22
Webseite:	PubMed Central (PMC)	**Publisher:**	Frontiers in Psychology

[s32] - https://pmc.ncbi.nlm.nih.gov/articles/PMC7732033/

Autor:	Nancy Doyle	**Titel:**	Neurodiversity at work: a biopsychosocial model and the impact on working adults
von:	Department of Organizational Psychology, Birkbeck University of London, London, UK	**DOI:**	10.1093/bmb/ldaa021
Datum:	2020 Sep 30	**Webseite:**	PubMed Central (PMC)
Publisher:	British Medical Bulletin		

[s33] - https://pmc.ncbi.nlm.nih.gov/articles/PMC9443814/

Autor:	Kirsty Lauder, Almuth McDowall, Harriet R Tenenbaum	**Titel:**	A systematic review of interventions to support adults with ADHD at work —Implications from the paucity of context-specific research for theory and practice
von:	Centre for Neurodiversity Research at Work, Birkbeck College, London, United Kingdom; School of Psychology, University of Surrey, Surrey, United Kingdom	**DOI:**	10.3389/fpsyg.2022.893469
Datum:	2022 Aug 22	**Webseite:**	PubMed Central (PMC)
Publisher:	Frontiers in Psychology		

[s34] - https://pmc.ncbi.nlm.nih.gov/articles/PMC9109782/

Autor:	Tristan J Philippe, Naureen Sikder, Anna Jackson, Maya E Koblanski, Eric Liow, Andreas Pilarinos, Krisztina Vasarhelyi	**Titel:**	Digital Health Interventions for Delivery of Mental Health Care: Systematic and Comprehensive Meta-Review
von:	The University of British Columbia, Vancouver Community College, Simon Fraser University, Vancouver Coastal Health Research Institute	**DOI:**	10.2196/35159
Datum:	2022 May 12	**Webseite:**	PubMed Central (PMC)
Publisher:	JMIR Mental Health		

[s35] - https://pmc.ncbi.nlm.nih.gov/articles/PMC9616454/

Autor:	Elie Abdelnour, Madeline O Jansen, Jessica A Gold	**Titel:**	ADHD Diagnostic Trends: Increased Recognition or Overdiagnosis?
Datum:	2022 Sep-Oct	**Webseite:**	PubMed Central (PMC)
Publisher:	Missouri Medicine		

[s36] - https://pmc.ncbi.nlm.nih.gov/articles/PMC3724232/

Autor:	Timothy E Wilens, Thomas J Spencer	**Titel:**	Understanding Attention-Deficit/ Hyperactivity Disorder From Childhood to Adulthood
von:	Clinical Research Program in Pediatric Psychopharmacology, Massachusetts General Hospital and Harvard Medical School, Boston, MA	**DOI:**	10.3810/pgm.2010.09.2206
Datum:	2010 Sep	**Webseite:**	PubMed Central (PMC)
Publisher:	Postgraduate medicine		

[s37] - https://pmc.ncbi.nlm.nih.gov/articles/PMC7315868/

Autor:	Bartosz Helfer, Natali Bozhilova, Ruth E Cooper, Joanna I Douzenis, Stefanos Maltezos, Philip Asherson	**Titel:**	The key role of daytime sleepiness in cognitive functioning of adults with attention deficit hyperactivity disorder
DOI:	10.1192/j.eurpsy.2020.28	**Datum:**	2020 Mar 5
Webseite:	PubMed Central (PMC)	**Publisher:**	European Psychiatry : the journal of the Association of European Psychiatrists

[s38] - https://pmc.ncbi.nlm.nih.gov/articles/PMC6406620/

Autor:	Consuelo M Kreider, Sharon Medina, Mackenzi R Slamka	**Titel:**	Strategies for Coping with Time-Related and Productivity Challenges of Young People with Learning Disabilities and Attention-Deficit/ Hyperactivity Disorder
von:	University of Florida	**DOI:**	10.3390/children6020028
Datum:	2019 Feb 13	**Webseite:**	PubMed Central (PMC)
Publisher:	MDPI		

[s39] - https://pubmed.ncbi.nlm.nih.gov/20051220/

Autor:	Faraone SV, Glatt SJ	**Titel:**	A comparison of the efficacy of medications for adult attention-deficit/ hyperactivity disorder using meta-analysis of effect sizes
DOI:	10.4088/JCP.08m04902pur	**Datum:**	2010 Jun
Webseite:	PubMed	**Publisher:**	J Clin Psychiatry

[s40] - https://www.nimh.nih.gov/health/topics/mental-health-medications

Titel:	Mental Health Medications	**von:**	National Institute of Mental Health (NIMH)
Webseite:	National Institute of Mental Health (NIMH)		

[s41] - https://pmc.ncbi.nlm.nih.gov/articles/PMC2518387/

Autor:	Dusan Kolar, Amanda Keller, Maria Golfinopoulos, Lucy Cumyn, Cassidy Syer, Lily Hechtman	**Titel:**	Treatment of adults with attention-deficit/hyperactivity disorder
von:	Department of Psychiatry, Montreal Children's Hospital, McGill University, Montreal, Canada	**DOI:**	10.2147/ndt.s6985
Datum:	2008 Apr	**Webseite:**	PubMed Central (PMC)
Publisher:	Neuropsychiatric Disease and Treatment		

[s42] - https://pmc.ncbi.nlm.nih.gov/articles/PMC8369907/

Autor:	Le Zhang, Andreas Reif, Ebba Du Rietz, Tyra Lagerberg, Agnieszka Butwicka, Brian M D'Onofrio, Kristina Johnell, Nancy L Pedersen, Henrik Larsson, Zheng Chang	**Titel:**	Comedication and Polypharmacy With ADHD Medications in Adults: A Swedish Nationwide Study
von:	Karolinska Institutet, Goethe University Frankfurt, Medical University of Warsaw, Stockholm County Council, Indiana University, Ö rebro University	**DOI:**	10.1177/1087054720923725
Datum:	2020 Jun 1	**Webseite:**	PubMed Central (PMC)
Publisher:	Journal of Attention Disorders		

[s43] - https://www.ncbi.nlm.nih.gov/books/NBK507808/

Autor:	Nazila Sharbaf Shoar, Raman Marwaha, Mohammed Molla	**Titel:**	Dextroamphetamine-Amphetamine
von:	StatPearls Publishing	**Datum:**	2023/05/23
Webseite:	NCBI Bookshelf	**Publisher:**	StatPearls Publishing

[s44] - https://pmc.ncbi.nlm.nih.gov/articles/PMC3617926/

Autor:	Minal R Patel, Melissa A Valerio, Mary R Janevic, Z Molly Gong, Georgiana Sanders, Lara J Thomas, Noreen M Clark	**Titel:**	Long-term effects of negotiated treatment plans on self-management behaviors and satisfaction with care among women with asthma
von:	Center for Managing Chronic Disease, University of Michigan	**DOI:**	10.3109/02770903.2012.743151
Datum:	2012 Nov 28	**Webseite:**	PubMed Central (PMC)
Publisher:	The Journal of asthma : official journal of the Association for the Care of Asthma		

[s45] - https://pmc.ncbi.nlm.nih.gov/articles/PMC2518387/

Autor:	Dusan Kolar, Amanda Keller, Maria Golfinopoulos, Lucy Cumyn, Cassidy Syer, Lily Hechtman	**Titel:**	Treatment of adults with attention-deficit/hyperactivity disorder
von:	Department of Psychiatry, Montreal Children's Hospital, McGill University, Montreal, Canada	**DOI:**	10.2147/ndt.s6985
Datum:	2008 Apr	**Webseite:**	PubMed Central (PMC)
Publisher:	Neuropsychiatric Disease and Treatment		

[s46] - https://pmc.ncbi.nlm.nih.gov/articles/PMC3733520/

Autor:	Jonathan R Stevens, Timothy E Wilens, Theodore A Stern	**Titel:**	Using Stimulants for Attention-Deficit/Hyperactivity Disorder: Clinical Approaches and Challenges
von:	PubMed Central (PMC)	**DOI:**	10.4088/PCC.12f01472
Datum:	2013 Mar 28	**Webseite:**	PubMed Central (PMC)
Publisher:	The Primary Care Companion for CNS Disorders		

[s47] - https://pmc.ncbi.nlm.nih.gov/articles/PMC2670101/
Autor: Steven M Berman, Ronald Kuczenski, James T McCracken, Edythe D London
Titel: Potential Adverse Effects of Amphetamine Treatment on Brain and Behavior: A Review
von: University of California Los Angeles; University of California San Diego
DOI: 10.1038/mp.2008.90
Datum: 2008 Aug 12
Webseite: PubMed Central (PMC)

[s48] - https://www.nimh.nih.gov/health/topics/mental-health-medications
Titel: Mental Health Medications
von: National Institute of Mental Health (NIMH)
Webseite: National Institute of Mental Health (NIMH)

[s49] - https://pmc.ncbi.nlm.nih.gov/articles/PMC3441938/
Autor: Mark A Stein, Margaret Weiss, Laura Hlavaty
Titel: ADHD Treatments, Sleep, and Sleep Problems: Complex Associations
von: National Library of Medicine (NLM); National Institutes of Health (NIH); HHS
DOI: 10.1007/s13311-012-0130-0
Datum: 2012 Jun 21
Webseite: PubMed Central (PMC)
Publisher: Neurotherapeutics

[s50] - https://www.ncbi.nlm.nih.gov/books/NBK493234/
Autor: Douglas Fedder, Himanshu Patel, Abdolreza Saadabadi
Titel: Atomoxetine
von: StatPearls Publishing
Datum: 2023/03/27
Webseite: NCBI Bookshelf
Publisher: StatPearls Publishing

[s51] - https://pmc.ncbi.nlm.nih.gov/articles/PMC2628311/
Autor: Laura E Knouse, Christine Cooper-Vince, Susan Sprich, Steven A Safren
Titel: Recent developments in the psychosocial treatment of adult ADHD
von: Massachusetts General Hospital and Harvard Medical School
DOI: 10.1586/14737175.8.10.1537
Datum: 2008 Oct
Webseite: PubMed Central (PMC)
Publisher: Expert review of neurotherapeutics

[s52] - https://www.ncbi.nlm.nih.gov/books/NBK470241/
Autor: Suma P. Chand, Daniel P. Kuckel, Martin R. Huecker
Titel: Cognitive Behavior Therapy
von: StatPearls Publishing
Datum: 2023/05/23
Webseite: NCBI Bookshelf
Publisher: StatPearls Publishing

[s53] - https://pmc.ncbi.nlm.nih.gov/articles/PMC6494390/
Autor: Pablo Luis Lopez, Fernando Manuel Torrente, Agustín Ciapponi, Alicia Graciela Lischinsky, Marcelo Cetkovich-Bakmas, Juan Ignacio Rojas, Marina Romano, Facundo F Manes
Titel: Cognitive-behavioural interventions for attention deficit hyperactivity disorder (ADHD) in adults
DOI: 10.1002/14651858.CD010840.pub2
Datum: 2018 Mar 23
Webseite: PubMed Central (PMC)
Publisher: The Cochrane Database of Systematic Reviews

[s54] - https://pmc.ncbi.nlm.nih.gov/articles/PMC3874265/

Autor:	Susan E Sprich, Laura E Knouse, Christine Cooper-Vince, Jennifer Burbridge, Steven A Safren	**Titel:**	Description and Demonstration of CBT for ADHD in Adults
von:	Massachusetts General Hospital and Harvard Medical School	**DOI:**	10.1016/j.cbpra.2009.09.002
Datum:	2012 Feb 1	**Webseite:**	PubMed Central (PMC)
Publisher:	Cognitive and behavioral practice		

[s55] - https://pmc.ncbi.nlm.nih.gov/articles/PMC7082245/

Autor:	Mahesh Shrestha, Julianna Lautenschleger, Neelkamal Soares	**Titel:**	Non-pharmacologic management of attention-deficit/hyperactivity disorder in children and adolescents: a review
von:	Western Michigan University Homer Stryker M.D. School of Medicine	**DOI:**	10.21037/tp.2019.10.01
Datum:	2020 Feb	**Webseite:**	PMC (PubMed Central)
Publisher:	Translational Pediatrics		

[s56] - https://pmc.ncbi.nlm.nih.gov/articles/PMC2518387/

Autor:	Dusan Kolar, Amanda Keller, Maria Golfinopoulos, Lucy Cumyn, Cassidy Syer, Lily Hechtman	**Titel:**	Treatment of adults with attention-deficit/hyperactivity disorder
von:	Department of Psychiatry, Montreal Children's Hospital, McGill University, Montreal, Canada	**DOI:**	10.2147/ndt.s6985
Datum:	2008 Apr	**Webseite:**	PubMed Central (PMC)
Publisher:	Neuropsychiatric Disease and Treatment		

[s57] - https://pmc.ncbi.nlm.nih.gov/articles/PMC2909688/

Autor:	Laura E Knouse, Steven A Safren	**Titel:**	Current Status of Cognitive Behavioral Therapy for Adult Attention-Deficit Hyperactivity Disorder
von:	Massachusetts General Hospital and Harvard Medical School	**DOI:**	10.1016/j.psc.2010.04.001
Datum:	2010 Sep	**Webseite:**	PubMed Central (PMC)
Publisher:	The Psychiatric clinics of North America		

[s58] - https://pmc.ncbi.nlm.nih.gov/articles/PMC6494390/

Autor:	Pablo Luis Lopez, Fernando Manuel Torrente, Agustín Ciapponi, Alicia Graciela Lischinsky, Marcelo Cetkovich-Bakmas, Juan Ignacio Rojas, Marina Romano, Facundo F Manes	**Titel:**	Cognitive-behavioural interventions for attention deficit hyperactivity disorder (ADHD) in adults
von:	PubMed Central (PMC)	**DOI:**	10.1002/14651858.CD010840.pub2
Datum:	2018 Mar 23	**Webseite:**	PubMed Central (PMC)
Publisher:	The Cochrane Database of Systematic Reviews		

[s59] - https://pmc.ncbi.nlm.nih.gov/articles/PMC10091126/

Autor:	Michael O Ogundele, Hani F Ayyash	**Titel:**	ADHD in children and adolescents: Review of current practice of non-pharmacological and behavioural management
von:	Bridgewater Community Healthcare NHS Foundation Trust; Mid and South Essex University Hospitals Group, University Hospital NHS Foundation Trust	**DOI:**	10.3934/publichealth.2023004
Datum:	2023 Feb 7	**Webseite:**	PMC (PubMed Central)
Publisher:	AIMS Public Health		

[s60] - https://pmc.ncbi.nlm.nih.gov/articles/PMC8489050/

Autor:	Mutsuhiro Nakao, Kentaro Shirotsuki, Nagisa Sugaya	**Titel:**	Cognitive–behavioral therapy for management of mental health and stress-related disorders: Recent advances in techniques and technologies
DOI:	10.1186/s13030-021-00219-w	**Datum:**	2021 Oct 3
Webseite:	PubMed Central (PMC)	**Publisher:**	BioPsychoSocial Medicine

[s61] - https://pmc.ncbi.nlm.nih.gov/articles/PMC7082245/

Autor:	Mahesh Shrestha, Julianna Lautenschleger, Neelkamal Soares	**Titel:**	Non-pharmacologic management of attention-deficit/hyperactivity disorder in children and adolescents: a review
von:	Western Michigan University Homer Stryker M.D. School of Medicine	**DOI:**	10.21037/tp.2019.10.01
Datum:	2020 Feb	**Webseite:**	PubMed Central (PMC)
Publisher:	Translational Pediatrics		

[s62] - https://pmc.ncbi.nlm.nih.gov/articles/PMC7476461/

Autor:	Melissa E Phuphanich, Jonathan Droessler, Lisa Altman, Blessen C Eapen	**Titel:**	Movement-Based Therapies in Rehabilitation
von:	VA Greater Los Angeles Health Care System; University of California Los Angeles (UCLA)	**DOI:**	10.1016/j.pmr.2020.07.002
Datum:	2020 Sep 7	**Webseite:**	PubMed Central (PMC)

[s63] - https://pmc.ncbi.nlm.nih.gov/articles/PMC8276649/

Autor:	Marie Kuhfuß, Tobias Maldei, Andreas Hetmanek, Nicola Baumann	**Titel:**	Somatic experiencing – effectiveness and key factors of a body-oriented trauma therapy: a scoping literature review
von:	University of Trier; Technical University of Munich(TUM)	**DOI:**	10.1080/20008198.2021.1929023
Datum:	2021 Jul 12	**Webseite:**	PubMed Central (PMC)
Publisher:	European Journal of Psychotraumatology		

[s64] - https://pmc.ncbi.nlm.nih.gov/articles/PMC4403871/

Autor:	John T Mitchell, Lidia Zylowska, Scott H Kollins	**Titel:**	Mindfulness Meditation Training for Attention-Deficit/Hyperactivity Disorder in Adulthood: Current Empirical Support, Treatment Overview, and Future Directions
von:	Duke University Medical Center, Department of Psychiatry and Behavioral Sciences; University of California Santa Cruz; University of California Los Angeles	**DOI:**	10.1016/j.cbpra.2014.10.002
Datum:	2015 May	**Webseite:**	PubMed Central (PMC)
Publisher:	Cognitive and behavioral practice		

[s65] - https://pmc.ncbi.nlm.nih.gov/articles/PMC7082245/

Autor:	Mahesh Shrestha, Julianna Lautenschleger, Neelkamal Soares	**Titel:**	Non-pharmacologic management of attention-deficit/hyperactivity disorder in children and adolescents: a review
von:	Western Michigan University Homer Stryker M.D. School of Medicine	**DOI:**	10.21037/tp.2019.10.01
Datum:	2020 Feb	**Webseite:**	PubMed Central (PMC)
Publisher:	Translational Pediatrics		

[s66] - https://pmc.ncbi.nlm.nih.gov/articles/PMC6823216/

Autor:	Thawatchai Krisanaprakornkit, Chetta Ngamjarus, Chartree Witoonchart, Nawanant Piyavhatkul	**Titel:**	Meditation therapies for attention-deficit/hyperactivity disorder (ADHD)
DOI:	10.1002/14651858.CD006507.pub2	**Datum:**	2010 Jun 16
Webseite:	PubMed Central (PMC)	**Publisher:**	The Cochrane Database of Systematic Reviews

[s67] - https://pmc.ncbi.nlm.nih.gov/articles/PMC7082245/

Autor:	Mahesh Shrestha, Julianna Lautenschleger, Neelkamal Soares	**Titel:**	Non-pharmacologic management of attention-deficit/hyperactivity disorder in children and adolescents: a review
von:	Western Michigan University Homer Stryker M.D. School of Medicine	**DOI:**	10.21037/tp.2019.10.01
Datum:	2020 Feb	**Webseite:**	PMC
Publisher:	Translational Pediatrics		

[s68] - https://www.nimh.nih.gov/health/publications/adhd-what-you-need-to-know

Titel:	ADHD in Adults: 4 Things to Know	**von:**	National Institute of Mental Health (NIMH)
Webseite:	National Institute of Mental Health (NIMH)		

[s69] - https://pmc.ncbi.nlm.nih.gov/articles/PMC3874265/

Autor:	Susan E Sprich, Laura E Knouse, Christine Cooper-Vince, Jennifer Burbridge, Steven A Safren	**Titel:**	Description and Demonstration of CBT for ADHD in Adults
von:	Massachusetts General Hospital and Harvard Medical School	**DOI:**	10.1016/j.cbpra.2009.09.002
Datum:	2012 Feb 1	**Webseite:**	PubMed Central (PMC)
Publisher:	Cognitive and behavioral practice		

[s70] - https://pmc.ncbi.nlm.nih.gov/articles/PMC6494390/

Autor:	Pablo Luis Lopez, Fernando Manuel Torrente, Agustín Ciapponi, Alicia Graciela Lischinsky, Marcelo Cetkovich-Bakmas, Juan Ignacio Rojas, Marina Romano, Facundo F Manes	**Titel:**	Cognitive-behavioural interventions for attention deficit hyperactivity disorder (ADHD) in adults
DOI:	10.1002/14651858.CD010840.pub2	**Datum:**	2018 Mar 23
Webseite:	PubMed Central (PMC)	**Publisher:**	The Cochrane Database of Systematic Reviews

[s71] - https://pmc.ncbi.nlm.nih.gov/articles/PMC10173356/

Autor:	Alisa R Kosheleff, Oren Mason, Rakesh Jain, Jennifer Koch, Jonathan Rubin	**Titel:**	Functional Impairments Associated With ADHD in Adulthood and the Impact of Pharmacological Treatment
von:	Supernus Pharmaceuticals, Inc., Attention MD, Michigan State University College of Human Medicine, Texas Tech University School of Medicine	**DOI:**	10.1177/10870547231158572
Datum:	2023 Mar 6	**Webseite:**	PubMed Central (PMC)
Publisher:	Journal of Attention Disorders		

[s72] - https://pmc.ncbi.nlm.nih.gov/articles/PMC2909688/

Autor:	Laura E Knouse, Steven A Safren	**Titel:**	Current Status of Cognitive Behavioral Therapy for Adult Attention-Deficit Hyperactivity Disorder
von:	Massachusetts General Hospital and Harvard Medical School	**DOI:**	10.1016/j.psc.2010.04.001
Datum:	2010 Sep	**Webseite:**	PubMed Central (PMC)
Publisher:	The Psychiatric clinics of North America		

[s73] - https://pmc.ncbi.nlm.nih.gov/articles/PMC3724232/

Autor:	Timothy E Wilens, Thomas J Spencer	**Titel:**	Understanding Attention-Deficit/ Hyperactivity Disorder From Childhood to Adulthood
von:	Clinical Research Program in Pediatric Psychopharmacology, Massachusetts General Hospital and Harvard Medical School, Boston, MA	**DOI:**	10.3810/pgm.2010.09.2206
Datum:	2010 Sep	**Webseite:**	PubMed Central (PMC)
Publisher:	Postgraduate medicine		

[s74] - https://pmc.ncbi.nlm.nih.gov/articles/PMC5617155/

Autor:	Carlos Canela, Anna Buadze, Anish Dube, Dominique Eich, Michael Liebrenz	**Titel:**	Skills and compensation strategies in adult ADHD – A qualitative study
von:	PubMed Central (PMC)	**DOI:**	10.1371/journal.pone.0184964
Datum:	2017 Sep 27	**Webseite:**	pmc.ncbi.nlm.nih.gov
Publisher:	PLoS ONE		

[s75] - https://pmc.ncbi.nlm.nih.gov/articles/PMC10173356/

Autor:	Alisa R Kosheleff, Oren Mason, Rakesh Jain, Jennifer Koch, Jonathan Rubin	**Titel:**	Functional Impairments Associated With ADHD in Adulthood and the Impact of Pharmacological Treatment
von:	Supernus Pharmaceuticals, Inc., Attention MD, Michigan State University College of Human Medicine, Texas Tech University School of Medicine	**DOI:**	10.1177/10870547231158572
Datum:	2023 Mar 6	**Webseite:**	PMC
Publisher:	SAGE Publications		

[s76] - https://pmc.ncbi.nlm.nih.gov/articles/PMC8818094/

Autor:	Nadia Butler, Zara Quigg, Rebecca Bates, Lisa Jones, Emma Ashworth, Steve Gowland, Margaret Jones	**Titel:**	The Contributing Role of Family, School, and Peer Supportive Relationships in Protecting the Mental Wellbeing of Children and Adolescents
von:	Public Health Institute, Liverpool John Moores University; School of Psychology, Liverpool John Moores University; Sefton Council	**DOI:**	10.1007/s12310-022-09502-9
Datum:	2022 Feb 6	**Webseite:**	PMC (PubMed Central)

[s77] - https://pubmed.ncbi.nlm.nih.gov/33067364/

Autor:	Dziura SL;Thompson JC	**Titel:**	Temporal Dynamics of the Neural Representation of Social Relationships
DOI:	10.1523/JNEUROSCI.2818-19.2020	**Datum:**	11/18/2020
Webseite:	PubMed	**Publisher:**	J Neurosci

[s78] - https://pmc.ncbi.nlm.nih.gov/articles/PMC3150158/

Autor:	Debra Umberson, Jennifer Karas Montez	**Titel:**	Social Relationships and Health: A Flashpoint for Health Policy
von:	National Center for Biotechnology Information (NCBI)	**DOI:**	10.1177/0022146510383501
Datum:	2010	**Webseite:**	PubMed Central (PMC)
Publisher:	Journal of health and social behavior		

[s79] - https://pmc.ncbi.nlm.nih.gov/articles/PMC6388234/

Autor:	Viniece Jennings, Omoshalewa Bamkole	**Titel:**	The Relationship between Social Cohesion and Urban Green Space: An Avenue for Health Promotion
von:	USDA Forest Service, Emory University	**DOI:**	10.3390/ijerph16030452
Datum:	2019 Feb 4	**Webseite:**	PubMed Central (PMC)
Publisher:	International Journal of Environmental Research and Public Health		

[s80] - https://pmc.ncbi.nlm.nih.gov/articles/PMC5480897/

Autor:	Brooke C Feeney, Nancy L Collins	**Titel:**	New Look at Social Support: A Theoretical Perspective on Thriving through Relationships
DOI:	10.1177/1088868314544222	**Datum:**	2014 Aug 14
Webseite:	PubMed Central (PMC)		

[s81] - https://pubmed.ncbi.nlm.nih.gov/16451502/

Autor:	L McKeown	**Titel:**	Social relations and breath odour
von:	National Center for Biotechnology Information (NCBI)	**DOI:**	10.1034/j.1601-5037.2003.00056.x
Datum:	2003 Nov	**Webseite:**	PubMed
Publisher:	Int J Dent Hyg		

[s82] - https://pmc.ncbi.nlm.nih.gov/articles/PMC10156575/

Autor:	Michelle Ogrodnik, Sameena Karsan, Brandon Malamis, Matthew Kwan, Barbara Fenesi, Jennifer J Heisz	**Titel:**	Exploring Barriers and Facilitators to Physical Activity in Adults with ADHD: A Qualitative Investigation
von:	PMC (PubMed Central)	**DOI:**	10.1007/s10882-023-09908-6
Datum:	2023 May 4	**Webseite:**	PMC (PubMed Central)
Publisher:	Journal of Developmental and Physical Disabilities		

[s83] - https://pmc.ncbi.nlm.nih.gov/articles/PMC10819297/

Autor:	Alexandra Martín-Rodríguez, Laura Augusta Gostian-Ropotin, Ana Isabel Beltrán-Velasco, Noelia Belando-Pedreño, Juan Antonio Simón, Clara López-Mora, Eduardo Navarro-Jimé nez, José Francisco Tornero-Aguilera, Vicente Javier Clemente-Suárez	**Titel:**	Sporting Mind: The Interplay of Physical Activity and Psychological Health
von:	Universidad Europea de Madrid, Nebrija University, Universidad Polité cnica de Madrid, Universidad Europea de Valencia, Universidad Simón Bolí var, Universidad de la Costa	**DOI:**	10.3390/sports12010037
Datum:	2024 Jan 22	**Webseite:**	PubMed Central (PMC)
Publisher:	MDPI		

[s84] - https://pmc.ncbi.nlm.nih.gov/articles/PMC9996838/

Autor:	Rebekah A Mack, Caroline E Stanton, Marissa R Carney	**Titel:**	The importance of including occupational therapists as part of the multidisciplinary team in the management of eating disorders: a narrative review incorporating lived experience
von:	The Johns Hopkins Hospital; Prisma Health Kidnetics	**DOI:**	10.1186/s40337-023-00763-6
Datum:	2023 Mar 9	**Webseite:**	PMC (PubMed Central)
Publisher:	Journal of Eating Disorders		

[s85] - https://pmc.ncbi.nlm.nih.gov/articles/PMC8125471/

Autor:	Marcia P Jimenez, Nicole V DeVille, Elise G Elliott, Jessica E Schiff, Grete E Wilt, Jaime E Hart, Peter James	**Titel:**	Associations between Nature Exposure and Health: A Review of the Evidence
DOI:	10.3390/ijerph18094790	**Datum:**	2021 Apr 30
Webseite:	PubMed Central (PMC)	**Publisher:**	MDPI

[s86] - https://pmc.ncbi.nlm.nih.gov/articles/PMC9916207/

Autor:	Susan Hutchinson, Douglas Kleiber	**Titel:**	On Time, Leisure, and Health in Retirement: Implications for Public Health Services
DOI:	10.3390/ijerph20032490	**Datum:**	2023 Jan 30
Webseite:	PubMed Central (PMC)	**Publisher:**	International Journal of Environmental Research and Public Health

[s87] - https://pmc.ncbi.nlm.nih.gov/articles/PMC2863117/

Autor:	Sarah D Pressman, Karen A Matthews, Sheldon Cohen, Lynn M Martire, Michael Scheier, Andrew Baum, Richard Schulz	**Titel:**	Association of Enjoyable Leisure Activities With Psychological and Physical Well-Being
von:	PubMed Central (PMC)	**DOI:**	10.1097/PSY.0b013e3181ad7978
Datum:	2009 Jul 10	**Webseite:**	PMC
Publisher:	Psychosomatic medicine		

[s88] - https://pubmed.ncbi.nlm.nih.gov/18928347/

Autor:	Langberg JM; Epstein JN; Graham AJ	**Titel:**	Organizational-skills interventions in the treatment of ADHD
DOI:	10.1586/14737175.8.10.1549	**Datum:**	2008 Oct
Webseite:	PubMed	**Publisher:**	Expert Rev Neurother

[s89] - https://pmc.ncbi.nlm.nih.gov/articles/PMC3874265/

Autor:	Susan E Sprich, Laura E Knouse, Christine Cooper-Vince, Jennifer Burbridge, Steven A Safren	**Titel:**	Description and Demonstration of CBT for ADHD in Adults
von:	Massachusetts General Hospital and Harvard Medical School	**DOI:**	10.1016/j.cbpra.2009.09.002
Datum:	2012 Feb 1	**Webseite:**	PubMed Central (PMC)
Publisher:	Cognitive and behavioral practice		

[s90] - https://pmc.ncbi.nlm.nih.gov/articles/PMC6494390/

Autor:	Pablo Luis Lopez, Fernando Manuel Torrente, Agustín Ciapponi, Alicia Graciela Lischinsky, Marcelo Cetkovich-Bakmas, Juan Ignacio Rojas, Marina Romano, Facundo F Manes	**Titel:**	Cognitive-behavioural interventions for attention deficit hyperactivity disorder (ADHD) in adults
DOI:	10.1002/14651858.CD010840.pub2	**Datum:**	2018 Mar 23
Webseite:	PubMed Central (PMC)	**Publisher:**	The Cochrane Database of Systematic Reviews

[s91] - https://pmc.ncbi.nlm.nih.gov/articles/PMC6406620/

Autor:	Consuelo M Kreider, Sharon Medina, Mackenzi R Slamka	**Titel:**	Strategies for Coping with Time-Related and Productivity Challenges of Young People with Learning Disabilities and Attention-Deficit/Hyperactivity Disorder
von:	Department of Occupational Therapy, University of Florida	**DOI:**	10.3390/children6020028
Datum:	2019 Feb 13	**Webseite:**	PMC
Publisher:	Children		

[s92] - https://pubmed.ncbi.nlm.nih.gov/20231319/

Autor:	Solanto MV;Marks DJ;Wasserstein J; Mitchell K;Abikoff H;Alvir JM; Kofman MD	**Titel:**	Efficacy of meta-cognitive therapy for adult ADHD
von:	PubMed	**DOI:**	10.1176/appi.ajp.2009.09081123
Datum:	2010 Aug	**Webseite:**	PubMed
Publisher:	Am J Psychiatry		

[s93] - https://pmc.ncbi.nlm.nih.gov/articles/PMC2909688/

Autor:	Laura E Knouse, Steven A Safren	**Titel:**	Current Status of Cognitive Behavioral Therapy for Adult Attention-Deficit Hyperactivity Disorder
von:	Massachusetts General Hospital and Harvard Medical School	**DOI:**	10.1016/j.psc.2010.04.001
Datum:	2010 Sep	**Webseite:**	PubMed Central (PMC)
Publisher:	The Psychiatric clinics of North America		

[s94] - https://dx.doi.org/10.1186/1478-7547-12-23

Autor:	Bryant, Jamie; Sanson-Fisher, Rob; Walsh, Justin; Stewart, Jessica	**Titel:**	Health research priority setting in selected high income countries: a narrative review of methods used and recommendations for future practice
von:	BioMed Central	**DOI:**	10.1186/1478-7547-12-23
Datum:	2014-11-18	**Webseite:**	Cost Effectiveness and Resource Allocation
Publisher:	BioMed Central Ltd.		

[s95] - https://pmc.ncbi.nlm.nih.gov/articles/PMC4282137/

Autor:	Philip Shaw, Argyris Stringaris, Joel Nigg, Ellen Leibenluft	**Titel:**	Emotional dysregulation and Attention-Deficit/Hyperactivity Disorder
DOI:	10.1176/appi.ajp.2013.13070966	**Datum:**	2014 Mar
Webseite:	PubMed Central (PMC)	**Publisher:**	The American journal of psychiatry

[s96] - https://pmc.ncbi.nlm.nih.gov/articles/PMC6938720/

Autor:	John T Mitchell, F Joseph McClernon, Jean C Beckham, Richard A Brown, Carl W Lejuez, Scott H Kollins	**Titel:**	Smoking abstinence effects on emotion dysregulation in adult cigarette smokers with and without attention-deficit/hyperactivity disorder
DOI:	10.1016/j.drugalcdep.2019.107594	**Datum:**	2019 Sep 27
Webseite:	PubMed Central (PMC)	**Publisher:**	Drug and alcohol dependence

[s97] - https://pmc.ncbi.nlm.nih.gov/articles/PMC4694553/

Autor:	Vania Modesto-Lowe, Pantea Farahmand, Margaret Chaplin, Lauren Sarro	**Titel:**	Does mindfulness meditation improve attention in attention deficit hyperactivity disorder?
DOI:	10.5498/wjp.v5.i4.397	**Datum:**	2015 Dec 22
Webseite:	PubMed Central (PMC)	**Publisher:**	World Journal of Psychiatry

[s98] - https://pmc.ncbi.nlm.nih.gov/articles/PMC4403871/

Autor:	John T Mitchell, Lidia Zylowska, Scott H Kollins	**Titel:**	Mindfulness Meditation Training for Attention-Deficit/Hyperactivity Disorder in Adulthood: Current Empirical Support, Treatment Overview, and Future Directions
von:	Duke University Medical Center, Department of Psychiatry and Behavioral Sciences; University of California Santa Cruz; University of California Los Angeles	**DOI:**	10.1016/j.cbpra.2014.10.002
Datum:	2015 May	**Webseite:**	PubMed Central (PMC)
Publisher:	Cognitive and behavioral practice		

[s99] - https://pmc.ncbi.nlm.nih.gov/articles/PMC2894421/

Autor:	Amy FT Arnsten	**Titel:**	The Emerging Neurobiology of Attention Deficit Hyperactivity Disorder: The Key Role of the Prefrontal Association Cortex
von:	Department of Neurobiology, Yale University School of Medicine	**DOI:**	10.1016/j.jpeds.2009.01.018
Datum:	2009 May 1	**Webseite:**	PubMed Central (PMC)
Publisher:	The Journal of pediatrics		

[s100] - https://pmc.ncbi.nlm.nih.gov/articles/PMC6850677/

Autor:	Luisa Weiner, Nader Perroud, Sé bastien Weibel	**Titel:**	Attention Deficit Hyperactivity Disorder And Borderline Personality Disorder In Adults: A Review Of Their Links And Risks
DOI:	10.2147/NDT.S192871	**Datum:**	2019 Nov 8
Webseite:	PubMed Central (PMC)	**Publisher:**	Neuropsychiatric Disease and Treatment

[s101] - https://pmc.ncbi.nlm.nih.gov/articles/PMC8020774/

Autor:	Patrick J Smith, Rhonda M Merwin	**Titel:**	The Role of Exercise in Management of Mental Health Disorders: An Integrative Review
von:	Duke University Medical Center	**DOI:**	10.1146/annurev-med-060619-022943
Datum:	2020 Nov 30	**Webseite:**	PubMed Central (PMC)
Publisher:	Annual review of medicine		

[s102] - https://pmc.ncbi.nlm.nih.gov/articles/PMC10087816/

Autor:	Jordan Stellern, Ke Bin Xiao, Erin Grennell, Marcos Sanches, Joshua L Gowin, Matthew E Sloan	**Titel:**	Emotion regulation in substance use disorders: a systematic review and meta-analysis
DOI:	10.1111/add.16001	**Datum:**	2022 Aug 11
Webseite:	PubMed Central (PMC)	**Publisher:**	Addiction (Abingdon, England)

[s103] - https://pmc.ncbi.nlm.nih.gov/articles/PMC10221503/

Autor:	Marina Martin-Moratinos, Marcos Bella-Fernández, Hilario Blasco-Fontecilla	**Titel:**	Effects of Music on Attention-Deficit/ Hyperactivity Disorder (ADHD) and Potential Application in Serious Video Games: Systematic Review
DOI:	10.2196/37742	**Datum:**	2023 May 12
Webseite:	PubMed Central (PMC)	**Publisher:**	Journal of Medical Internet Research

[s104] - https://pmc.ncbi.nlm.nih.gov/articles/PMC2880630/

Autor:	Peter A Wyman, Wendi Cross, C Hendricks Brown, Qin Yu, Xin Tu, Shirley Eberly	**Titel:**	Intervention to Strengthen Emotional Self-Regulation in Children with Emerging Mental Health Problems: Proximal Impact on School Behavior
von:	University of Rochester, School of Medicine and Dentistry; University of Miami	**DOI:**	10.1007/s10802-010-9398-x
Datum:	2010 Jul	**Webseite:**	PubMed Central (PMC)
Publisher:	Journal of abnormal child psychology		

[s105] - https://pmc.ncbi.nlm.nih.gov/articles/PMC2854309/

Autor:	Paulo A Graziano, Susan D Calkins, Susan P Keane	**Titel:**	Toddler self-regulation skills predict risk for pediatric obesity
DOI:	10.1038/ijo.2009.288	**Datum:**	2010 Jan 12
Webseite:	PubMed Central (PMC)	**Publisher:**	International journal of obesity (2005)

[s106] - https://pmc.ncbi.nlm.nih.gov/articles/PMC10173330/

Autor:	Darby E Attoe, Emma A Climie	**Titel:**	Miss. Diagnosis: A Systematic Review of ADHD in Adult Women
von:	University of Calgary, AB, Canada	**DOI:**	10.1177/10870547231161533
Datum:	2023 Mar 30	**Webseite:**	PubMed Central (PMC)
Publisher:	Journal of Attention Disorders		

[s107] - https://pmc.ncbi.nlm.nih.gov/articles/PMC2998793/

Autor:	Todd B Kashdan	**Titel:**	Psychological Flexibility as a Fundamental Aspect of Health
von:	George Mason University, University of South Florida	**DOI:**	10.1016/j.cpr.2010.03.001
Datum:	2010 Nov 1	**Webseite:**	PubMed Central (PMC)
Publisher:	Clinical psychology review		

[s108] - https://pmc.ncbi.nlm.nih.gov/articles/PMC4195639/

Autor:	Ylva Ginsberg, Javier Quintero, Ernie Anand, Marta Casillas, Himanshu P Upadhyaya	**Titel:**	Underdiagnosis of Attention-Deficit/ Hyperactivity Disorder in Adult Patients: A Review of the Literature
von:	Eli Lilly	**DOI:**	10.4088/PCC.13r01600
Datum:	2014 Jun 12	**Webseite:**	PubMed Central (PMC)
Publisher:	The Primary Care Companion for CNS Disorders		

[s109] - https://pmc.ncbi.nlm.nih.gov/articles/PMC3724232/

Autor:	Timothy E Wilens, Thomas J Spencer	**Titel:**	Understanding Attention-Deficit/ Hyperactivity Disorder From Childhood to Adulthood
von:	Clinical Research Program in Pediatric Psychopharmacology, Massachusetts General Hospital and Harvard Medical School, Boston, MA	**DOI:**	10.3810/pgm.2010.09.2206
Datum:	2010 Sep	**Webseite:**	PubMed Central (PMC)
Publisher:	Postgraduate medicine		

Bild-Quellen

Die nicht aufgelisteten Bilder stammen entweder aus eigener Erstellung oder wurden mit entsprechender Lizenz erworben. Für diese Bilder sind alle Rechte vorbehalten.

Für alle anderen, hier aufgelisteten Bilder gilt:
Keines der Bilder wurde verändert, lediglich die Auflösung wurde angepasst. In der eBook-Version wurden die Bilder zu nummerierten Collagen zusammengestellt. Alle Bilder unterliegen weiterhin ihrer ursprünglichen Lizenz und werden gemäß ihrer jeweiligen Lizenzbestimmungen verwendet. Sollten Sie Fehler bei der Zuordnung oder andere Unstimmigkeiten entdecken, kontaktieren Sie uns bitte.

Datum der finalen Bildprüfung: 2025-02-17.

Verwendete Lizenz

CC0 http://creativecommons.org/publicdomain/zero/1.0/deed.en

Bildnachweise

[i1] - 001_001_001_image_blutuntersuchung.jpeg
https://upload.wikimedia.org/wikipedia/commons/e/e2/Blood_Types.jpg
Date: 2023-08-02 **von:** Bondarev.gal
License: CC0

[i2] - 001_001_001_image_elektroenzephalogramm.jpeg
https://upload.wikimedia.org/wikipedia/commons/b/bf/EEG_cap.jpg
Date: 12 June 2010 **von:** Mark viking
Künstler: Thuglas **License:** Public domain

[i3] - 001_001_001_image_neuropsychologische_tests.jpeg
https://upload.wikimedia.org/wikipedia/commons/f/fc/Rey-osterreith_example.jpg
Date: 8 May 2008, 12:07:02 **von:** Garrondo
Künstler: garrondo **License:** Public domain

[i4] - 001_001_001_image_schilddruese.jpeg
https://upload.wikimedia.org/wikipedia/commons/a/a3/Illu_thyroid_parathyroid.jpg
Date: 2014-06-04 **von:** CFCF
License: Public domain

[i5] - 001_001_002_image_strooptest.jpeg
https://upload.wikimedia.org/wikipedia/commons/3/37/Test_de_Stroop_%28expr%C3%A9s%29.png

Date:	2000-01-01	**von:**	JasonA34
License:	CC0		

[i6] - 001_002_002_image_schlafstoerung.jpeg
https://upload.wikimedia.org/wikipedia/commons/b/b7/53-aspetti_di_vita_quotidiana%2C_insonnia%2C_Taccuino_Sanitatis%2C.jpg

von:	Sailko	**Künstler:**	unknown master
License:	Public domain		

[i7] - 001_003_001_image_depression.jpeg
https://upload.wikimedia.org/wikipedia/commons/5/54/Depression-loss_of_loved_one.jpg

Date:	2009-04-15	**von:**	Baker131313
License:	Public domain		

[i8] - 001_003_001_image_epilepsie.jpeg
https://upload.wikimedia.org/wikipedia/commons/c/c3/Cerebral_Atrophy_Partial_Epilepsy_Right_Hemiplegia.jpg

Date:	1878-12-31	**von:**	Possibly
Künstler:	Paul-Marie-Léon Regnard •	**License:**	Public domain

[i9] - 001_003_001_image_zwangsstoerung.jpeg
https://upload.wikimedia.org/wikipedia/commons/b/bf/OCD_handwash_%281%29.jpg

Date:	2008-05-24	**von:**	Cooldudeseven7
License:	Public domain		

[i10] - 002_001_001_image_kalender.jpeg
https://upload.wikimedia.org/wikipedia/commons/a/a8/1914-julian-gregorian-calendar-Greek-French.jpg

Date:	1914	**von:**	Flashdart2
Künstler:	Unknown authorUnknown author	**License:**	Public domain

[i11] - 002_001_001_image_laermschutzkopfhoerer.jpeg
https://upload.wikimedia.org/wikipedia/commons/f/fd/Bose_QC2_in_Case_1.jpg

Date:	12 August 2005	**von:**	File Upload Bot (Magnus Manske)
Künstler:	Mark Kim	**License:**	Public domain

[i12] - 002_001_001_image_schreibtisch.jpeg
https://upload.wikimedia.org/wikipedia/commons/1/13/Abbotsford_House_Study_Room.jpg

Date:	2018-03-06	**von:**	Σπάρτακος
Künstler:	Michael D Beckwith	**License:**	CC0

[i13] - 002_001_001_image_stehpult.jpeg
https://upload.wikimedia.org/wikipedia/commons/4/48/Dmitri_Mendeleev%27s_standing_desk.jpg

Date:	2017-08-23	**von:**	Scotted400
License:	CC0		

[i14] - 002_001_002_image_aufgabenliste.jpeg
https://upload.wikimedia.org/wikipedia/commons/b/b9/To_do_list_%2828123133694%29.jpg

Date:	2016-08-03	**von:**	Юрий Д.К.
Künstler:	freestocks.org	**License:**	CC0

[i15] - 002_001_002_image_timer.jpeg
https://upload.wikimedia.org/wikipedia/commons/e/e0/Farberware-Minute-Timer-White.jpg

Date:	2010-09-05	**von:**	Evan-Amos
License:	Public domain		

[i16] - 002_001_003_image_zellenbuero.jpeg
https://upload.wikimedia.org/wikipedia/commons/c/ce/Cubicle_land.jpg

Date:	2 June 2006	**von:**	Yonidebest
Künstler:	Larsinio	**License:**	Public domain

[i17] - 002_001_003_image_ergonomischer_stuhl.jpeg
https://upload.wikimedia.org/wikipedia/commons/8/8a/Prototype_ergonomic_office_chair%2C_V%26A_London.jpg

Date:	2024-04-01	**von:**	14GTR
License:	CC0		

[i18] - 002_001_003_image_inbox_zero.jpeg
https://upload.wikimedia.org/wikipedia/commons/9/93/Inbox_%26_Outbox.jpg

Date:	2016-01-13	**von:**	Pius
Künstler:	philippechazal	**License:**	CC0

[i19] - 002_002_001_image_produktivitaet.jpeg
https://upload.wikimedia.org/wikipedia/commons/0/02/52d_FW_innovation_team_betters_workflow%2C_quality_of_life_%285938943%29.jpg

Date:	Taken	**von:**	OptimusPrimeBot
Künstler:	Valerie Seelye	**License:**	Public domain

[i20] - 002_002_002_image_ergotherapeut.jpeg
https://upload.wikimedia.org/wikipedia/commons/d/dd/Occupational_therapist_adjusts_a_handsplint.jpg

Date:	1984	**von:**	Ruff tuff cream puff
Künstler:	National Institutes of Health	**License:**	Public domain

[i21] - 002_002_003_image_konfliktloesung.jpeg
https://upload.wikimedia.org/wikipedia/commons/4/46/Conflict_Resolution_in_Human_Evolution.jpg

Date:	2010-10-22	**von:**	Xavier Dengra
Künstler:	Asachs	**License:**	Public domain

[i22] - 002_003_001_image_selbstbewusstsein.jpeg
https://upload.wikimedia.org/wikipedia/commons/f/fc/Self_Confidence.jpg

Date:	2024-08-10	**von:**	Conbene
License:	CC0		

[i23] - 002_003_001_image_frustration.jpeg
https://upload.wikimedia.org/wikipedia/commons/6/6d/TrafficJamFrustration.jpg

Date:	2015-06-22	**von:**	Raysonho
License:	CC0		

[i24] - 002_003_002_image_schlafprotokoll.jpeg
https://upload.wikimedia.org/wikipedia/commons/6/6f/Sleep_mask.jpg

Date:	2016-06-21	**von:**	FastilyClone
Künstler:	Hbcloud	**License:**	Public domain

[i25] - 002_003_003_image_projektmanagementsoftware.jpeg
https://upload.wikimedia.org/wikipedia/commons/a/a4/Project_screen.jpg

Date:	2011-01-04	**von:**	Damir Zakiev
License:	Public domain		

[i26] - 003_001_001_image_amfetamin.jpeg
https://upload.wikimedia.org/wikipedia/commons/4/49/Amphetamine_and_P2P.png

Date:	2007-07	**von:**	Ring0
Künstler:	U.S. Drug Enforcement Agency	**License:**	Public domain

[i27] - 003_001_001_image_dopamin.jpeg
https://upload.wikimedia.org/wikipedia/commons/d/d1/Dopamine-3D-struct.png

Date:	22 September 2009	**von:**	File Upload Bot (Magnus Manske)
Künstler:	Chemgirl131	**License:**	Public domain

[i28] - 003_001_001_image_methylphenidat.jpeg
https://upload.wikimedia.org/wikipedia/commons/0/00/Methylphenidat_generics_germany.jpg

Date:	2009-11-05	**von:**	Alcibiades
License:	Public domain		

[i29] - 003_001_001_image_antidepressiva.jpeg
https://upload.wikimedia.org/wikipedia/commons/4/4f/Remeron.jpg

Date:	2023-03-28	**von:**	Telaneo
License:	CC0		

[i30] - 003_001_001_image_atomoxetin.jpeg
https://upload.wikimedia.org/wikipedia/commons/8/8b/Atomoxetine_molecule_ball.png

Date:	2015-02-04	**von:**	Jynto
License:	CC0		

[i31] - 003_001_002_image_arztpatientenbeziehung.jpeg
https://upload.wikimedia.org/wikipedia/commons/1/13/Doctor_explains_x-ray_to_patient.jpg

Date:	2008-10	**von:**	Fæ
Künstler:	Rhoda Baer (photographer)	**License:**	Public domain

[i32] - 003_001_002_image_packungsbeilage.jpeg
https://upload.wikimedia.org/wikipedia/commons/d/d1/Patient_Package_Insert_for_Oral_Contraceptives_%28FDA_079%29_%288249451687%29.jpg

Date:	2012-12-06	**von:**	Nagae Iku
Künstler:	The U.S. Food and Drug Administration	**License:**	Public domain

[i33] - 003_001_003_image_kopfschmerzen.jpeg
https://upload.wikimedia.org/wikipedia/commons/1/1e/Headache-1557872_960_720.jpg

Date:	2016-07-28	**von:**	U3119842
Künstler:	Phee	**License:**	CC0

[i34] - 003_001_003_image_muedigkeit.jpeg
https://upload.wikimedia.org/wikipedia/commons/e/e3/Fatigue2.jpg

Date:	13 October 2012	**von:**	Fel23
Künstler:	geralt	**License:**	CC0

[i35] - 003_001_003_image_schlaflosigkeit.jpeg
https://upload.wikimedia.org/wikipedia/commons/9/9f/Insomnia_Cookies%2C_Chapel_Hill.jpg

Date:	2015-08-21	**von:**	Mx. Granger
License:	CC0		

[i36] - 003_002_002_image_positive_verstaerkung.jpeg
https://upload.wikimedia.org/wikipedia/commons/2/2d/US_Navy_061219-N-1522S-039_Master-at-Arms_3rd_Class_Leslie_Orand_gives_positive_reinforcement_to_Amber%2C_an_explosive_detector_dog%2C_after_completing_her_obstacle_training_course.jpg

Date:	Taken	**von:**	BotMultichillT
Künstler:	U.S. Navy photo by Mass Communication Specialist 2nd Class Leah Stiles	**License:**	Public domain

[i37] - 003_002_003_image_meditation.jpeg
https://upload.wikimedia.org/wikipedia/commons/0/00/Meditation_Focus_Point.jpg

Date:	2024-12-12	**von:**	Bondigoldwiki
License:	CC0		

[i38] - 003_002_003_image_yoga.jpeg
https://upload.wikimedia.org/wikipedia/commons/f/fc/Yoga_Room_-_23_RAW-Export_%28Sergej_Majboroda_via_Poly_Haven%29.png

Date:	08.3.2023	**von:**	PantheraLeo1359531
Künstler:	https://polyhaven.com/all?a=Sergej%20Majboroda	**License:**	CC0

[i39] - 003_003_001_image_taichi.jpeg
https://upload.wikimedia.org/wikipedia/commons/c/ca/Haikou_People%27s_Park_-_people_practicing_t%27ai_chi_ch%27uan_%28tai_chi%29_-_01.jpg

Date:	2012-04-17	**von:**	Anna Frodesiak
License:	CC0		

[i40] - 003_003_001_image_koerperliche_beruehrung.jpeg
https://upload.wikimedia.org/wikipedia/commons/6/62/Human_Touch_%28Unsplash%29.jpg

Date:	2016-05-11	**von:**	Fæ
Künstler:	verophotoart	**License:**	CC0

[i41] - 003_003_002_image_achtsamkeitstraining.jpeg
https://upload.wikimedia.org/wikipedia/commons/9/98/Sukhesikarama_Mindful_Forest_Meditation_Center.jpg

Date:	2024-02-15	**von:**	Cun Cun
License:	CC0		

[i42] - 003_003_002_image_biofeedback.jpeg
https://upload.wikimedia.org/wikipedia/commons/b/ba/2009artisticrespdisplay.jpg

Date:	2010	**von:**	Fredricshaffer
Künstler:	Fredric Shaffer, PhD, BCB	**License:**	Public domain

[i43] - 003_003_002_image_neurofeedback.jpeg
https://upload.wikimedia.org/wikipedia/commons/f/fb/EEG_early_studies_edited.jpg

Date:	2022-04-23	**von:**	Ras67
Künstler:	D Smith	**License:**	Public domain

[i44] - 003_003_003_image_lachs.jpeg
https://upload.wikimedia.org/wikipedia/commons/e/e3/Box_of_salmon_from_Shiranuka.jpg

Date:	2021-11-18	**von:**	Syced
License:	CC0		

[i45] - 003_003_003_image_makrele.jpeg
https://upload.wikimedia.org/wikipedia/commons/8/88/Maquereaux_etal.jpg

Date:	2004-05-31	**von:**	Rex
Künstler:	Jastrow	**License:**	Public domain

[i46] - 003_003_003_image_omega3fettsaeuren.jpeg
https://upload.wikimedia.org/wikipedia/commons/f/fb/Sunsplash_omega3_leinsameno.jpg

Date:	2005-08-07	**von:**	VisualBeo
Künstler:	Christian H.	**License:**	Public domain

[i47] - 004_001_001_image_ablenkungsbewaeltigung.jpeg
https://upload.wikimedia.org/wikipedia/commons/b/b9/KSC-20160502-PH_DNG0001_0021_%2826215002253%29.jpg

Date:	2016-05-02	**von:**	Astromessier
Künstler:	NASA Kennedy	**License:**	Public domain

[i48] - 004_001_003_image_reflexion.jpeg
https://upload.wikimedia.org/wikipedia/commons/e/ef/Mount_Hood_reflected_in_Mirror_Lake%2C_Oregon.jpg

Date:	unbekannt	**von:**	Holly Cheng
Künstler:	Oregon's Mt. Hood Territory.	**License:**	Public domain

[i49] - 004_001_003_image_stressbelastung.jpeg
https://upload.wikimedia.org/wikipedia/commons/6/62/Canva_-_Woman_Feeling_Emotional_Stress.jpg

Date:	2016-07-04	**von:**	Carovinc2
Künstler:	MismibaTinasheMadando	**License:**	CC0

[i50] - 004_002_001_image_aktives_zuhoeren.jpeg
https://upload.wikimedia.org/wikipedia/commons/0/05/U.S._Navy_Chief_Master-at-Arms_Quincy_Jackson%2C_left%2C_assigned_to_Joint_Task_Force_Guantanamo%2C_instructs_advocate_candidates_in_active_listening_techniques_during_the_practical_portion_of_sexual_assault_victim_090930-N-WX111-018.jpg

Date:	Taken	**von:**	Fæ
Künstler:	MC1 Katherine Hofman	**License:**	Public domain

[i51] - 004_002_001_image_nonverbale_kommunikation.jpeg
https://upload.wikimedia.org/wikipedia/commons/5/53/PatientCommTbl.png

Date:	2006-12-12	**von:**	Fernando Alonso Vendrell
License:	Public domain		

[i52] - 004_002_001_image_empathie.jpeg
https://upload.wikimedia.org/wikipedia/commons/d/d6/Empathy_%2838547088061%29.jpg

Date:	2017-11-07	**von:**	Eyes Roger
Künstler:	Giulia Forsythe	**License:**	CC0

[i53] - 004_003_001_image_serotonin.jpeg
https://upload.wikimedia.org/wikipedia/commons/f/fa/Serotonin-3D-vdW.png

Date:	2010-01-02	**von:**	Esquilo
License:	Public domain		

[i54] - 004_003_002_image_botanik.jpeg
https://upload.wikimedia.org/wikipedia/commons/7/7f/LotusBud0048a.jpg

Date:	2005-05-05	**von:**	Fg2
License:	Public domain		

[i55] - 004_003_002_image_gruenflaechen.jpeg
https://upload.wikimedia.org/wikipedia/commons/d/d9/Public_Green_Space.jpg

Date:	2007-04-23	**von:**	FlickreviewR 2
Künstler:	Alabama Extension	**License:**	CC0

[i56] - 004_003_002_image_lebensqualitaet.jpeg
https://upload.wikimedia.org/wikipedia/commons/d/d6/French_bulldog_in_life_jacket.jpg

Date:	2017-08-11	**von:**	W.carter
License:	CC0		

[i57] - 004_003_002_image_museum.jpeg
https://upload.wikimedia.org/wikipedia/commons/f/f0/Louvre_at_night_centered.jpg

Date:	2003	**von:**	Lupo
Künstler:	Free On-Line Photos (FOLP)	**License:**	Public domain

[i58] - 004_003_003_image_konzert.jpeg
https://upload.wikimedia.org/wikipedia/commons/f/f4/Live_music_events_in_Odaiba.jpg

Date:	8 August 2022	**von:**	Syced
License:	CC0		

[i59] - 004_003_003_image_trainingseinheit.jpeg
https://upload.wikimedia.org/wikipedia/commons/1/1c/Soldier_running_in_water.jpg

Date:	Taken	**von:**	Giggy
Künstler:	Cpl. Earnest J. Barnes	**License:**	Public domain

[i60] - 005_001_002_image_ressourcenbeschraenkungen.jpeg
https://upload.wikimedia.org/wikipedia/commons/5/5f/Wikimania_2024_-_GLAM_Global_Meetup_afternoon_06_-_Resource_and_capacity_constraints.jpg

Date:	2024-08-06	**von:**	Fuzheado
License:	CC0		

[i61] - 005_001_002_image_team.jpeg
https://upload.wikimedia.org/wikipedia/commons/c/c2/Unity_and_Collaboration_Shine_at_48th_IPAMS_and_10th_SELF_in_Fiji_%288599772%29.jpg

Date:	Taken	**von:**	OptimusPrimeBot
Künstler:	Andre Taylor	**License:**	Public domain

[i62] - 005_002_002_image_kognitive_kontrolle.jpeg
https://upload.wikimedia.org/wikipedia/commons/2/27/Cognitive_Performance_%288638271%29.jpg

Date:	Taken	**von:**	OptimusPrimeBot
Künstler:	Nathan Baker	**License:**	Public domain

[i63] - 005_002_002_image_sport.jpeg
https://upload.wikimedia.org/wikipedia/commons/9/92/Youth-soccer-indiana.jpg

Date:	17 September 2005	**von:**	Tysto
License:	Public domain		

[i64] - 005_002_002_image_suchterkrankungen.jpeg
https://upload.wikimedia.org/wikipedia/commons/9/91/Brain_metabolism_and_drug_addiction.jpg

Date:	unbekannt	**von:**	Seppi333
Künstler:	Drs. Nora Volkow and Heinrich Schelbert, National Institutes of Health (NIH)	**License:**	Public domain

[i65] - 005_002_002_image_suchttherapie.jpeg
https://upload.wikimedia.org/wikipedia/commons/d/d3/Keeley_Institute_%281909%29_%28ADVERT_207%29.jpeg

Date:	1909	**von:**	BMacZeroBot
Künstler:	Keeley Institute	**License:**	Public domain

[i66] - 005_002_003_image_entspannungstechniken.jpeg
https://upload.wikimedia.org/wikipedia/commons/2/28/Gustave_Courbet_027.jpg

Date:	2020-07-07	**von:**	Pyb
License:	Public domain		

[i67] - 005_002_003_image_gehirn.jpeg
https://upload.wikimedia.org/wikipedia/commons/5/50/Computed_tomography_of_human_brain_-_large.png

Date:	Uploaded	**von:**	Shashi.
Künstler:	Mikael Häggström	**License:**	CC0

[i68] - 005_002_003_image_musiktherapie.jpeg
https://upload.wikimedia.org/wikipedia/commons/4/45/Louis_Gallait_-_Power_of_Music_-_Walters_37134.jpg

Date:	circa	**von:**	File Upload Bot (Kaldari)
Künstler:	Louis Gallait	**License:**	Public domain

[i69] - 005_002_003_image_rollenspiel.jpeg
https://upload.wikimedia.org/wikipedia/commons/c/c8/Wuerfel5.jpg

Date:	2005-05-13	**von:**	Darkone
Künstler:	Peng	**License:**	Public domain

[i70] - 005_003_001_image_puzzle.jpeg
https://upload.wikimedia.org/wikipedia/commons/d/d4/Pareidolia_in_a_puzzle_piece.jpg

Date:	1980-01-01	**von:**	Dentsinhere43
License:	CC0		

[i71] - 005_003_002_image_zeitmanagement.jpeg
https://upload.wikimedia.org/wikipedia/commons/f/fe/We_Must_Use_Time_AS_a_Tool_Not_As_a_Couch.jpg

Date:	2024-06-19	**von:**	Starkmend
License:	CC0		

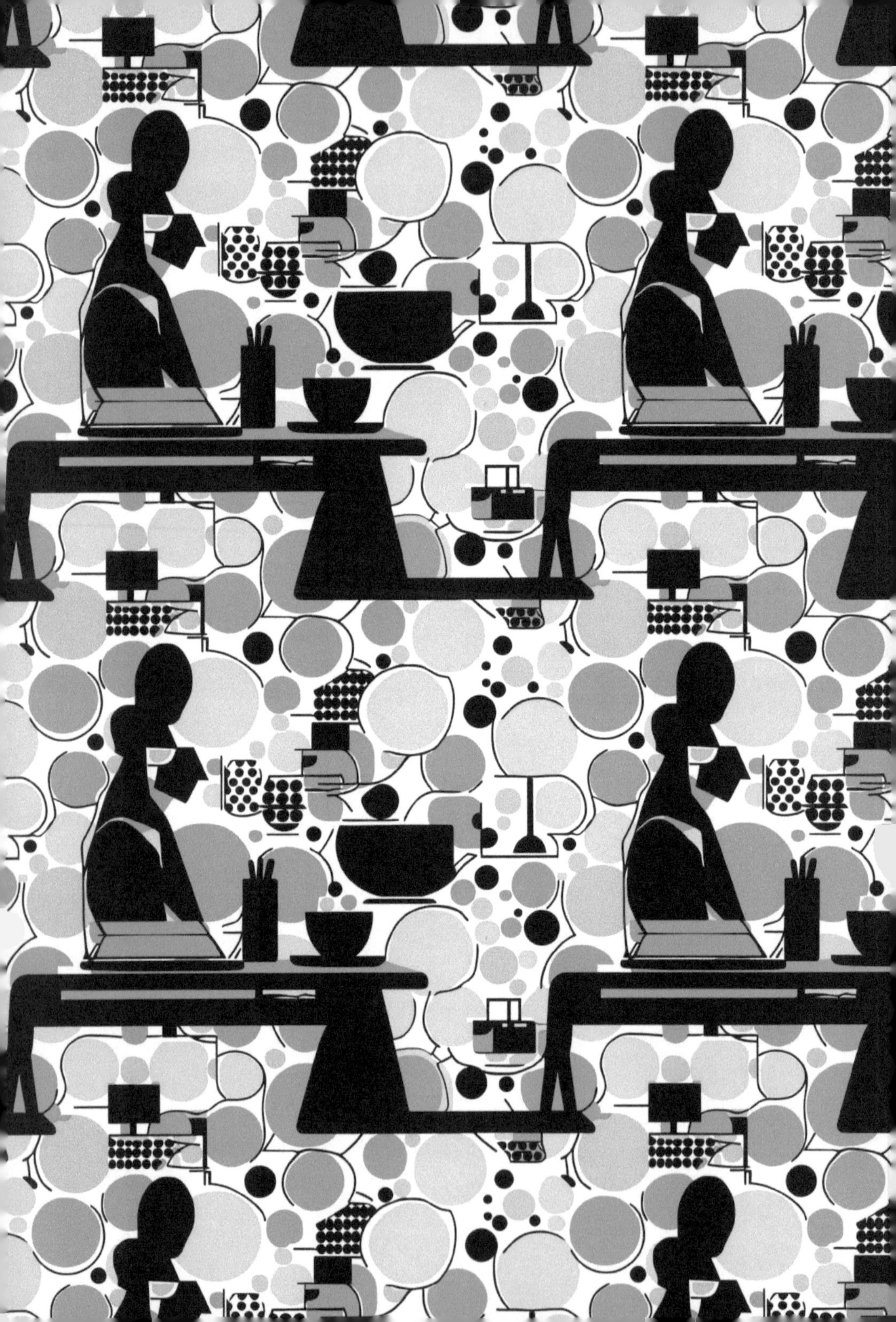

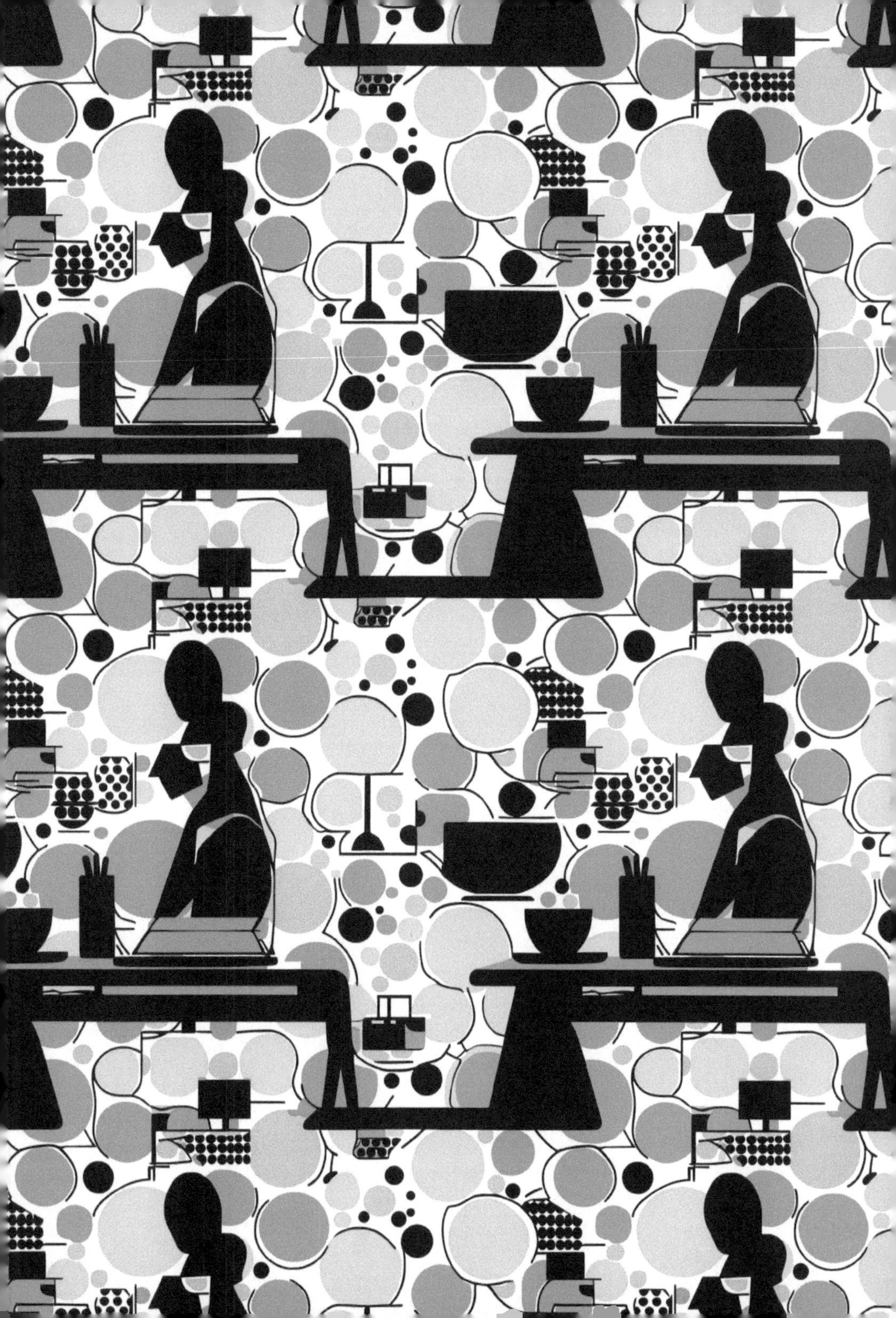

FSC
www.fsc.org
MIX
Papier | Fördert gute Waldnutzung
FSC® C083411

Kolibri 360 GmbH
Ferdinand-Jühlke-Straße 7
99095 Erfurt, Deutschland
produktsicherheit@kolibri360.de